Thieme

Psychopharmakotherapie in Schwangerschaft und Stillzeit

Behandlungsprinzipien - Leitlinien - Peripartales Management

Anke Rohde, Valenka Dorsch, Christof Schaefer

4., vollständig überarbeitete und erweiterte Auflage

4 Abbildungen

Georg Thieme Verlag
Stuttgart • New York

Bibliografische Information der Deutschen Nationalbibliothek
Die Deutsche Nationalbibliothek verzeichnet diese Publikation in der Deutschen Nationalbibliografie; detaillierte bibliografische Daten sind im Internet über http://dnb.d-nb.de abrufbar.

Ihre Meinung ist uns wichtig! Bitte schreiben Sie uns unter

www.thieme.de/service/feedback.html

Wichtiger Hinweis: Wie jede Wissenschaft ist die Medizin ständigen Entwicklungen unterworfen. Forschung und klinische Erfahrung erweitern unsere Erkenntnisse, insbesondere was Behandlung und medikamentöse Therapie anbelangt. Soweit in diesem Werk eine Dosierung oder eine Applikation erwähnt wird, darf der Leser zwar darauf vertrauen, dass Autoren, Herausgeber und Verlag große Sorgfalt darauf verwandt haben, dass diese Angabe **dem Wissensstand bei Fertigstellung des Werkes** entspricht.
Für Angaben über Dosierungsanweisungen und Applikationsformen kann vom Verlag jedoch keine Gewähr übernommen werden. **Jeder Benutzer ist angehalten**, durch sorgfältige Prüfung der Beipackzettel der verwendeten Präparate und gegebenenfalls nach Konsultation eines Spezialisten festzustellen, ob die dort gegebene Empfehlung für Dosierungen oder die Beachtung von Kontraindikationen gegenüber der Angabe in diesem Buch abweicht. Eine solche Prüfung ist besonders wichtig bei selten verwendeten Präparaten oder solchen, die neu auf den Markt gebracht worden sind. **Jede Dosierung oder Applikation erfolgt auf eigene Gefahr des Benutzers.** Autoren und Verlag appellieren an jeden Benutzer, ihm etwa auffallende Ungenauigkeiten dem Verlag mitzuteilen.

Rüdigerstr. 14
70469 Stuttgart
Deutschland
www.thieme.de

Zeichnungen: Heike Hübner, Berlin
Umschlaggestaltung: Thieme Verlagsgruppe
Umschlaggrafik: Martina Berge, Stadtbergen;
Foto von ©BillionPhotos.com–Fotolia.com
Redaktion: Ingrid Ahnert, Kunreuth
Satz: Druckhaus Götz GmbH, Ludwigsburg
Druck: AZ Druck und Datentechnik GmbH, Kempten

ISBN 978-3-13-134334-5 1 2 3 4 5 6

Auch erhältlich als E-Book:
eISBN (PDF) 978-3-13-158314-7
eISBN (epub) 978-3-13-201204-2

Vorwort

Erfahrungshintergrund und Zielsetzung

Obwohl die Mehrzahl psychisch kranker Frauen zwischen Pubertät und Klimakterium erkrankt, ist der Umgang mit Fragen zu Fertilität, Schwangerschaft, Postpartalzeit, Menstruationszyklus und Perimenopause für Psychiater nicht die tägliche Routine. Ob es sich um eine ungeplante Schwangerschaft bei einer Patientin handelt, die Psychopharmaka einnimmt, oder um das Thema Kinderwunsch – häufig fühlt man sich als Psychiater, Gynäkologe oder Hausarzt in Klinik und Praxis von diesen Themen und den Fragen der Patientinnen überfordert. Besonders die Gabe von Psychopharmaka in der Schwangerschaft oder bei stillenden Müttern ist angstbesetzt – nicht zuletzt durch den bald 60 Jahre zurückliegenden Contergan-Skandal. Aus dem Gefühl der Fürsorge für die Patientin und das ungeborene Kind resultiert dann nicht selten die spontane, nicht immer gut durchdachte Empfehlung, die Medikation im Kontext einer Schwangerschaft abzusetzen oder umzustellen. Daraus resultiert leider häufig eine psychische Destabilisierung der Patientin, in der Regel verbunden mit der Notwendigkeit einer erneuten und manchmal dann deutlich höher dosierten Medikation bis hin zum Einzelfall mit katastrophalem weiterem Erkrankungsverlauf. Und dies vor dem Hintergrund, dass ein Vorteil für die frühe Embryonalentwicklung ohnehin meist nicht zu erwarten ist, wenn erst anlässlich der Feststellung einer Schwangerschaft eine vermeintlich suspekte Medikation abgesetzt wird.

Auf dem eigenen Erfahrungshintergrund der Autoren Anke Rohde und Christof Schaefer war zunächst die Idee entstanden, über die Internetdatenbank http://www.frauen-und-psychiatrie.de, heute Bestandteil des Internetforums http://www.embryotox.de, die aktuellen Informationen zum Einsatz von Psychopharmaka in Schwangerschaft und Stillzeit online verfügbar zu machen. Die stetig steigende Inanspruchnahme des Internetportals seit der Einführung im Jahr 2004 bestätigte, dass ein entsprechender Informationsbedarf besteht – sowohl bei Ärztinnen und Ärzten als auch betroffenen Frauen und Angehörigen. Die Akzeptanz der bald darauf verfügbaren Printversion („Psychopharmakotherapie in Schwangerschaft und Stillzeit", Thieme 2006, bis hin zur neu bearbeiteten 3. Auflage 2010) zeigte dies ebenfalls.

Als Leiterin der Gynäkologischen Psychosomatik an der Universitätsfrauenklinik in Bonn (Anke Rohde) bzw. als Leiter von „Embryotox" an der Charité-Universitätsmedizin Berlin (Christof Schaefer) haben wir in den zurückliegenden Jahren jeweils viele hundert Patientinnen mit psychischer Erkrankung in der Vorgeschichte und Kinderwunsch bzw. akuter Erkrankung in der Schwangerschaft persönlich beraten und betreut. Hinzu kommt die Erfahrung von Valenka Dorsch, zu deren Tätigkeit im psychiatrischen Alltag die Behandlung akut psychisch kranker Frauen – auch in der Schwangerschaft und Stillzeit – gehört und die die aktuellen Therapiestrategien und ihre praktische Umsetzung bestens kennt.

Während zu Beginn das besondere Informationsbedürfnis bezüglich der „neuen" Substanzen im Vordergrund des Internetportals und der Printversion stand, wie etwa der atypischen Neuroleptika und modernen Antidepressiva (SSRI, SNRI etc.), wurde durch die Rückmeldungen rasch deutlich, dass auch für die „klassischen" Substanzen entsprechende Informationen gewünscht werden. Außerdem wurde ein großes Informationsbedürfnis hinsichtlich des praktischen Vorgehens in der peripartalen Betreuung betroffener Frauen deutlich, und zwar über die reine Psychopharmakotherapie hinaus.

In dem vorliegenden Buch werden die derzeit aus der Sicht der Autoren relevanten Psychopharmaka (Antidepressiva, Antipsychotika, Phasenprophylaktika und Hypnotika bzw. Anxiolytika) abgehandelt. Für 76 Substanzen sind alle aktuell verfügbaren Informationen zu teratogenen und fetotoxischen Einflüssen, Verläufen in der Schwangerschaft, Übergang in die Muttermilch und Bedeutung für die Stillzeit, Auswirkungen auf den Menstruationszyklus und Prolaktinspiegel sowie Fragen im Zusammenhang mit der Kontrazeption kompakt und übersichtlich dargestellt. In eigenen Kapiteln finden sich Ausführungen zu allgemeinen Behandlungsprinzipien in Schwangerschaft und Stillzeit sowie praktischen Betreuungsaspekten in der Schwangerschaft und rund um die Geburt sowie Hinweise zu den einzelnen Störungsbildern. Ein besonderer Schwerpunkt liegt auf dem peripartalen Management, d. h. der Planung der Geburt, und zwar weit über die rein medikamentöse Prophylaxe hinaus. In einem weiteren Kapitel werden die Ausführungen zu Schwangerschaft und

Stillzeit in den aktuellen Behandlungsleitlinien der Deutschen Gesellschaft für Psychiatrie und Psychotherapie, Psychosomatik und Nervenheilkunde (DGPPN) dargestellt, die erfreulicherweise in den Neuauflagen fast zu jeder Erkrankung im Zusammenhang mit Schwangerschaft und Stillzeit Stellung nehmen und klare Handlungsempfehlungen geben. Schließlich werden häufig gestellte Fragen beantwortet – so wie sie von ärztlichen Kolleginnen und Kollegen bzw. betroffenen Frauen immer wieder an uns herangetragen werden – und abschließend einige typische Fallvignetten dargestellt.

Die Aufzählung der Substanzen erhebt keinen Anspruch auf Vollständigkeit, und es versteht sich von selbst, dass der Informationsstand dem Zeitpunkt der Buchdrucklegung entspricht. Besonders möchten wir noch darauf hinweisen, dass es sicher bezüglich einzelner Punkte andere Meinungen bzw. die Möglichkeit einer anderen Beurteilung gibt. Die Leser können aber sicher sein, dass wir uns bemüht haben, die gemeinsame, aber auch jeweilige spezielle Erfahrung auf dem Gebiet transparent und allgemein darzustellen. Dies ersetzt jedoch nicht die im Einzelfall erforderliche differenzierte Betrachtung der speziellen Situation der Patientin mit psychiatrischer Vorgeschichte, Symptomatik und auch ihren eigenen Befürchtungen und Ängsten sowie eine individuelle Risikobeurteilung hinsichtlich der Empfehlungen zur Medikation.

September 2015

Anke Rohde
Valenka Dorsch
Christof Schaefer

Autoren

Prof. Dr. med. Anke Rohde,
Fachärztin für Psychiatrie und Psychotherapie. Von 1997 bis 2015 Leiterin der Gynäkologischen Psychosomatik am Zentrum für Geburtshilfe und Frauenheilkunde des Universitätsklinikums Bonn. In diesem Kontext langjährige Erfahrung in der Betreuung von psychisch kranken Schwangeren sowie Beratung bei Kinderwunsch.

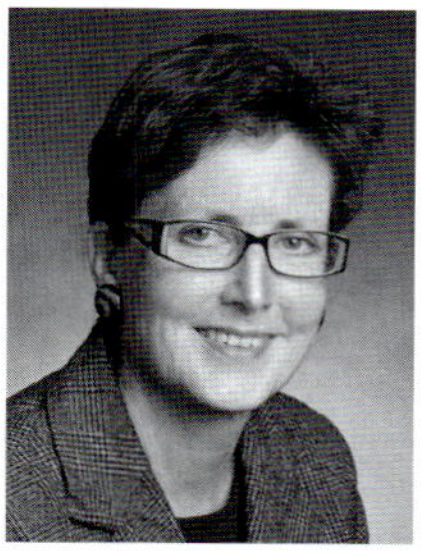

Dr. med. Valenka Dorsch,
Fachärztin für Psychiatrie und Psychotherapie. Seit 2006 beteiligt an wissenschaftlichen Projekten der Gynäkologischen Psychosomatik am Zentrum für Geburtshilfe und Frauenheilkunde des Universitätsklinikums Bonn. Klinische Tätigkeit an den Universitätskliniken Halle-Wittenberg und Köln, seit 2015 LVR-Klinik Köln.

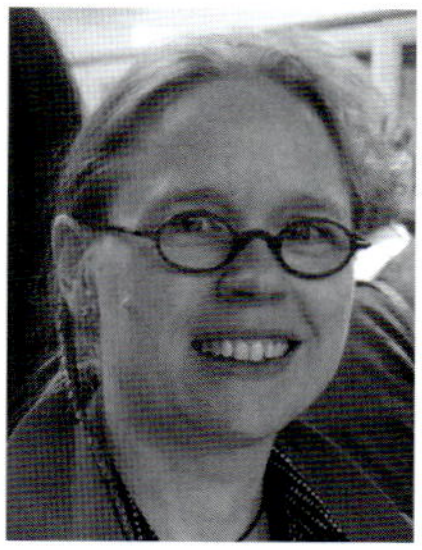

Prof. Dr. med. Christof Schaefer,
Facharzt für Kinderheilkunde, Ärztlicher Leiter des Pharmakovigilanz- und Beratungszentrums für Embryonaltoxikologie, Charité-Universitätsmedizin Berlin; Mitbegründer des European Network of Teratology Information Services (ENTIS); Ordentliches Mitglied der Arzneimittelkommission der deutschen Ärzteschaft (AkdÄ).

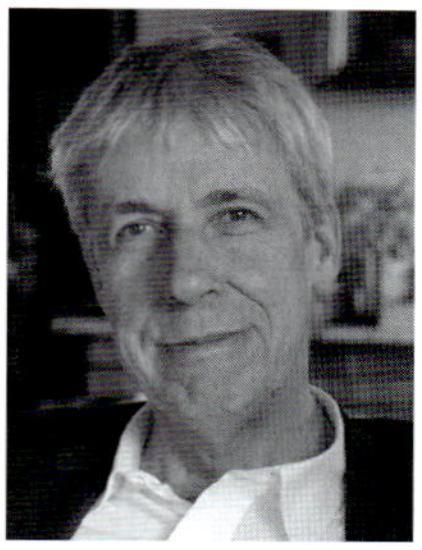

Anschriften

Prof. Dr. med. Anke **Rohde**
Gynäkologische Psychosomatik
Zentrum für Geburtshilfe und Frauenheilkunde
Universitätsklinikum Bonn
Siegmund-Freud-Str. 25
53105 Bonn

Dr. med. Valenka **Dorsch**
LVR-Klinik Köln
Wilhelm-Griesinger-Str. 23
51109 Köln

Prof. Dr. med. Christof **Schaefer**
Pharmakovigilanzzentrum
Embryonaltoxikologie
Charité-Universitätsmedizin
Berlin
Campus Virchow-Klinikum
Augustenburger Platz 1
13353 Berlin

Inhaltsverzeichnis

1 Psychische Störung und Elternschaft

1.1 Einleitung

Es gibt vergleichsweise wenige Untersuchungen, die sich konkret mit der Frage nach dem Einfluss der Erkrankung bzw. der Behandlung auf das „reproduktive Verhalten“ von Patienten befassen. Danach ist davon auszugehen, dass insbesondere Patienten mit Erkrankungen aus dem schizophrenen Formenkreis seltener Eltern werden, als dies in der Allgemeinbevölkerung der Fall ist. In der Regel werden Familienstand und Zahl der Kinder in Studien mit anderem Fokus als „Nebenbefund“ mit erfasst. Am ehesten kommen Psychiater mit dem Thema Fortpflanzung in Kontakt, wenn es um den Kinderwunsch einer Patientin oder aber deren ungeplante Schwangerschaft geht.

Neben den direkten bzw. indirekten Auswirkungen der Erkrankung haben auch die Medikation und deren Nebenwirkungen (z. B. eine Prolaktinerhöhung) einen Einfluss auf reproduktive Vorgänge; eine genaue Differenzierung der Faktoren, die auf Familienplanung und Fortpflanzung einwirken, ist im Einzelfall schwierig. Festzustellen ist aber, dass mit der immer differenzierter werdenden Psychopharmakotherapie, die letzten Endes auch oftmals zur Verbesserung der Prognose einer Erkrankung beiträgt, die Aspekte Sexualität und Fertilität von Betroffenen immer häufiger thematisiert werden.

1.2 Psychische Störungen und Fertilität

Es gibt eine Reihe von Studien zum „reproduktiven Verhalten“ von psychisch Kranken, die zeigen, dass Menschen mit Psychosen aus dem schizophrenen Formenkreis und auch mit bipolaren Störungen seltener Eltern werden als die Normalbevölkerung oder auch Menschen mit anderen psychischen Störungen ([23], [61], [63], [64], [85], [97], [102], [147], [164]).

Ob von psychischen Erkrankungen betroffene Menschen heiraten und Kinder bekommen, hängt unter anderem vom Erstmanifestationsalter ab, das besonders bei den schizophrenen Psychosen im jungen Erwachsenenalter liegt. Aber auch Verlauf, Prognose und das spätere soziale Funktionsniveau sind von Bedeutung, wobei bei den schizophrenen Psychosen von einem insgesamt eher schlechten Verlauf auszugehen ist. Nicht zuletzt spielen die prämorbide Persönlichkeit, die bei schizophrenen Patienten überwiegend asthenisch-selbstunsicher ist [98], sowie auch der sich bereits in der Prodromalphase oft über Monate oder Jahre entwickelnde soziale Rückzug bei partnerschaftlicher Bindung und Familiengründung eine zentrale Rolle.

Besonders berücksichtigt werden müssen auch die Auswirkungen der Medikation und hier insbesondere die Nebenwirkungen auf die Sexualität und die Fertilität. Sexuelle Probleme können einerseits primäre Symptome der Erkrankung, andererseits auch sekundäre Erscheinungen sein. Zum einen können sie auftreten als Folge der häufigen Residualsymptome bzw. einer Verunsicherung, die aus der Erkrankung resultiert, zum anderen auch als Nebenwirkung der neuroleptischen und antidepressiven Medikation. Neben anderen Medikamentengruppen (z. B. Hormonpräparaten, Antihypertensiva) finden sich insbesondere unter den Psychopharmaka viele Präparate und Präparategruppen, die eine substanzinduzierte sexuelle Funktionsstörung auslösen können. In diesem Zusammenhang sind vor allem Veränderungen des Prolaktinspiegels unter vielen Neuroleptika, zum anderen Libidoverlust sowie Erektions- und Ejakulationsstörungen bei den Antidepressiva vom SSRI-Typ zu erwähnen.

Gerade unter den klassischen Neuroleptika sind Erhöhungen des **Prolaktinspiegels** häufig; damit einhergehende Veränderungen sind unter anderem Zyklusstörungen, bis hin zur vollständigen Amenorrhoe, Galaktorrhoe, Gynäkomastie sowie Libido- und Potenzstörungen. Insbesondere die Amenorrhoe führt bei manchen betroffenen Frauen fälschlicherweise zu der Annahme, dass sie damit auch nicht schwanger würden; unerwünschte bzw. ungeplante Schwangerschaften unter Medikation können die Folge sein. Die Patientinnen sollten immer wieder darauf aufmerksam gemacht werden, dass das Ausbleiben der Monatsblutung eine verlässliche Kontrazeption *nicht* ersetzt.

> M!
> **Merke**
>
> Zyklusstörungen und Amenorrhoe ersetzen *nicht* die verlässliche Kontrazeption! Mit jeder Patientin, die Psychopharmaka nimmt, muss über eine verlässliche Kontrazeption gesprochen werden.

Im Zusammenhang mit einer Prolaktinerhöhung im Rahmen der längerfristigen Gabe von Neuroleptika wird immer wieder über ein erhöhtes Brustkrebsrisiko diskutiert (z. B. [30], [88], [125], [154]). Trotz aller Zurückhaltung bei der Interpretation entsprechender Befunde könnte dies ein weiteres Argument für die Vermeidung so genannter typischer Neuroleptika und für den Einsatz atypischer Neuroleptika sein, wie es mittlerweile den Leitlinien entspricht (s. Kap. 3).

1.3 Unerwünschte Schwangerschaften und Kontrazeption

Nicht alle neuen bzw. atypischen Neuroleptika sind als prolaktinneutral bzw. weitgehend prolaktinneutral einzuschätzen, allerdings gibt es eine Reihe solcher Substanzen (Aripiprazol, Asenapin, Clozapin, Olanzapin, Quetiapin, Paliperidon < 6 mg/Tag, Risperidon < 4 mg/Tag, Ziprasidon). Gerade die Prolaktinneutralität oder die nur noch geringe Prolaktinerhöhung war wahrscheinlich die Ursache für eine Reihe ungeplanter Schwangerschaften nach der Umstellung von einem klassischen auf ein atypisches Neuroleptikum, vor allem in der ersten Zeit nach Einführung der Atypika. Auch wenn dazu keine statistischen Untersuchungen, sondern allenfalls Fallschilderungen vorliegen, muss nach der eigenen klinischen Erfahrung davon ausgegangen werden, dass ungeplante Schwangerschaften beim Einsatz atypischer Neuroleptika häufiger auftreten, als es früher beim „routinemäßigen" Einsatz typischer Neuroleptika der Fall war.

Der weniger erhöhte Prolaktinspiegel ist dabei aber unseres Erachtens nur ein Teil des Problems. Eine mindestens ebenso wichtige – wenn nicht sogar viel höhere Bedeutung – hat die Tatsache, dass zum einen psychisch kranke Frauen noch nicht konsequent und umfassend über die Notwendigkeit der **Kontrazeption** hingewiesen werden und dass zum anderen nicht immer ausreichend sichere Methoden gewählt werden. Auch hier decken sich die eigenen klinischen Erfahrungen mit den wenigen Publikationen zu diesem Thema (z. B. [107]).

Insbesondere Complianceprobleme bei der Anwendung von Kontrazeptiva sind ein Argument dafür, dass beim Vorliegen einer psychischen Erkrankung nach Möglichkeit auf Alternativen ausgewichen werden sollte (z. B. Spirale, 3-Monats-Spritze), bei denen die Patientinnen nicht täglich und möglichst immer zur selben Zeit eine „Pille" einnehmen muss. Dieses Thema sollte nicht alleine im frauenärztlichen Zuständigkeitsbereich gesehen werden, da der behandelnde Psychiater sicher sehr viel besser eventuell zu erwartende Complianceprobleme einschätzen kann. Konkrete Empfehlungen zu einer sicheren und einfach anzuwendenden Empfängnisverhütung werden von den Patientinnen in der Regel durchaus positiv aufgenommen. Die enge Zusammenarbeit mit dem behandelnden Frauenarzt ist in diesem Kontext für die Patientin sehr hilfreich.

1.4 Psychische Störungen und perinatale Komplikationen

Insgesamt scheinen Patientinnen mit psychischen Erkrankungen seltener eine regelmäßige Schwangerenvorsorge in Anspruch zu nehmen. Aber auch darüber hinaus ist nach Studienlage – aufgrund einer eventuellen Medikation oder auch auf der Basis der Grunderkrankung – insbesondere bei Frauen mit schizophrener Psychose mit einer erhöhten Komplikationsrate sowohl in der Schwangerschaft als auch während der Geburt zu rechnen, wie etwa ein erhöhtes Risiko für Frühgeburten, geringeres Geburtsgewicht oder Wachstumsretardierung (z. B. [63], [70], [99], [113], [114], [150]). Gründe hierfür liegen unter anderem in einer erhöhten Prävalenz von Nikotin-, Alkohol- und Drogenkonsum sowie einer späteren Inanspruchnahme von Schwangerenvorsorge.

1.5 Psychische Störung als Folge perinataler Komplikationen

Perinatale Komplikationen kommen nicht nur häufiger bei psychisch kranken Frauen vor, sondern es finden sich auch umgekehrt Hinweise darauf, dass prä- und perinatale Komplikationen wie etwa Plazentainsuffizienz, Hypoxie oder Infektionen in der Schwangerschaft Risikofaktoren für spätere psychische und insbesondere schizophrene Erkrankungen des Kindes darstellen ([14], [20], [24], [46], [84], [124], [145], [149]).

Zu erwähnen ist in diesem Zusammenhang auch die aktuelle Diskussion, dass pränataler psychischer Stress der Mutter über endokrinologische

Veränderungen möglicherweise zu einer erhöhten Vulnerabilität des Kindes für psychische Erkrankungen führt; allerdings beruhen diese Hypothesen überwiegend auf Untersuchungen an Modellen ([13], [79], [80], [153], [156]). Interpretiert werden solche Befunde mit einem Zusammenwirken von Umweltfaktoren und genetischer Disposition. Auf die Diskussion zur „epigenetischen Programmierung" kann an dieser Stelle nicht weiter eingegangen werden. Solche Befunde wären jedoch ein gewichtiges Argument dafür, beim Vorliegen einer Indikation für Psychopharmakotherapie auch in der Schwangerschaft nicht von diesem Behandlungsalgorithmus abzuweichen.

In früheren Untersuchungen wurden bereits Hinweise auf die Relevanz von Geburtsgewicht bzw. pränataler Ernährung/Mangelernährung für die spätere psychische Entwicklung des Kindes gefunden ([18], [124]). Nach Ansicht der Autoren ziehen pränatale Umwelteinflüsse, die zu einem geringeren Geburtsgewicht führen, auch eine Beeinflussung der HPA-Achse nach sich [50]. Dieser Aspekt müsste natürlich berücksichtigt werden, wenn ein Medikament möglicherweise zur Wachstumsretardierung oder zu erhöhter Frühgeburtlichkeit führen könnte. Andererseits muss auch berücksichtigt werden, dass eine unbehandelte psychische Erkrankung ein erhöhtes Risiko für Mangelernährung und Wachstumsretardierung in sich birgt, nicht zuletzt auch durch erhöhten Nikotin-, Alkohol- oder Drogenkonsum.

1.6 Unerfüllter Kinderwunsch und psychische Störung

Nicht nur Fertilität muss mit psychischen Störungen assoziiert werden, sondern auch Infertilität, also die ungewollte Kinderlosigkeit. Entsprechende reproduktionsmedizinische Statistiken gehen davon aus, dass ungewollte Kinderlosigkeit ein zunehmendes gesellschaftliches Problem ist, bedingt durch Umweltfaktoren, die die Spermienqualität verschlechtern, aber auch die Tatsache, dass Frauen wegen ihrer eigenen Berufs- und Karriereplanung immer später ihre Kinder planen und bekommen. Für Deutschland ist von einer Häufigkeit von etwa 7–8 % ungewollt kinderloser (Ehe-) Paare auszugehen [76]. Entgegen früheren, insbesondere psychoanalytischen Ansichten ist die rein psychogene Sterilität insgesamt wahrscheinlich sehr selten, nur bei etwa 5 % aller Sterilitätspatienten trifft dies zu. In den anderen Fällen sind weibliche (z. B. Ovarialinsuffizienz, Endometriose, polyzystisches Ovarialsyndrom) oder auch männliche Faktoren (z. B. schlechte Spermienqualität, stattgehabte Entzündungen) zu finden. Bei etwa einem Drittel der Fälle sind beide Partner betroffen.

Entgegen früheren Überlegungen spricht nichts dafür, dass psychische Probleme bei Sterilitätspatienten besonders häufig auftreten. Verschiedene Untersuchungen haben gezeigt, dass psychische Störungen und Persönlichkeitsauffälligkeiten in dieser Gruppe nicht häufiger sind als in der Allgemeinbevölkerung [76]. Allerdings treten im Laufe einer „Kinderwunschbehandlung" häufig sekundäre psychische Probleme auf, nämlich typischerweise während der Fertilitätsbehandlung und insbesondere nach erfolglosen Behandlungsversuchen. Die Betroffenen sind sich vorher nicht immer über das Ausmaß der zu erwartenden psychischen, körperlichen, organisatorischen und schließlich auch finanziellen Belastungen der Kinderwunschbehandlung im Klaren. Gerade diese zu erwartenden Belastungen müssen besonders berücksichtigt werden, wenn eine psychisch erkrankte Frau über eine Sterilitätstherapie nachdenkt, ganz abgesehen von den zu diskutierenden Einflüssen der teils ausgeprägten hormonellen Stimulation im Rahmen einer Behandlung.

1.7 Der Wunsch nach dem eigenen Kind

Der Wunsch nach einem eigenen Kind entsteht bei psychisch kranken ebenso wie bei gesunden Frauen, und zwar quer durch alle Diagnosegruppen. Wenn es sich um eine bewusste Entscheidung zur Gründung einer Familie handelt, denken psychisch erkrankte Frauen allerdings oft sehr differenziert und intensiv über mögliche Auswirkungen der Medikation und der Erkrankung auf die Entwicklung des Kindes nach. In diese Überlegungen mischt sich bei Betroffenen und Angehörigen häufig die nicht immer unberechtigte Befürchtung, dass sich durch Schwangerschaft und Entbindung die psychische Störung verschlechtern könnte. Eine andere Sorge betrifft die Frage, ob die Frauen den Herausforderungen der Mutterschaft gewachsen sind. Wenn sie sich in dieser Situation an ihren behandelnden Psychiater wenden, erwarten sie eine qualifizierte Beratung und Unterstützung in ihrem individuellen Entscheidungsprozess – in der Abwägung zwischen Kinderwunsch, Ängsten wegen der Medikation, möglicherweise bereits vorangegangenen negativen Erfahrungen mit Absetzversuchen, aber auch im Hinblick auf familiären und sozialen Druck, dass es besser sei, ganz auf Medikamente in der Schwangerschaft oder gar auf eigene Kinder zu verzichten. Nur eine qualifizierte Beratung, die all diese Aspekte berücksichtigt und sich nicht nur auf die möglichen Auswirkungen der Psychopharmakotherapie beschränkt, macht für die Frau letztendlich eine auf Sachinformationen basierende, aber auch ihre emotionalen Bedürfnisse berücksichtigende Nutzen-Risiko-Abwägung möglich.

Bei einer solchen Beratung sollte immer der zukünftige Vater des Kindes einbezogen werden, da er naturgemäß einen Teil des „Risikos“ trägt und für die Unterstützung seiner Frau eine große Bedeutung hat. Auch die Weitergabe von Informationsmaterial für andere Familienangehörige kann sinnvoll sein, da Frauen oft dann unter Rechtfertigungsdruck geraten, wenn sie sich schweren Herzens zur Medikamenteneinnahme in der Schwangerschaft oder Stillzeit entschieden haben und ein Angehöriger undifferenzierte Horrorszenarien über die Medikamentennebenwirkungen in der Schwangerschaft ausmalt.

2 Schwangerschaft und Entbindung bei psychischer Erkrankung

2.1 Auswirkungen auf die Prognose der psychischen Erkrankung

Prinzipiell ändert sich durch Schwangerschaft und Entbindung nicht die Prognose einer psychischen Erkrankung; Verlauf und Ausgang richten sich nach der Art der Erkrankung. Allerdings besteht nach der Entbindung ein erhöhtes Rezidivrisiko, weil die Entbindung mit ihren vielfältigen somatischen und psychischen Veränderungen ein relevantes Lebensereignis darstellt, wie es häufig im Vorfeld einer Episode einer psychischen Störung zu finden ist; es gibt also durchaus einen indirekten Einfluss.

Im Gegensatz zur postpartalen Zeit ist das **Erkrankungsrisiko in der Schwangerschaft** eher gering. Die früher diskutierte „protektive Effekt" einer Schwangerschaft auf eine psychische Erkrankung wird nach gegenteiligen Studienergebnissen (z. B. [26], [55])) mittlerweile nicht mehr diskutiert. Eine Rolle beim Auftreten von Rezidiven spielt z. B. das Absetzen einer bis dahin erfolgreichen Prophylaxe (z. B. [93], [140], [151]).

Nach der eigenen praktischen Erfahrung kann für die „Voraussage" über den eventuellen Verlauf in der Schwangerschaft die Hormonempfindlichkeit im Allgemeinen hinzugezogen werden (wie etwa Veränderungen unter Einnahme der „Pille", prämenstruelles Syndrom). Allerdings sind dies keine verlässlichen Hinweise. Insofern werden die Patientinnen in der Beratung vor einer geplanten Schwangerschaft darauf hingewiesen, dass ihr Befinden in der Schwangerschaft sich verschlechtern, gleich bleiben oder – im besten Falle – besser sein kann als sonst.

Bei vorbestehender psychotischer Erkrankung liegt allerdings das Risiko eines **Rezidivs nach der Entbindung** sowohl bei Psychosen aus dem schizophrenen Formenkreis als auch bei affektiven Störungen insgesamt deutlich höher als in der Schwangerschaft; **bipolare affektive Störungen** haben dabei das höchste Rezidivrisiko, wobei dieses Risiko ohne Behandlung noch einmal höher ist, und zwar bis zu 70 % ([38], [111], [152]). Naturgemäß gibt es allerdings zu dieser Frage keine kontrollierten Untersuchungen; die vorhandenen Befunde sind retrospektive Studien und Fallregisterstudien, machen allerdings trotzdem sehr deutlich, wie wichtig die postpartale Rezidivprophylaxe ist.

> **Merke** M!
>
> Frauen mit *bipolarer Störung* in der Vorgeschichte haben das höchste Rezidivrisiko nach der Entbindung, vor allem wenn eine erfolgreiche Prophylaxe wegen des Kinderwunsches oder einer schon eingetretenen Schwangerschaft abgesetzt wurde.

In Abhängigkeit von der Art der Erkrankung kann also das Rezidivrisiko ohne angemessene medikamentöse Behandlung und Geburtsplanung sehr hoch sein. Nach der mittlerweile langjährigen Erfahrung der Erstautorin ist die Zeit nach der Entbindung für eine Frau mit einer psychischen Erkrankung sogar mit dem höchsten Rezidivrisiko insgesamt behaftet – es geschieht nicht nur ein relevantes Lebensereignis, sondern es kommen somatische und hormonelle Einflüsse und vor allem eine psychologische Herausforderung bzw. Anpassungsleistung hinzu. Nicht zu vergessen ist auch der Faktor „Schlafentzug", der schon in der späten Schwangerschaft, aber vor allem rund um die Geburt und in der ersten postpartalen Zeit von großer Bedeutung ist (Näheres in Kap. 6.2). Insofern verwundert es nicht, dass bipolare und psychotische Rezidive innerhalb der ersten Tage und Wochen post partum beginnen (z. B. [58], [111]).

Wie hoch das Risiko für die *einzelne* schwangere Frau ist, nach der Entbindung erneut zu erkranken, kann unter Berücksichtigung vorhandener Studiendaten zum Verlauf psychischer Erkrankungen nach der Entbindung und der individuellen Vorgeschichte nur näherungsweise abgeschätzt werden. Für die Vorplanung und das Schaffen von möglichst viel Sicherheit wird in der praktischen Geburtsplanung das Rezidivrisiko immer eher hoch „angesetzt" und die Rezidivprophylaxe entsprechend geplant (S. 57).

2.2 Auswirkungen der Erkrankung auf die Entwicklung des Kindes

Es besteht kein Zweifel daran, dass eine psychische Erkrankung der Mutter Auswirkungen auf die psychische Situation des Kindes und möglicherweise auch auf dessen langfristige Entwicklung hat. Lang andauernde Krankheitsphasen und stationäre Aufenthalte sollten deshalb möglichst vermieden werden. Bei der Notwendigkeit einer Klinikaufnahme sollte eine gemeinsame Unterbringung von Mutter und Kind angestrebt werden, wenn die Erkrankung der Mutter dies zulässt und sich ein geeignetes Setting einer stationären Mutter-Kind-Behandlung realisieren lässt. Gerade in den frühen Lebensjahren des Kindes ist eine Unterbrechung bzw. eine Störung der Mutter-Kind-Bindung von erheblicher Bedeutung. Dies zeigen unter anderem Untersuchungen zu den Auswirkungen einer postpartalen Depression auf die Mutter-Kind-Bindung und dadurch indirekt auf die Entwicklung des Kindes [16]. Andererseits ist auch der negative Einfluss einer nicht ausreichend behandelten Depression der Mutter auf die Störung des Bindungsverhaltens zu berücksichtigen.

Die möglichen Auswirkungen einer Erkrankung der Mutter auf die Entwicklung des Kindes sollten deshalb bei der Nutzen-Risiko-Abwägung der medikamentösen Behandlung bzw. beim Absetzen der Medikation besonders bedacht werden.

2.3 Geplante Schwangerschaft – gute Beratung gibt Sicherheit

Ob für eine geplante Schwangerschaft vorübergehend das Absetzen der Psychopharmaka möglich und sinnvoll ist, muss aufgrund der Vorgeschichte entschieden werden. Bei einem relevanten Rezidivrisiko ist unter Nutzen-Risiko-Abwägung die Fortführung einer niedrig dosierten Monotherapie sinnvoller als das Absetzen der Medikation. Wenn generell die Indikation zur Prophylaxe besteht, d. h. wenn in der Vorgeschichte mehrere Krankheitsepisoden aufgetreten sind, sollte aus Sicht der Autoren auch bei langjähriger Stabilität die Medikation **keinesfalls vollständig abgesetzt** werden. Immer wieder stellen sich Frauen bei uns vor, die gerade das gemacht haben – oft auch auf Empfehlung ihres behandelnden Arztes – und dann erneut erkrankt sind. Wir folgen der Einstellung „never change a winning team" und weisen die Patientin darauf hin, dass trotz langjähriger krankheitsfreier Zeit nach Absetzen einer Medikation eine erneute Krankheitsepisode auftreten kann, mit allen Komplikationen, die dann möglich sind: Die vorher erfolgreiche Medikation führt nicht mehr zur Stabilität, es ist ein stationärer Aufenthalt erforderlich usw. Und selbst wenn alles „unkompliziert" verläuft, verbessert diese neue Krankheitsepisode nicht die Prognose und führt zur subjektiven Verunsicherung.

Zu berücksichtigen ist auch, dass die meisten Frauen, die sich mit dem Kinderwunsch beschäftigen und solche Entscheidungen treffen, nicht mehr sehr viel Zeit haben, da sie Mitte oder Ende dreißig sind. Sie können also nicht mehr eine erneute stabile Phase von mehreren Jahren abwarten, um unter möglichst optimalen Bedingungen schwanger zu werden, sondern gehen vielmehr aus einem Zustand relativer Verunsicherung in die Schwangerschaft – denn sie wissen ja, dass durch Schwangerschaft und Entbindung insgesamt die Gefahr der Destabilisierung besteht und gerade das haben sie vor kurzem erst erlebt.

Informationen über Arzneimittelrisiken in Schwangerschaft und Stillzeit erteilt das Pharmakovigilanz- und Beratungszentrum für Embryonaltoxikologie in Berlin (S. 77). Sowohl Ärzte als auch Patientinnen können sich dort telefonisch oder schriftlich beraten lassen. Begrüßt wird von den Embryotox-Mitarbeitern die Variante, dass Arzt und Patientin gemeinsam anrufen, dass es also eine Art Telefonkonferenz gibt. Dieses Vorgehen reduziert die Gefahr von Informationsverlust und erhöht damit wieder die Sicherheit für alle Beteiligten. Diese Variante kommt damit auch dem verständlichen Bedürfnis nach weitestgehend rechtlicher Absicherung des empfohlenen therapeutischen Vorgehens im Kontext von Schwangerschaft und Stillzeit auf Seiten des behandelnden Arztes entgegen

Nach ausführlicher Beratung über Nutzen und Risiko sollte die Entscheidung zum Umgang mit der Medikation von den zukünftigen Eltern getroffen werden. Die praktische Erfahrung zeigt, dass diese Entscheidungen sehr unterschiedlich sein können: Manche Eltern wollen auch das allergeringste Risiko für ihr Kind ausschließen und entscheiden sich zum Absetzen der Medikation vor der Konzeption, andere Frauen oder auch ihre Partner haben so viel Angst vor einem Krankheitsrezidiv, dass sie sich zur Weiterführung der Behandlung auch in der Schwangerschaft entschließen. Aber auch wenn letzten Endes die Eltern die Entscheidung treffen: Die Patientin und auch ihr Partner erwarten in der Regel vom beratenden Arzt eine einigermaßen klare Stellungnahme, wie er selbst die Situation einschätzt und wozu er raten würde.

2.4 Ungeplante Schwangerschaft – keine Panik

Eine ungeplante Schwangerschaft ist für eine psychisch kranke Frau immer eine besondere Herausforderung und erfordert noch mehr Anpassungsleistung, als dies bei einer psychisch gesunden Frau in einer solchen Situation der Fall ist. Neben der Tatsache, dass sie sich mit der Frage auseinander setzen muss, ob sie das Kind behalten will und kann, kommt in der Regel noch das Problem der bis dahin erfolgten medikamentösen Behandlung hinzu. Nicht selten ist es eine Kombinationsbehandlung mit zwei oder mehr Medikamenten; oder die Patientin nimmt ein Medikament ein, das nicht das Mittel der ersten Wahl im Falle einer Schwangerschaft wäre, oder es gibt sogar klare Hinweise auf mögliche teratogene Auswirkungen des Medikaments (wie etwa bei Valproat). Viele Frauen recherchieren zunächst im Internet, nicht immer bei seriösen Quellen, versuchen ihren Arzt zu erreichen, was vielleicht nicht möglich ist, und treffen dann kurzfristig die Entscheidung, die Medikamente abzusetzen – weil sie ihrem Kind nicht schaden möchte.

Die klinische Erfahrung zeigt, dass solche „Panikreaktionen" auch bei Ärzten vorkommen und Patientinnen besonders verunsichert werden, wenn der behandelnde Psychiater oder Hausarzt die sofortige Beendigung der Medikation empfiehlt. Aus Sicht der Autoren muss man diesbezüglich leider sagen, dass die ärztlichen Ratschläge in solchen Fällen nicht immer dem Stand der aktuellen Wissenschaft folgen. Manchmal ist es noch „altes Wissen", was zu solchen Empfehlungen führt, wie etwa das irgendwann im Studium gelernte „mit Lithium darf man nicht schwanger werden". Es kann von keinem Arzt erwartet werden, immer auf dem aktuellen Wissensstand hinsichtlich der Behandlung Schwangerer zu sein, es darf aber von ihm erwartet werden, dass er sich bei seriösen Quellen informiert (wie etwa http://www.embryotox.de) oder dass er sich in den aktuellen Behandlungsleitlinien informiert (s. Kap. 3).

Zu Valproat hat das Bundesinstitut für Arzneimittel und Medizinprodukte (BfArM) im November 2014 auf Studien und aktuelle Empfehlungen der Expertengremien, wie sie sich auch in der Leitlinie zu den bipolaren Störungen finden, reagiert und eine Patientenbroschüre, ein Merkblatt und ein Formular zur Patientenaufklärung herausgegeben sowie eine offizielle Warnung in Form eines so genannten „Rote-Hand-Briefs" in Abstimmung mit der Europäischen Arzneimittel-Agentur (EMA). Darin wird über das Risiko für Anomalien des Neugeborenen, die im Mutterleib Valproat ausgesetzt waren, informiert und die klare Empfehlung abgeleitet, dass Valproat Mädchen, weiblichen Jugendlichen, Frauen im gebärfähigen Alter oder schwangeren Frauen nicht mehr verschrieben werden sollte.

2.4.1 Der Zeitpunkt ist wichtig

Zu wenig berücksichtigt wird bei den Überlegungen, die Medikation ganz abzusetzen oder abrupt umzustellen, dass zu dem Zeitpunkt, zu dem üblicherweise eine ungeplante Schwangerschaft festgestellt wird (in der 7., 8., 9. oder noch späteren Schwangerschaftswoche), die wesentlichen Schritte in der embryonalen Entwicklung bereits abgeschlossen sind (s. Kap. 8.2). Durch das Absetzen wird also der unterstellte Einfluss der Medikation auf die Organentwicklung nicht mehr verhindert, durch das plötzliche Absetzen die Gefahr der Destabilisierung des psychischen Zustands der Schwangeren aber deutlich erhöht. Weiterhin werden in der Regel die bisher vorhandenen Erkenntnisse zu Schwangerschaften unter Psychopharmakotherapie nicht einbezogen, nämlich dass für die meisten Medikamente (praktisch alle Antipsychotika und Antidepressiva) keinerlei Hinweise auf spezifische teratogene Auswirkungen vorliegen.

2.4.2 Absetzen, Umstellen, Monotherapie als Ziel?

Ist eine Schwangerschaft ungeplant unter Medikation eingetreten, sollte zwar die Sinnhaftigkeit der aktuell gewählten Substanzen und auch die Dosierung überprüft werden. Allerdings gibt es nur in seltensten Fällen gute Argumente für ein abruptes Absetzen oder Umsetzen; es ist ja auch zu berücksichtigen, dass schon die ungewollte Schwangerschaft für die Frau eine psychische Belastung bedeutet. Erstrebenswert für die Schwangerschaft ist bei Notwendigkeit einer Arzneibehandlung immer eine *Monotherapie*.

Allerdings zeigt die praktische Erfahrung der Autoren auch, wie wenig sich die Lebensrealität an solche Zielvorgaben hält. Sehr oft muss man – gerade bei schwerer erkrankten Frauen mit chronischen Psychosen oder bipolaren Störungen – mit einer Kombination von Medikamenten arbeiten. Und auch dann gilt das Prinzip: Zunächst einmal Ruhe bewahren, unter Berücksichtigung der Vorgeschichte über eine Umstellung nachdenken, und wenn das Konzept angemessen scheint, langsam und schrittweise umstellen und keine Destabilisierung riskieren. Diese Empfehlung findet sich auch in den aktuellen Leitlinien z. B. zur Therapie der unipolaren Depression oder der bipolaren Störung. Sowohl aus der klinischen Praxis als auch aus wissenschaftlichen Studienergebnissen (z. B. [49]) ist bekannt: Instabilität und depressive Symptome in der Schwangerschaft sind wichtige Prädiktoren für ein erhöhtes Erkrankungsrisiko nach der Entbindung.

Merke M!

Eine ungeplant unter Medikation eingetretene Schwangerschaft stellt per se *keine* Indikation zum sofortigen Absetzen oder Umstellen von Psychopharmaka dar. Es muss immer eine individuelle Nutzen-Risiko-Bewertung erfolgen, basierend auf aktuellen und seriösen Informationsquellen.

Bei der Abwägung „Umstellung oder Fortführen der Medikation in der Schwangerschaft" sind unbedingt eventuelle Auswirkungen einer erneuten Erkrankung zu bedenken (wie etwa Mangelernährung, verstärkter Nikotin- und Alkoholkonsum, Schlafmangel, Folgen produktiv-psychotischer Symptome, Suizidalität). Solche Verhaltensweisen schädigen möglicherweise das Kind mehr als die niedrigstmögliche Dosis der Erhaltungstherapie. Sicher sind solche vermeidbaren Probleme aber für die betroffene Frau weitaus belastender.

2.4.3 Indikation zum Schwangerschaftsabbruch?

Das potenziell bestehende Risiko der Teratogenität einer Medikation ist *keine* Indikation zum Schwangerschaftsabbruch, solange sich keine konkreten Hinweise auf Fehlbildungen ergeben. Unberührt davon bleibt eine eventuell bestehende Indikation für einen Schwangerschaftsabbruch nach Beratungsregel (früher als „soziale Indikation" bezeichnet) oder eine eventuelle „medizinische Indikation" wegen einer zu erwartenden schweren psychischen Dekompensation oder einer Verschlechterung des Verlaufs der psychischen Störung.

Auch nach der 12. Schwangerschaftswoche besteht nach § 218a Abs. II StGB die Möglichkeit zum Schwangerschaftsabbruch, wenn für die Mutter aufgrund der zu erwartenden Behinderung bzw. Erkrankung des Kindes oder durch die Schwangerschaft als solche Gesundheitsschäden zu befürchten sind, wie etwa eine schwere psychische Dekompensation (medizinische Indikation (S. 89)).

Merke M!

Die Einnahme von Psychopharmaka in der Frühschwangerschaft ist *kein* Grund zum Schwangerschaftsabbruch, wenn sich nicht durch pränataldiagnostische Untersuchungen konkrete Hinweise auf eine schwere fetale Schädigung ergeben.

2.5 Betreuung in der Schwangerschaft und Pränataldiagnostik

Psychisch kranke Patientinnen sollten sowohl psychiatrisch als auch gynäkologisch in der Schwangerschaft besonders gut und engmaschig betreut werden. Es gibt Hinweise darauf, dass psychotische Patientinnen eine höhere Rate von Fehl-, Tot-, Frühgeburten und fetalen Wachstumsretardierungen aufweisen [62], wofür möglicherweise die schlechtere Inanspruchnahme von Vorsorgemaßnahmen sowie Nikotin- und Alkoholkonsum in der Schwangerschaft mitverantwortlich sind.

Patientinnen, die unter Pharmakotherapie schwanger geworden sind oder im 1. Trimenon eine Medikation benötigen, kann bereits in der 13. oder 14. Schwangerschaftswoche (post menstruationem) eine qualifizierte, auch weiterführend genannte *Ultraschalluntersuchung* in einem pränataldiagnostischen Zentrum oder einer Schwerpunktpraxis angeboten werden. Bereits in diesem frühen

Stadium der Schwangerschaft können gravierende Organfehlbildungen festgestellt werden. Auch Hinweise auf genetische Störungen (wie etwa Trisomie 21) zeigen sich bereits zu dieser Zeit im hoch auflösenden Ultraschall.

Eine weitere Ultraschalluntersuchung („Organschall", „Fehlbildungsultraschall") folgt dann etwa in der 18.–20. Schwangerschaftswoche. Ein solcher „Organultraschall" sollte bei Patientinnen, die Psychopharmaka einnehmen, zur Regel gehören, um eine größtmögliche Sicherheit hinsichtlich der Kindesentwicklung zu haben.

Merke

M!

Frauen mit psychischer Erkrankung in der Vorgeschichte und insbesondere bei Behandlung mit Psychopharmaka gehören zu den *Risikoschwangeren*. Sie benötigen eine intensive frauenärztliche Betreuung einschließlich qualifizierter Ultraschallfeindiagnostik und Überwachung hinsichtlich auftretender Schwangerschaftskomplikationen.

Die pränataldiagnostische Anbindung der Patientin ist auch für die weitere Überwachung der Schwangerschaft sinnvoll, beispielsweise um eine eventuell auftretende Wachstumsretardierung beim Kind frühzeitig festzustellen, die Funktion der Plazenta zu überwachen (z. B. durch einen Gefäßultraschall) und auch bei der werdenden Mutter auftretende Komplikationen (wie etwa vorzeitige Wehen, Gestationsdiabetes, Bluthochdruck oder beginnende Gestose) so früh wie möglich zu erfassen.

Mit den in den in Pränataldiagnostik-Zentren zur Verfügung stehenden hoch auflösenden Ultraschallgeräten können eventuell aufgetretene Organfehlbildungen und damit auch teratogene Auswirkungen der Medikation frühestmöglich festgestellt werden.

Die Einnahme von Psychopharmaka in der Schwangerschaft gehört übrigens zu den Risiken, die zur *Kostenübernahme* dieser Untersuchungen durch die *gesetzlichen Krankenkassen* auch vor dem Alter von 35 Jahren führen. Eine entsprechende Überweisung stellt der behandelnde Gynäkologe aus.

2.6 Entbindung besonders gut vorplanen

Wann immer möglich, sollte bei Einnahme von Medikamenten in der Schwangerschaft – besonders wenn dies bis zur Geburt der Fall ist – die Entbindung in einer Geburtsklinik mit angeschlossener *Intensiv-Neonatologie* stattfinden. Beim Auftreten von Symptomen beim Kind (z. B. Entzugssymptome, Nebenwirkungen der Medikation) ist somit jederzeit eine intensive Überwachung möglich, ohne erst eine aufwendige Verlegung des Neugeborenen in eine Kinderklinik und damit auch eine Trennung von Mutter und Kind veranlassen zu müssen. Gerade in Zentren, die an eine Frauenklinik angeschlossen sind, ist es in der Regel auch möglich, dass ein Kind beispielsweise per Monitor besonders überwacht wird und gleichzeitig das Kind bei der Mutter ist.

Da die Zeit nach der Entbindung das höchste *Rezidivrisiko* in sich birgt, sollten die Patientin, ihre Angehörigen und die Geburtshelfer gut darauf vorbereitet sein. Eine besonders intensive psychiatrische Betreuung und gegebenenfalls eine sofortige Anpassung der Medikation mit Dosiserhöhung und Zugabe vorher bewährter Medikamente sollten gewährleistet sein (S. 57). Zur guten Vorbereitung gehört auch die gemeinsame Besprechung mit Patientin und Angehörigen bezüglich eventueller „Warnsignale", die Entwicklung eines „Notfallplans" mit genauen Absprachen des Vorgehens beim Auftreten erster Symptome, dessen schriftliche Fixierung und Weitergabe an die Patientin, den Geburtshelfer sowie die Hebamme. Auch Absprachen über Unterstützungsmöglichkeiten nach der Geburt sind Teil der Planung (Geburtsplan, s. Kap. 6.2).

Wegen des erhöhten Rezidivrisikos in der Zeit nach der Entbindung ist das peripartale Management besonders wichtig (z. B. Planung der Medikation, Stressreduktion, Unterstützungsmaßnahmen). In Kapitel 6 werden die einzelnen Punkte näher ausgeführt.

2.7 Medikation und Stillen

Ob eine Patientin stillen kann, kann bereits vor der Entbindung besprochen werden, muss dann aber aufgrund der Akutsituation nach der Entbindung und unter Berücksichtigung der kindlichen Situation entschieden werden. Frauen mit einer psychischen Vorerkrankung wollen in der Mehrzahl stillen, weil sie ihren Kindern die Schutzeffekte des Stillens und sich selbst diese Erfahrung nicht vorenthalten möchten; ihre Überlegungen unterscheiden sich dahingehend nur wenig von denen gesunder Frauen. Es gibt aber auch Frauen, die sich bereits zu Beginn der Schwangerschaft gegen das Stillen entscheiden, weil sie ihr Kind den weiteren Auswirkungen der Medikation nicht aussetzen möchten oder weil sich für sie selbst die Vorstellung zu stillen fremd anfühlt. Auch die Sorge vor Schlafentzug ist nicht unberechtigt und für manche Erkrankungen wie etwa bipolare Störungen aufgrund der damit verbundenen Desynchronisation des Schlaf-Wach-Rhythmus als relevanten Auslösefaktor für eine Erkrankungsphase nicht zu unterschätzen.

Es ist immer sinnvoll, dem Thema Stillen Raum zu geben, die Motivation für die verschiedenen Überlegungen abzuklopfen, unrealistische Ängste zu thematisieren, aber auch Sorgen der Patientin ernst zu nehmen.

Grundsätzlich ist zu sagen, dass für die Stillzeit für alle Medikamente weniger Informationen vorliegen als für die Schwangerschaft, dass unter einer guten Nutzen-Risiko-Abwägung das Stillen aber grundsätzlich mit einer antidepressiven und einer neuroleptischen Medikation vereinbar ist (Kap. 11).

Merke M!

Nach sorgfältiger Nutzen-Risiko-Abwägung ist Stillen in der Regel mit einer antidepressiven oder antipsychotischen Medikation vereinbar.

Wichtig ist immer die Einbeziehung des Kinderarztes, der beurteilen kann, ob das Kind gesund ist oder ob sich aus der speziellen Situation des Kindes Aspekte ergeben, die gegen das Stillen sprechen. Dieser kann in Zweifelsfällen mit dem Pharmakovigilanz- und Beratungszentrum für Embryonaltoxikologie Kontakt aufnehmen.

2.8 Rezidivprophylaxe nach der Geburt

Die Geburt eines Kindes ist auch für gesunde Frauen eine Zeit mit erhöhtem Risiko, psychisch krank zu werden [74]; in besonderem Maße betrifft dies aber vorerkrankte Frauen, wobei die Rezidivgefahr in den ersten Tagen und Wochen besonders hoch ist ([38], [40], [111], [152]).

Die Geburt ist nicht nur als Lebensereignis von Bedeutung; als weiterer Risikofaktor kommen die ausgeprägten hormonellen Umstellungen hinzu. Auch die Elternschaft als solche mit ihren zu vollbringenden Anpassungsleistungen und Herausforderungen ist zu bedenken. In den Wochen und Monaten nach der Geburt benötigen psychisch kranke Mütter noch mehr als andere Frauen soziale und familiäre Unterstützung, unabhängig von einer medikamentösen Rezidivprophylaxe (S. 89). Hilfreich sind in dieser Zeit ganz praktische Unterstützung in Form einer verlängerten Hausbetreuung durch eine Hebamme oder auch die Unterstützung durch eine Haushaltshilfe. Beide Maßnahmen werden nach entsprechender Verordnung von den gesetzlichen Krankenkassen bezahlt. Auch der Vater des Kindes oder andere Familienangehörige sollten besonders in die Versorgung des Kindes mit einbezogen werden, um der Mutter beispielsweise einen regelmäßigen Nachtschlaf zu ermöglichen.

Wegen der zentralen Bedeutung der Geburtsplanung bzw. des peripartalen Managements als Teil der Rezidivprophylaxe ist diesem Thema ein eigenes Kapitel gewidmet (s. Kap. 6).

Nach der Entbindung besteht übrigens nicht nur das Risiko eines Rezidivs der Grunderkrankung; zusätzlich kann natürlich auch eine vorerkrankte Frau eine „ganz normale" postpartale Depression bekommen – von einer erhöhten Vulnerabilität ist sogar auszugehen ([12], [16]).

3 Empfehlungen in den Leitlinien der Fachgesellschaften

3.1 Neue Entwicklungen

Auch wenn Leitlinien von Fachgesellschaften keine Rechtsverbindlichkeit haben, sondern lediglich Empfehlungscharakter, können sie in der Praxis eine wichtige Orientierung für Entscheidungen in Therapieprozessen sein. Gerade im Hinblick auf die Behandlung schwangerer und stillender Frauen sind bei den Aktualisierungen verschiedener Leitlinien der Deutschen Gesellschaft für Psychiatrie und Psychotherapie, Psychosomatik und Nervenheilkunde (DGPPN) im Vergleich zu den Vorgängerversionen quasi „Quantensprünge" zu verzeichnen. Nachdem über viele Jahrzehnte die Empfehlungen – sofern sie überhaupt vorhanden waren – sehr konservativ waren und der Verzicht auf eine Medikation bzw. der Einsatz typischer Neuroleptika im Vordergrund stand, sind die aktuellen Empfehlungen nun sehr deutlich an die psychiatrische Lebensrealität herangerückt. Die Leitlinien bieten konkrete Hilfestellungen, die die naturgemäß vorhandenen Unsicherheiten auch bei Ärzten deutlich reduzieren können, indem nicht nur konkrete Empfehlungen hinsichtlich der Fortführung einer Medikation und zur Auswahl von Medikamenten gegeben werden, sondern auch Hinweise für den Umgang mit der Patientin und ihrem Partner, Dokumentation etc.

Nachfolgend wird ein Überblick über die aktuell geltenden allgemeinen und spezifischen Empfehlungen zur Therapie in Schwangerschaft und Stillzeit gegeben, wie sie in den zur Zeit vorliegenden Leitlinien zu den großen psychiatrischen Krankheitsbildern formuliert werden. Der Vergleich der Leitlinien zeigt, dass dem Thema der Betreuung psychisch kranker Frauen in Schwangerschaft und Stillzeit umso detaillierter Aufmerksamkeit gewidmet wird, je aktueller die Leitlinie ist. Dabei werden in den Leitlinien sowohl krankheitsübergreifende allgemeine Prinzipien (wie Nutzen-Risiko-Abwägung, Monotherapie, partizipative Entscheidungsfindung) als auch sehr spezifische Empfehlungen bis hin zu einzelnen Psychopharmaka, Psychotherapien und alternativen Strategien formuliert.

> **Merke**
>
> Die in diesem Kapitel wiedergegebenen Empfehlungen stammen aus den jeweils zitierten Leitlinien der Fachgesellschaften. Möglicherweise ergeben sich Abweichungen zu Empfehlungen, die die Autoren dieses Buches aufgrund ihrer eigenen Expertise und Erfahrung an anderer Stelle geben.

3.2 Leitlinien – Orientierungshilfe oder Einschränkung?

Bislang sind Leitlinien freiwillige Leistungen der ärztlichen Fachgesellschaften bzw. von ärztlichen Körperschaften und Verbänden wie der Bundesärztekammer und der Kassenärztlichen Bundesvereinigung. Eine Leitlinie wird definiert als „systematisch entwickelte, wissenschaftlich begründete und praxisorientierte Entscheidungshilfe für die angemessene ärztliche Vorgehensweise bei speziellen gesundheitlichen Problemen" [3]. Die Entwicklung von Leitlinien für Diagnostik und Therapie wird seit 1995 durch die Arbeitsgemeinschaft der Wissenschaftlichen Medizinischen Fachgesellschaften (AWMF e. V.) koordiniert, in der derzeit 168 wissenschaftliche Fachgesellschaften aus allen Bereichen der Medizin zusammengeschlossen sind. Die Resultate dieser Arbeit sind elektronisch im Volltext publiziert (http://www.awmf-leitlinien.de) und können in der Regel auch über die an der Erstellung beteiligten Fachgesellschaften bezogen werden, z. B. für die Psychiatrie bei der DGPPN (http://www.dgppn.de). Leitlinien der Mitgliedsgesellschaften der AWMF werden in drei, auf die Entwicklungsmethodik bezogene Klassen eingeteilt:

- *S 1:* Wurde von einer Expertengruppe im informellen Konsens erarbeitet, Ergebnis: Empfehlungen.
- *S 2:* Eine formale Konsensfindung und/oder eine formale „Evidenz"-Recherche haben stattgefunden.
- *S 3:* Leitlinie mit allen Elementen einer systematischen Entwicklung und festgelegten Konsensusprozessen.

Im Jahr 2002 wurde von der Bundesärztekammer das „Programm für Nationale Versorgungsleitlinien" initiiert, das über die Therapieempfehlungen hinaus die strukturierte medizinische Versorgung betont (z. B. Disease Management Programme, Integrierte Versorgung). Nationale Versorgungsleitlinien wurden zu den großen „Volkskrankheiten" Asthma, chronisch obstruktive Lungenerkrankung, Diabetes, Herzinsuffizienz, koronare Herzerkrankung, Kreuzschmerz und zur unipolaren Depression entwickelt. Nationale Versorgungsleitlinien entsprechen methodisch der Klasse S 3, für sie existiert auch immer eine begleitende Patientenleitlinie, die die Inhalte in eine patientenverständliche Sprache überträgt [4].

Gelegentlich wurde – nicht zuletzt auch von der Arzneikommission der deutschen Ärzteschaft (AkdÄ) – kritisiert, dass Verfasser von Leitlinien aufgrund ihrer Industriekontakte beeinflussbar sein könnten. Daher ist die Offenlegung potenzieller Interessenkonflikte auch bei den Verfassern von Leitlinien inzwischen obligat, und ggf. müssen unter diesem Aspekt Leitlinienempfehlungen zum Einsatz bestimmter Medikamente kritisch gelesen werden [139].

Leitlinien sind im Gegensatz zu Richtlinien nicht verbindlich [22]. Die Anwendbarkeit einer bestimmten Empfehlung in der individuellen Situation ist unter Berücksichtigung der vorliegenden Gegebenheiten (z. B. Begleiterkrankung des Patienten, verfügbare Ressourcen) zu prüfen. Leitlinien haben daher den Charakter von Orientierungshilfen im Sinne von „Handlungs- und Entscheidungskorridoren" [4], von denen in begründeten Fällen abgewichen werden kann oder sogar muss. Leitlinien werden mit dem Ziel entwickelt, Entscheidungen in der medizinischen Versorgung auf eine rationalere Basis zu stellen und unter Abwägung von Nutzen und Schaden das derzeitige Vorgehen der Wahl zu definieren. Nicht zuletzt sollen sie aber auch die Stellung des Patienten als Partner im Entscheidungsprozess stärken. Leitlinien können Behandlern daher als schnell verfügbare fundierte Wissensgrundlage dienen; der Blick in die Leitlinie mit ihren Expertenempfehlungen ist viel effektiver als eine aufwendige selbst durchgeführte Datenbankrecherche. Leitlinien sollen die individuelle Therapie unterstützen, sie zwingen ja auch zum Nachdenken: Warum weiche ich in einem speziellen Fall von den Empfehlungen ab? Kann ich das gut begründen? [158].

3.3 Evidenzbasierte Empfehlungen – Herausforderung im Kontext Schwangerschaft/Stillzeit

Leitlinien stellen den nach einem definierten, transparent gemachten Vorgehen erzielten Konsens mehrerer Experten aus unterschiedlichen Fachbereichen und Arbeitsgruppen (darunter auch Patientenvertreter) zu bestimmten ärztlichen Vorgehensweisen dar. Diese Expertengremien formulieren klare Empfehlungen auf dem Hintergrund der evidenzbasierten Medizin (EbM), d. h. abgeleitet aus der vorliegenden wissenschaftlichen Evidenz aus systematischer Forschung. Dabei wird dem Ergebnis randomisierter (plazebo-)kontrollierter Studien (RCT) besondere Bedeutung beigemessen; daraus werden Empfehlungen mit verschiedenem Gewicht abgeleitet.

Aufgrund ethischer Überlegungen sind systematische Studien mit randomisiertem Interventions-Kontrollgruppendesign in Schwangerschaft und Stillzeit aber nicht durchführbar, was auch Arzneimittelstudien verbietet, wie sie im Rahmen der Zulassung gefordert werden. Kein Psychopharmakon ist bislang zur Behandlung von Frauen in der Schwangerschaft zugelassen. Arzneimittelinformationen oder die „Rote Liste" sind daher wenig hilfreich in der Therapieentscheidung.

Gerade in den neueren, aktualisierten Leitlinien (zur Unipolaren Depression, zur Bipolaren Störung, zu Angst- und Zwangserkrankungen) wird deutlich, dass es den Expertengremien aber sehr wichtig war, die peripartale Therapie psychischer Erkrankungen in den Leitlinien nicht auszusparen. Evidenzbasierte Medizin umfasst auch die „Integration individueller klinischer Expertise mit der bestmöglichen externen Evidenz aus systematischer Forschung" [22]. Die in den aktuellen Leitlinien enthaltenen Empfehlungen zu Therapien in Schwangerschaft und Stillzeit sind daher in der Mehrzahl als Empfehlung nach klinischem Konsens (**KKP = klinischer Konsenspunkt, Expertenkonsens**) formuliert, ergänzend finden sich Aussagen in Form von **Statements**. Empfehlungen im Expertenkonsens (KKP) werden in Übereinstimmung mit den Definitionen der AWMF in den Fällen formuliert, in denen randomisierte kontrollierte Studien aufgrund ethischer Überlegungen nicht zu erwarten oder solche methodisch nicht umzusetzen sind. Dabei ist der Empfehlungsgrad KKP als gleichwertig gegenüber den evidenzbasierten Empfehlungsgraden A bis 0 zu betrachten, die Art der Formulierung drückt dann die Stärke der Empfehlung aus: **„Soll"-Empfehlung** (A), **„Sollte"-Empfehlung** (B) **und „Kann"-Empfehlung** (0). So genannte **Statements** sind in Fällen formuliert worden, in denen z. B. keine adäquate Evidenz gefunden wurde und in den Augen der Projektgruppe dennoch eine Aussage festgehalten werden sollte ([33], [130]).

Empfehlungsklassen nach AWMF-Definition:

- **A: starke Empfehlung** (hier wird formuliert: **soll**)
- **B: einfache Empfehlung** (hier wird formuliert: **sollte**)
- **0: Empfehlung offen** (hier wird formuliert: **kann**)

Leitlinien können daher als Orientierungshilfen auf Basis von evidenzbasiertem Wissen verstanden werden, welche gegenüber einer rein erfahrungsorientierten Medizin den Vorteil einer guten wissenschaftlichen Absicherung haben, aber nicht auf jede praktische Frage eine Antwort bieten können.

3.4 Allgemeine Prinzipien bei der Behandlung Schwangerer und Stillender

Eine der neueren S3-Leitlinien, nämlich die zur Diagnostik und Therapie Bipolarer Störungen [33], die 2012 gemeinsam von der Deutschen Gesellschaft für Psychiatrie und Psychotherapie, Psychosomatik und Nervenheilkunde (DGPPN) und der Deutschen Gesellschaft für Bipolare Störungen (DGBS) herausgegeben und 2014 noch einmal ergänzt wurde, formuliert einige allgemeine Prinzipien, die exemplarisch für die Behandlung einer von einer psychischen Störung betroffenen Frau mit Kinderwunsch oder Schwangerschaft angesehen werden können.

Diese allgemeinen Prinzipien stellen in einigen Bereichen eine wertvolle Orientierung dar in dem schwierigen Prozess, der Frau mit Kinderwunsch oder der Schwangeren als kompetenter ärztlicher Partner zur Seite zu stehen und mit einem „guten Bauchgefühl" auch Verantwortung übernehmen zu können.

Allgemeine Prinzipien für Schwangerschaft und Stillzeit nach S3-Leitlinie Bipolare Störungen [33]

- „Beim **Einsatz psychotroper Substanzen** gilt in Schwangerschaft und Stillzeit eine **besondere Vorsicht**, da derzeit keine randomisierten, kontrollierten, doppelblinden Studien verfügbar sind und dies auch aller Voraussicht nach zukünftig nicht sein werden. Ethische Gründe machen die Durchführung solcher Studiendesigns unmöglich."
- „Psychotrope Substanzen sollen individuell nach Erhebung einer **differenzierten Anamnese** verordnet und im Verlauf der Schwangerschaft und Stillzeit immer wieder hinsichtlich einer möglichen Modifikation (der Substanzen und/oder Dosierungen) überprüft werden."
- „In jedem Fall soll eine **schriftliche Aufklärung der Patientinnen** zu Risiken der Medikation (mögliches Fehlbildungsrisiko des ungeborenen Kindes, mögliche körperliche und geistige/psychische Entwicklungsstörungen des neugeborenen Kindes) erfolgen. Neben der Patientin sollte auch der **Kindsvater in die Aufklärung mit einbezogen werden.**"
- „Bei einzelnen Substanzen soll deren gesicherte **Teratogenität** wiederholt und insistierend benannt werden."
- „Eine Verabreichung psychotroper Substanzen sollte möglichst in **Monotherapie** erfolgen, da über Wechselwirkungen verschiedener Substanzen, das Risiko von Teratogenität und Entwicklungsstörungen des Kindes nur wenig bekannt ist."
- „Dosierungen sollten **so gering wie möglich** gewählt werden, **jedoch effizient** genug, um möglichst eine Remission der psychischen Symptomatik zu erreichen, bzw. eine Remission aufrechtzuerhalten."
- „Über die Notwendigkeit eines regelmäßigen **Drugmonitoring** bei Mutter und Kind bestehen in der Literatur gegensätzliche Einschätzungen, so dass keine generelle Empfehlung zu einem speziellen Drugmonitoring gegeben werden kann."
- „Neben den **Risiken durch die Medikation sollte auch der Hinweis auf Risiken durch die unbehandelte psychische Erkrankung und deren mögliche Folgen** gegeben werden (Geburtskomplikationen, mögliche körperliche und geis-

tige/psychische Entwicklungsstörungen des neugeborenen Kindes, Isolierung des Kindes von der Mutter durch notwendigen stationären Krankenhausaufenthalt, Suizidalität, erweiterte Suizidgedanken etc.)."

- „Das **erhöhte Risiko der Exazerbation einer psychischen Erkrankung nach der Geburt bei ersten psychischen Symptomen in der Schwangerschaft** ist wissenschaftlich belegt. Dieses Wissen soll in die Abwägung, ob und wann ein Medikament verordnet wird, Berücksichtigung finden."
- „Generell sollen die Eltern des ungeborenen/neugeborenen Kindes die Möglichkeit bekommen, Entscheidungen zu revidieren, Sorgen zu äußern, Veränderungen der Befindlichkeit anzuzeigen und jederzeit einen kompetenten Ansprechpartner zu kontaktieren (**ärztliche Verfügbarkeit** telefonisch und/oder persönlich muss gewährleistet sein, **auch für Notfälle** in der Nacht und am Wochenende)."

Neben einigen Grundprinzipien der Psychopharmakotherapie in der Schwangerschaft (Nutzen-Risiko-Abwägung nach individueller Anamnese, Monotherapie, niedrigstmögliche Dosis, therapeutisches Drugmonitoring) fordert die leitliniengerechte Behandlung auch einen in der Praxis sehr wichtigen Punkt: die Sicherung der Verfügbarkeit des ärztlichen Ansprechpartners (oder eines kompetenten Vertreters) rund um die Uhr und am Wochenende. Dies stellt für die niedergelassene Praxis eine besondere Herausforderung dar, die sich aber in der Regel durch klare Absprachen und eine schriftliche Fixierung der getroffenen Therapieentscheidungen, die die Schwangere mit sich im Mutterpass tragen kann (s. Kap. 6 „Peripartales Management") und aus der der anamnestische Hintergrund und die gewählte Therapiestrategie hervorgeht, durch das vorhandene System der psychiatrischen (Notfall-)Versorgung bewältigen lässt.

Schwangere und Stillende sind in jeder ärztlichen Disziplin eine besonders herausfordernde Patientengruppe, da aus ethischen Gründen keine Studien, wie sie heute für die evidenzbasierte Medizin gefordert werden, durchgeführt werden können. Eine Psychopharmakotherapie in Schwangerschaft und Stillzeit bedarf daher immer besonderer Vorsicht, worüber sich Behandler und Behandelte und möglichst auch der dazugehörige Partner bewusst sein sollten. Aus den Leitlinien lässt sich aber in keinem Fall die generelle Abwehr einer medikamentösen Therapie ableiten, wie es betroffene Frauen in der Versorgungsrealität immer noch erleben („Mit Medikamenten dürfen Sie nicht schwanger werden.").

3.5 Spezielle Krankheitsbilder

Wie oben beschrieben, basieren S 3-Leitlinien auf einer umfassenden wissenschaftlichen Datenbasis. Zu jedem Krankheitsbild werden Evidenzlage und klinische Sachverhalte detailliert dargestellt und zusammengefasst. An dieser Stelle wird ein *Überblick über die aktuell geltenden Expertenempfehlungen (KKP, Statements)* gegeben, eine Nennung der einzelnen Studien oder dahinterstehenden Überlegungen kann hier nicht erfolgen. Dazu wird auf die jeweiligen Leitlinien verwiesen, die im Volltext als kostenfreier Download bei den beteiligten Fachgesellschaften (z. B. http://www.dgppn.de) oder direkt bei AWMF (http://www.awmf-leitlinien.de) verfügbar sind.

3.5.1 Bipolare Störung

Die S 3-Leitlinie zu Diagnostik und Therapie Bipolarer Störungen [33] beschäftigt sich intensiv mit den besonderen Herausforderungen bei der Behandlung von Frauen im Kontext von Kinderwunsch, Schwangerschaft und Stillzeit. Neben spezifischen therapeutischen Strategien werden auch allgemeine Empfehlungen in Schwangerschaft und Stillzeit formuliert, die allgemeine Prinzipien wie eine differenzierte Anamnese, individuelle Nutzen-Risiko-Abwägung, Monotherapie im Falle der Psychopharmakotherapie etc. beinhalten (siehe oben).

Schon vor Beginn einer Pharmakotherapie bei Frauen wird über die Routine-Labordiagnostik hinaus noch „die Erfassung etwaiger gynäkologischer Auffälligkeiten, wie das Vorbestehen polyzystischer Ovarien (cave: Valproinsäure) sowie die Abklärung einer bestehenden oder geplanten Schwangerschaft, aktuell angewandter Kontrazeption und von Zyklusunregelmäßigkeiten" als erforderlich angesehen.

Während die (inzwischen in ihrer Gültigkeit seit 2010 abgelaufene und zur Überarbeitung als Nationale Versorgungsleitlinie neu angemeldete) S 3-Leitlinie zur Schizophrenie [34] von 2005 noch formuliert hatte, dass der Einsatz von Psychopharmaka in der Schwangerschaft auf Situationen beschränkt sein sollte, bei denen die Folgen der medikamentös unbehandelten Erkrankung die möglichen Gefahren der kindlichen Medikamentenexposition überwiegen, kommt die aktuelle Leitlinie zur Bipolaren Störung zu dem klaren Fazit: „Die psychopharmakologische Behandlung von Frauen im gebärfähigen Alter sowie in der Schwangerschaft und Stillzeit ist bei Patientinnen mit Bipolaren Störungen bis auf Ausnahmefälle nötig und stellte eine komplexe Herausforderung dar." Eine durchgehende pharmakologische Behandlung bei Vorliegen einer schweren bipolaren affektiven Erkrankung werde auch in Schwangerschaft und Stillzeit häufig notwendig, um nicht nur das Rückfallrisiko, sondern auch die Krankheitsschwere der Mutter zu vermindern. Oft könne nur mit einer dauerhaften medikamentösen Intervention die Sicherheit der Mutter und so auch die des ungeborenen Kindes sowie die Versorgung des neugeborenen Kindes durch die Mutter nach der Geburt gewährleistet werden. Dabei müsse eine Nutzen-Risiko-Analyse in jedem Einzelfall neu erfolgen. Nicht nur die Betroffenen, sondern auch ihre Angehörigen sollten in den Entscheidungsprozess mit einbezogen werden, der mit einer detaillierten Aufklärung der bisher bekannten Risiken der Interventionen beginne und die Unwissenheit über langfristige Folgen bei der Einnahme psychotroper Substanzen in der Schwangerschaft nicht auslasse.

Nachfolgend werden konkrete Empfehlungen zu Therapieverfahren und Substanzgruppen aus der S 3-Leitlinie Bipolare Störungen wiedergegeben.

Pharmakotherapie

Anmerkung: Alle in der Bipolar-Leitlinie enthaltenen Empfehlungen sind als KKP (klinischer Konsenspunkt, Expertenkonsens) formuliert. Der Empfehlungsgrad ergibt sich dabei aus der jeweiligen Formulierung („sollte", „soll", „kann") (siehe auch Kap. 3.3).

Antidepressiva

▶ **Selektive Serotonin-Wiederaufnahmehemmer (SSRI).** Die überwiegende Zahl der Studien ergebe keine Hinweise auf eine Teratogenität für diese Medikamentengruppe, mit Ausnahme von Fluoxetin und Paroxetin. Ein neonatales Anpassungssyndrom beim Neugeborenen nach intrauteriner Exposition (insbesondere im 3. Trimenon) sei beschrieben. Nach aktuellem Stand der bisherigen Forschung sollten Citalopram und Sertralin in der Schwangerschaft daher bevorzugt Beachtung in der Behandlung von Depressionen finden. Falls die Patientin bei Feststellung einer Schwangerschaft jedoch bereits ein anderes Antidepressivum einnehme, werde von einer generellen medikamentösen Umstellung sowie von einem abrupten Absetzen der Medikation aufgrund der hohen Rückfallrate abgeraten.

Die S 3-Leitlinie [33] empfiehlt: „**SSRI** *sollten* zu einer Akutbehandlung einer bipolaren Depression bei Schwangeren und Stillenden erwogen werden.

In der Literatur wird ein teratogenes Risiko für die beiden Substanzen Paroxetin und Fluoxetin diskutiert. Deshalb *sollen* diese beiden Substanzen in der Schwangerschaft nicht neu verordnet werden. Ist eine Einstellung schon vor Eintreten der Schwangerschaft erfolgt, *kann* die Umstellung auf ein anderes SSRI erwogen werden. Für die Substanzen **Sertralin** und **Citalopram** liegt die beste Datenlage in Schwangerschaft und Stillzeit vor, so dass der Einsatz dieser Substanzen am ehesten in der Akutbehandlung empfohlen werden kann." (KKP)

▶ **Selektive Serotonin-Noradrenalin-Wiederaufnahmehemmer (SNRI).** Zu den SNRI wie **Venlafaxin** und **Duloxetin** fällt die Empfehlung schwächer aus, diese Substanzen könnten zu einer Akutbehandlung einer bipolaren Depression bei Schwangeren und Stillenden erwogen werden. Eine spezifische Teratogenität von SNRI sei nicht bekannt. Jedoch sei einschränkend zu bedenken, dass die Datenlage für diese Substanzen sehr gering sei. Analog zu den allgemeinen Prinzipien der Pharmakotherapie der Bipolaren Störung erwähnt die Leitlinie an dieser Stelle: „Das erhöhte Switchrisiko ist zu bedenken."

▶ **Trizyklische Antidepressiva (TZA).** Darauf wird auch beim Einsatz von TZA bei der Behandlung der Bipolaren Störung hingewiesen: Zu bedenken sei neben einem erhöhten Switchrisiko bei bipolar erkrankten Patientinnen eine höhere Wahrscheinlichkeit anticholinerger Nebenwirkungen und das höhere Risiko einer Intoxikation im Vergleich zur Gruppe der SSRI.

Die entsprechende Empfehlung lautet daher: „**Trizyklische Antidepressiva** *können* zu einer Akutbehandlung einer bipolaren Depression bei Schwangeren und Stillenden erwogen werden. Eine spezifische Teratogenität trizyklischer Antidepressiva ist nicht bekannt. Bei der Verordnung *sollen* unerwünschte Wirkungen für die Mutter bedacht werden. Die Möglichkeit der Verabreichung nebenwirkungsärmerer Substanzen, wie z. B. SSRI *sollte* erwogen werden. Das erhöhte Switchrisiko ist zu bedenken."

▶ **Weitere Antidepressiva.** Darüber hinaus wird zu **Bupropion** eine Empfehlung formuliert, das „zu einer Akutbehandlung einer bipolaren Depression bei Schwangeren und Stillenden erwogen werden *kann*. Eine spezifische Teratogenität von Bupropion ist nicht bekannt. Jedoch ist einschränkend zu bedenken, dass die Datenlage für diese Substanz gering ist."

Neuroleptika

▶ **Typika.** Die Bipolar-Leitlinie weist darauf hin, dass für typische Neuroleptika, insbesondere Haloperidol, aufgrund des längeren Verordnungszeitraums und des damit verbundenen längeren Beobachtungszeitraums sicherere Aussagen zur Anwendung in Schwangerschaft und Stillzeit getroffen werden könnten als für die meisten erst kürzer auf dem Markt befindlichen atypischen Neuroleptika. Dennoch hat der Einsatz von Haloperidol in der Schwangerschaft nur den Empfehlungsgrad einer „Kann"-Empfehlung: „**Haloperidol** *kann* zu einer Akutbehandlung einer Manie bei Schwangeren und Stillenden erwogen werden. Eine spezifische Teratogenität von Haloperidol ist nicht bekannt." Es wird explizit drauf hingewiesen, dass bei der Verordnung unerwünschte Wirkungen (z. B. extrapyramidalmotorische Störungen) bedacht werden *müssen*. Die Empfehlung geht klar in Richtung atypischer Neuroleptika: „Die Möglichkeit der Verabreichung nebenwirkungsärmerer Substanzen, wie z. B. einiger atypischer Neuroleptika, *sollte* erwogen werden.", was dem stärksten Empfehlungsgrad („sollte") entspricht.

▶ **Atypika.** Zu den einzelnen Atypika wird die stärkste Empfehlung zu **Quetiapin** formuliert, das „zu einer Akutbehandlung einer Depression, einer Manie und zu einer Phasenprophylaxe bei Schwangeren und Stillenden erwogen werden *soll*". Dabei ist Quetiapin die einzige Substanz, die mit so einem breiten Einsatzspektrum (sowohl in der Akutbehandlung von depressiven und manischen Episoden als auch zur Phasenprophylaxe) empfohlen wird. Diese Empfehlung zu Quetiapin als Mittel erster Wahl ist aus der praktischen Erfahrung der Autoren übrigens gut umsetzbar und macht die angestrebte Monotherapie möglich, ebenso wie die prophylaktische Erhöhung in einen therapeutischen Bereich nach der Entbindung (s. Kap. 6).

Weitere Empfehlungen zu Atypika gelten nur einzelnen Erkrankungsphasen: „**Olanzapin** *sollte* zu einer Akutbehandlung einer Manie und zu einer Phasenprophylaxe bei Schwangeren und Stillenden erwogen werden." „**Risperidon** *sollte* zu einer Akutbehandlung einer Manie bei Schwangeren und Stillenden erwogen werden." Andere atypische Neuroleptika, wie z. B. **Aripiprazol** und **Ziprasidon** seien nicht Mittel der ersten Wahl, *könnten* aber zu einer Akutbehandlung einer Manie bei Schwangeren und Stillenden erwogen werden. Einschränkend weist die Leitlinie für alle genannten Atypika darauf hin, dass „eine spezifische Teratogenität dieser Substanzen nicht bekannt ist, jedoch zu bedenken ist, dass die Datenlage für diese Substanzen gering, für Aripiprazol und Ziprasidon sehr gering" sei. *[Anmerkung der Autoren: Mit Ausnahme von Ziprasidon ist die Datenlage inzwischen aber als ausreichend anzusehen, um zumindest erhebliche teratogene Risiken für das Kind auszuschließen.]*

Es findet sich noch der Hinweis, dass aufgrund des noch unzureichend einschätzbaren Risikos bei der Behandlung bipolar erkrankter Frauen **Clozapin** nur als Reservemedikation bei Therapieresistenz Anwendung finden sollte. Für die Schwangerschaft wird daher klar formuliert: „Abratend: Clozapin *sollte* bei schwangeren Patientinnen nicht eingesetzt werden. Es besteht ein Risiko für schwere unerwünschte Nebenwirkungen bei Mutter und Kind."

Stimmungsstabilisierer

Stimmungsstabilisierer seien bei der Behandlung von bipolaren affektiven Störungen oft nicht verzichtbar, dies gelte nach Leitlinie auch in der Zeitspanne von Schwangerschaft und Stillzeit. Von den einzelnen Substanzen werden in der Bipolar-Leitlinie Empfehlungen für Lithium und Lamotrigin (im 1. Trimenon Medikament der ersten Wahl) ausgesprochen, während Carbamazepin nur als Reservemedikament benannt und insbesondere von Valproat in der Schwangerschaft ganz klar abgeraten wird. Im Fall einer ungeplanten Schwangerschaft unter einem Stimmungsstabilisierer empfiehlt die Leitlinie, die kleinstmögliche Dosis der bestehenden Medikation zu wählen und diese wiederum in kleinen Dosen über den Tag zu verteilen, um Spiegelspitzen zu vermeiden. Ein abruptes Absetzen der bestehenden Medikation solle aufgrund hoher Rückfallraten (85 % bei Absetzen versus 37 % bei Fortführung) vermieden werden.

Zu beachten bei Lithiumtherapie in der Schwangerschaft nach S 3-Leitlinie Bipolare Störungen [33]

- Während der Schwangerschaft seien mögliche Veränderungen der Clearancewerte zu beachten, weshalb regelmäßige Serumspiegelkontrollen (14-tägig, ab 20. SSW gegebenenfalls wöchentlich) und gegebenenfalls Dosisanpassungen erfolgen sollten.
- Die Tagesdosis sollte auf 3–5 Einzeldosen eines retardierten Präparats zu 6–8 mmol verteilt werden, um Serumspiegelspitzen zu vermeiden.
- Vermieden werden sollten Diuretika, salzarme Diät, Saunabesuche und starke sportliche Betätigung.
- Bei gastrointestinalen Störungen (auch Übelkeit im Zusammenhang mit der Schwangerschaft) und fieberhaften Erkrankungen müsse der Serumspiegel engmaschig kontrolliert werden, differenzialdiagnostisch müsse eine Lithium (sub-)intoxikation ausgeschlossen werden.
- Feinultraschall-Kontrollen in einem speziell dafür ausgestatteten und ausgebildeten Zentrum sowie ein fetales Echokardiogramm in der 18. und 23. SSW sollten empfohlen werden.

► **Lithium.** Nach der Leitlinie behalte Lithium aufgrund der guten stimmungsstabilisierenden Eigenschaften bei geringer antidepressiver und guter antimanischer Wirksamkeit auch in Schwangerschaft und Stillzeit seinen wichtigen Platz bei der Behandlung der bipolaren Erkrankung: „**Lithium** *sollte* als Phasenprophylaxe bei Schwangeren erwogen werden. Eine spezifische Teratogenität für diese Substanz besteht für das Herz- und Gefäßsystem des ungeborenen Kindes. In Anbetracht des häufigen Einsatzes der Substanz bei Schwangeren in den letzten Jahrzehnten ist das Risiko für genannte Fehlbildungen als relativ gering anzusehen, des Weiteren sind aufgetretene Fehlbildungen in den meisten Fällen nach der Geburt operabel."

Einschränkend hingegen fällt die Empfehlung in der Bipolar-Leitlinie zu Lithium für die *Stillzeit* aus: „Stillen während der Einnahme von Lithium kann nicht empfohlen werden, da das Risiko für das Kind, Nebenwirkungen oder Intoxikationen zu erleiden, als zu hoch einzustufen ist."

► **Lamotrigin.** Anders als bei den atypischen Neuroleptika, für die zwar eine geringere Datenbasis vorliege als für die Typika, für die aber keine spezifische Teratogenität beschrieben werde, weist die Leitlinie für Lamotrigin auf eine *[inzwischen allerdings weitgehend widerlegte; Anmerkung der Autoren]* spezifische Teratogenität für diese Substanz (Lippen-Kiefer-Gaumen-Spalte) hin, diese werde in Anbetracht des häufigen Einsatzes der Substanz bei Schwangeren in den letzten Jahrzehnten als relativ gering eingestuft. Die Empfehlungsstärke entspreche daher der von Lithium: „**Lamotrigin** *sollte* zur Behandlung einer bipolaren Depression und als Phasenprophylaxe bei Schwangeren und Stillenden erwogen werden."

► **Carbamazepin.** Für Carbamazepin wird ebenfalls auf eine spezifische Teratogenität (Neuralrohrdefekte, kraniofaziale Anomalitäten, Totgeburt) hingewiesen. Dabei *solle* insbesondere eine Kombination von Valproinsäure und Carbamazepin vermieden werden, da das teratogene Risiko bei gleichzeitiger Gabe steige. Die Leitlinie formuliert: „**Carbamazepin** *kann* im Einzelfall nach sorgfältiger Nutzen-Risiko-Abwägung bei Fehlen von Alternativen als Phasenprophylaxe bei Schwangeren und Stillenden erwogen werden."

► **Valproat.** Aufgrund des dosisabhängigen teratogenen Risikos rät die Leitlinie von Valproat klar ab: „*Abratend:* Valproinsäure *soll* als Phasenprophylaxe bei Schwangeren und Stillenden *nicht* verabreicht werden. Eine spezifische Teratogenität für diese Substanz besteht in Form komplexer Fehlbildungen. Valproinsäure *soll* vor Eintritt einer Schwangerschaft abgesetzt werden. Wissenschaftlich belegt sind die Entwicklungsverzögerungen der Kinder, die gegenüber Valproinsäure exponiert waren, bis zum 3. Lebensjahr. Erwogen werden muss, ob von der Verordnung von Valproinsäure bei Frauen im gebärfähigen Alter generell abgeraten werden *soll*."

Diese von der Expertenkommission klar ausgesprochene Empfehlung, dass auf den Einsatz von Valproat bei Frauen mit Kinderwunsch gänzlich verzichtet werden sollte, entspricht den im Dezember 2014 durch das Bundesinstitut für Arzneimittel und Medizinprodukte (BfArM) in Abstimmung mit der Europäischen Arzneimittel-Agentur (EMA) herausgegebenen verstärkten Sicherheitswarnungen zu Valproat und -verwandten Substanzen an Ärzte und Apotheker in Form eines Rote-Hand-Briefs [129].

Kommentar der Autoren
Angesichts des vergleichsweise hohen Schädigungsrisikos für das Kind muss das noch schärfer formuliert werden: Valproat sollte bei Frauen im gebärfähigen Alter gar nicht angewendet werden, mit Ausnahme ansonsten therapierefraktärer Situationen.

Die Leitlinie weist darauf hin: Für den Fall einer ungeplant unter Valproat eingetretenen Schwangerschaft, „*kann* die Substanz in der kleinstmöglichsten Dosierung weiter verordnet werden, die benötigt wird, um die Wirksamkeit aufrechtzuerhalten. Auf eine gleichzeitige Gabe von Folsäure ist zu achten. Eine Kombinationstherapie mit Carbamazepin *soll* vermieden werden."

► **Benzodiazepine.** Aufgrund einer als unklar interpretierten Studienlage zu einem Zusammenhang von Benzodiazepinen und angeborenen Fehlbildungen wird in der Leitlinie empfohlen, Benzodiazepine nach Möglichkeit im 1. Trimenon zu vermeiden. Bei Einsatz von Benzodiazepinen im letzten Trimenon sei nach Leitlinie mit Entzugssymptomen beim Neugeborenen (erhöhte Irritierbarkeit, Unruhezuständen, Hypertonie, Erbrechen, Durchfall, Zittrigkeit, Trinkproblemen) und einem erhöhten Risiko für das Floppy-Infant-Syndrom zu rechnen.

Kommentar der Autoren
Wie an anderer Stelle im Buch dargestellt, lohnt es sich vor dem Hintergrund der mit den Stimmungsstabilisierern verbundenen Risiken und einer klaren Empfehlung der Leitlinie für Quetiapin (und andere Atypika), die Möglichkeit einer Ein- oder Umstellung einer Patientin mit bipolarer Störung bei Kinderwunsch auf ein atypisches Neuroleptikum zu prüfen. Dies bietet den Vorteil einer Monotherapie mit guter Steuerbarkeit in der Schwangerschaft bei Schwankungen und der einfach durchzuführenden postpartalen Erhöhung zur Rezidivprophylaxe. Sollte dies aber nicht machbar sein oder ist eine Schwangerschaft bereits eingetreten, ist ein abruptes Absetzen der stimmungsstabilisierenden Medikation weder leitliniengerecht noch sinnvoll. Vielmehr sollten in Ruhe und unter Berücksichtigung der individuellen Vorgeschichte der Patientin Überlegungen hinsichtlich der eventuellen Fortführung oder auch einer Umstellung der Medikation erfolgen.

Psychotherapie

Die Leitlinie betont die Wichtigkeit einer unterstützenden spezifischen Psychotherapie, die wesentliche Elemente wie z. B. Psychoedukation, individuelle Rezidivanalyse und Identifikation von Frühwarnsymptomen beinhalte, weswegen diese schwangeren und stillenden Patientinnen zur Behandlung depressiver oder manischer Episoden zusätzlich zur medikamentösen Behandlung angeboten werden *solle*. Eine spezifische Psychotherapie *könne* auch zum Erhalt der therapeutischen Beziehung angeboten werden, wenn eine schwangere oder stillende Patientin trotz eingehender Aufklärung über die Notwendigkeit einer akuten oder langfristigen Pharmakotherapie oder anderer biologischer Behandlungsmaßnahmen diese ablehne.

Andere Therapieverfahren

Zu anderen Therapieverfahren kommt die Leitlinie zu dem Schluss, dass trotz fehlender Evidenz die Elektrokrampftherapie aufgrund klinischer Erfahrung bei Versagen oder Kontraindikation anderer Therapiemaßnahmen zur Behandlung Bipolarer Störungen in der Schwangerschaft und postpartal eine therapeutische Option darstelle, wobei als limitierender Faktor spezielle Narkoserisiken für Mutter und Kind beachtet werden müssten. Zu einer repetitiven transkraniellen Magnetstimulation (rTMS), Vagusnervstimulation, Lichttherapie oder Wachtherapie lägen *keine* Studienergebnisse sowie keine hinreichende klinische Erfahrung für Schwangerschaft und Stillzeit vor.

3.5.2 Unipolare Depression

Die aktuelle S 3-Leitlinie, zugleich Nationale Versorgungsleitlinie Unipolare Depression [130], wurde 2015 umfassend aktualisiert und widmet verschiedenen Behandlungsaspekten zyklusassoziierter depressiver Störungen bei Frauen ein Kapitel. Außer zu Depressionen in der Peripartalzeit finden sich auch Empfehlungen zur Prämenstruellen Dysphorischen Störung sowie zu Depressionen in der Perimenopause.

Die Leitlinie thematisiert vorab das Problem evidenzbasierter Aussagen zur reproduktiven Sicherheit einer pharmakologischer Behandlung, da sich randomisiert-kontrollierte Studien zu möglichen Schädigungen von Medikamenten in der Peripartalzeit aus ethischen Gründen verbieten, so dass auf naturalistische Vergleichsstudien und Fallberichte zurückgegriffen werden müsse. Dies erschwere die Unterscheidung potenziell schädlicher Medikamenteneffekte von denen der Depression selbst. Analog zur Leitlinie Bipolare Störung werden einige allgemeine Hinweise zur Psychopharmakotherapien in Schwangerschaft und Stillzeit jeweils als *Expertenkonsens (KKP)* bzw. als *„Kann"-Empfehlung (0)* formuliert.

Pharmakotherapie

Allgemeine Empfehlungen zur Psychopharmakotherapie der Unipolaren Depression in der Schwangerschaft nach S 3-Leitlinie Unipolare Depression [130]

- „Die Gabe von Psychopharmaka während der Schwangerschaft und Stillzeit soll einer sorgfältigen Nutzen- und Risikoabwägung folgen, welche die individuelle Vorgeschichte (Rezidivrisiko), das bisherige Ansprechen auf ein Medikament, die Verfügbarkeit und den potenziellen Nutzen alternativer Maßnahmen (Psychotherapie) und die Präferenz der betroffenen Frauen berücksichtigt." (KKP)
- „Wenn eine Pharmakotherapie erfolgen soll, sollte einer Monotherapie der Vorzug gegeben werden. Zu beachten ist: Es sollte die geringste effektive Dosis gewählt werden; der Einfluss fluktuierender medikamentöser Plasmaspiegel während der Schwangerschaft sollte berücksichtigt werden; es sollte ein regelmäßiges Monitoring der Wirkstoffspiegel erfolgen und ein niedriger wirksamer Wirkstoffspiegel angestrebt werden; ein abruptes Absetzen der Medikation sollte vermieden werden." (0)
- „Alle Psychopharmaka können Schwangerschaftsverlaufs- und Geburtskomplikationen hervorrufen und zu zentralnervösen, gastrointestinalen und respiratorischen Anpassungsstörungen beim Neugeborenen führen. Besteht bis zur Geburt eine Exposition des Fetus mit Psychopharmaka, so sollte diese in einer Klinik mit angeschlossener Neonatologie erfolgen." (KKP)

Bei der Auswahl von Substanzen in der Schwangerschaft müssen aus Sicht der Expertenkommission verschiedene Aspekte berücksichtigt werden: Mögliche teratogene Risiken, eventuelle fetotoxische Auswirkungen und neonatale Komplikationen sowie nicht ausschließbare längerfristige neurokognitive und verhaltensbezogene Schädigungen (auch wenn die Studienlage uneinheitlich sei).

Insgesamt formuliert die Leitlinie die folgenden Empfehlungen zur Psychopharmakotherapie der Unipolaren Depression in der Schwangerschaft.

Spezifische Empfehlungen zur Psychopharmakotherapie der Unipolaren Depression in der Schwangerschaft nach S 3-Leitlinie Unipolare Depression [130]

- „Wegen des geringfügig erhöhten Risikos für Fehlbildungen sollten Paroxetin und Fluoxetin nicht als Antidepressiva der ersten Wahl in der Schwangerschaft neu verordnet werden." (0)
- „Sertralin oder Citalopram scheinen nicht mit einem erhöhten Risiko für strukturelle Malformationen assoziiert zu sein. Dennoch sollte eine fetale sonografische Feindiagnostik in der 20. SSW empfohlen werden. Dabei sollten die möglichen Konsequenzen aus den Untersuchungsbefunden vorher mit der Patientin und ggf. ihrem Partner erörtert werden." (KKP)
- „Bei Patientinnen mit geplanter Schwangerschaft sollte eine Neueinstellung auf ein Lithiumpräparat nur in Einzelfällen erfolgen. Die Patientinnen sollen über das möglicherweise erhöhte Teratogenitätsrisiko (Fehlbildungsrisiko) und die möglichen postpartalen Komplikationen aufgeklärt werden." (0)
- „Bei schwangeren Frauen mit Lithiumtherapie sollte wegen Verschiebungen im Wasserhaushalt eine deutlich häufigere Kontrolle des Lithiumspiegels erfolgen, die Dosis auf mehrere Einnahmen pro Tag verteilt und ein Lithiumspiegel im unteren therapeutischen Bereich angestrebt werden. Die Entscheidung, ob im Falle einer Schwangerschaft eine Lithiumtherapie fortgeführt oder beendet werden soll, ist gemeinsam mit der schwangeren Patientin unter sorgfältiger Abwägung der individuellen Vor- und Nachteile beider Möglichkeiten zu treffen. Hohe Rezidivgefahr und/oder schwere oder sogar suizidale frühere Episoden können ein gewichtiges Argument für die Beibehaltung der Lithiumtherapie sein." (KKP)

Die Depressions-Leitlinie weist noch mal ausdrücklich darauf hin, dass die Evidenzen für eine antidepressive Pharmakotherapie in der Peripartalzeit begrenzt seien, sowohl bezüglich Zahl als auch Qualität der dazu vorliegenden Studien. Die Evidenz antidepressiver Medikation bei Frauen außerhalb der Peripartalzeit sei aber erwiesen, so dass deren Rolle in der Behandlung von Depressionen auch in der Postpartalzeit nicht grundsätzlich in Frage gestellt werde.

Empfehlungen zur Psychopharmakotherapie der Postpartalen Depression nach S 3-Leitlinie Unipolare Depression [130]

- „SSRI und TZA können zur Behandlung mittelschwerer bis schwerer postpartaler Depressionen nach ausführlicher Nutzen-Risiko-Abwägung auf Mutter und Kind angeboten werden." (0)
- „Die detaillierte Indikation zur pharmakologischen Behandlung von postpartalen Depressionen sollte unter ausführlicher Nutzen-Risiko-Abwägung auf Mutter und Kind den allgemeinen Behandlungsleitlinien folgen." (KKP)

Hormongabe nicht empfohlen

Studien zur transdermalen Östrogentherapie bei Frauen mit schwerer postpartaler Depression hätten aufgrund schwacher Evidenz und östrogenassoziierter Risiken nicht überzeugen können. Von einer Progesterontherapie zur Behandlung postpartaler Depressionen werde derzeit abgeraten. Für die Empfehlung einer Hormontherapie (Östrogen, Progesteron) zur Depressionsbehandlung in der Peripartalzeit bestehe derzeit insgesamt keine ausreichende Evidenz.

Zur *Stillzeit* formuliert die Depressions-Leitlinie keine spezifischen Empfehlungen aufgrund einer uneinheitlichen Studienlage zu Antidepressiva in der Stillzeit. Hinsichtlich Lithium zeigt die Leitlinie verschiedene Expertenmeinungen auf: Während einige Autoren Lithiumgabe als inkompatibel mit dem Stillen betrachten, schlagen andere ein engmaschiges therapeutisches Monitoring des Säuglings vor, unter anderem bezüglich Lithiumplasmaspiegel, Schilddrüsen- und Nierenfunktion sowie Dehydration.

Elektrokrampftherapie in der Schwangerschaft

Im Zusammenhang mit Elektrokrampftherapie und Narkose seien in Fallsammlungen peripartale Komplikationen (fetale Herzrhythmusstörungen, vorzeitige Wehen, Frühgeburten, erhöhe kindliche Mortalität) beschrieben. Nach Leitlinie *kann* bei schwerer behandlungsresistenter Depression (z. B. vitale Bedrohung von Mutter oder Kind) eine Elektrokrampftherapie in der Schwangerschaft angeboten werden (Empfehlungsgrad KKP).

Nicht medikamentöse Therapieverfahren

Körperliches Training in der Perinatalzeit weise grundsätzlich positive körperliche und psychische Effekte auf und sei nicht mit erhöhten Risiken für das Kind assoziiert, so dass zur Reduktion depressiver Symptome in der Schwangerschaft betroffenen Frauen körperliches Training als ergänzende Maßnahme empfohlen werden *sollte* (Empfehlungsgrad B). Zur Reduktion depressiver Symptome bei postpartaler Depression *könne* betroffenen Frauen körperliches Training als ergänzende Maßnahme empfohlen werden (Empfehlungsgrad 0).

Nach Leitlinie existiere derzeit keine ausreichende empirische Evidenz, um Empfehlungen für Lichttherapie, mütterliche Massage, Akupunktur, Hypnose oder Gabe von Omega-3-Fettsäuren zur Prävention und Behandlung peripartaler Depressionen zu geben.

Psychotherapie

Psychotherapeutischen und psychosozialen Interventionen kommt nach Expertenmeinung in der Behandlung peripartaler Depressionen eine besondere Bedeutung zu, zum einen wegen der potenziell negativen Folgen einer pharmakologischen Behandlung, zum anderen aufgrund der Bevorzugung durch betroffene Frauen.

Die Leitlinie empfiehlt daher, dass zur Behandlung von Depressionen in der Schwangerschaft betroffenen Patientinnen eine Psychotherapie angeboten werden *sollte* (Empfehlungsgrad B), allerdings bestehe weiterer Forschungsbedarf zur Psychotherapie antepartaler Depressionen. Studien zeigten den Erfolg psychotherapeutischer Verfahren in der Prävention postpartaler Depressionen: Spezifische psychotherapeutische und psychosoziale Interventionen hätten das Risiko für die Entwicklung postpartaler Depressionen signifikant gesenkt. Im Detail seien vor allem intensive postpartale häusliche Begleitung durch Krankenschwestern oder Hebammen, telefonbasierte Unterstützung durch trainierte Mütter und interpersonelle Psychotherapie wirksam.

Die Depressions-Leitlinie gibt daher eine starke Empfehlung, dass Patientinnen mit erhöhtem Depressionsrisiko (z. B. bereits während der Schwangerschaft depressive Symptomatik oder frühere depressive Episoden) zur Prophylaxe von postpartalen Depressionen ante- oder postpartal eine Psychotherapie oder eine psychosoziale Intervention angeboten werden *sollte*. Uneingeschränkt gelte die Empfehlung, dass Betroffenen zur Behandlung postpartaler Depressionen eine Psychotherapie angeboten werden *soll* (Empfehlungsgrad A), wobei sich Kognitive Verhaltenstherapie und Interpersonelle Psychotherapie als wirksam erwiesen hätten und ähnlich effektiv in der Behandlung postpartaler Depressionen seien wie SSRI und trizyklische Antidepressiva.

3.5.3 Angststörungen

Die im Mai 2014 veröffentlichte S 3-Leitlinie zur Behandlung von Angststörungen [7] ist das Ergebnis einer Zusammenarbeit der Deutschen Gesellschaft für Psychiatrie und Psychotherapie, Psychosomatik und Nervenheilkunde (DGPPN), der Deutschen Gesellschaft für Allgemeinmedizin und Familienmedizin (DEGAM), der Deutschen Gesellschaft für Psychosomatische Medizin und Ärztliche Psychotherapie (DGPM), des Deutschen Kollegiums für Psychosomatische Medizin (DKPM), des Deutschen Fachverbands für Verhaltenstherapie (DVT), der Gesellschaft für Angstforschung (GAF), der Deutschen Arbeitsgemeinschaft Selbsthilfegruppen (DAG SHG) sowie weiteren Fachgesellschaften, Patientenvertretern und Selbsthilfeorganisationen.

Allgemein wird für Patienten mit den unterschiedlichen, zu den Angststörungen gehörenden Krankheitsbildern eine Psychotherapie (erste Wahl kognitive Verhaltenstherapie) und/oder Pharmakotherapie empfohlen. Dabei legen die Experten der Leitlinienkommission einen Schwerpunkt auf Aufklärung und partizipative Entscheidungsfindung von Patient und Behandler über die Therapie, die im Einzelfall zur Anwendung kommen soll. Im Kontext von Schwangerschaft und Stillzeit bedeute das noch einmal mehr, dass betroffene Frauen über Wirkeintritt, Nachhaltigkeit, unerwünschte Wirkungen und Verfügbarkeit der Therapiemethoden informiert und aufgeklärt werden. Dabei weist die Leitlinie explizit darauf hin, dass die Patientinnen auf mögliche Risiken durch bestimmte Medikamente in der Schwangerschaft und Stillzeit hingewiesen werden müssten.

Die Leitlinie kommt nach Studienlage zu der Empfehlung, dass „**Antidepressiva (SSRI, TZA)** – wenn nach dem für alle Patientengruppen geltenden Teil der Leitlinien neben der Psychotherapie indiziert – in der Schwangerschaft relativ sicher“

seien, wobei bestimmte Sicherheitsbedenken (Frühgeburtsrisiko, Anpassungsstörungen beim Neugeborenen, Missbildungen unter Paroxetin) bestehen blieben. Für einen oft diskutierten Zusammenhang zwischen der neurobehavioralen Entwicklung der Kinder und der antidepressiven Behandlung der Mutter in der Schwangerschaft fand sich aus Sicht der Leitlinienexperten keine ausreichende Evidenz. Unter Berücksichtigung des bei Benzodiazepinen bestehenden Abhängigkeitspotenzials werde die Einnahme von **Diazepam** oder Chlordiazepoxid während der Schwangerschaft als sicher bewertet, **Alprazolam** *sollte* vermieden werden.

Obwohl SSRI und TZA in die Muttermilch übergingen und im Serum von Säuglingen niedrige Konzentrationen gefunden würden, sei es nach der Angst-Leitlinie **nicht** gerechtfertigt, Müttern, die TZA erhalten, vom Stillen abzuraten (Ausnahme: **Doxepin**). Fluoxetin *sollte* vermieden werden, andere SSRI (**Citalopram, Fluvoxamin, Paroxetin oder Sertralin**) schienen während der Stillzeit unproblematisch zu sein. Dabei *sollten* Säuglinge, deren Mütter mit Medikamenten behandelt wurden, sorgfältig im Hinblick auf unerwünschte Wirkungen (wie Sedierung, Lethargie, Saugschwäche oder Gewichtsverlust) überwacht werden.

3.5.4 Zwangsstörungen

Die im Auftrag der DGPPN 2013 herausgegebene S 3-Leitlinie zu Zwangsstörungen [37] widmet in der Rubrik „Spezielle Behandlungsaspekte" der Behandlung von Schwangeren oder Stillenden ein eigenes Kapitel. Das im Kontext von Schwangerschaft, Geburt und Postpartum nach Studienlage erhöhte Prävalenzrisiko sei ebenso zu berücksichtigen wie höhere Exazerbationsraten und eine Verschlechterung der Symptomatik bei vorbestehender Zwangsstörung.

Eine engmaschige psychotherapeutische vertrauensvolle Begleitung sei daher in jedem Fall angezeigt, da einerseits Unsicherheit und Zweifel krankheitsimmanent aufträten, andererseits Schwangerschaft und Geburt sowie die ersten Tage und Wochen mit dem Neugeborenen in jedem Falle für die Patientin eine Herausforderung darstellen könnten.

Auch wenn es keine publizierten Studien gebe, die die Effizienz von Pharmakotherapie oder Kognitiver Verhaltenstherapie bei Patientinnen mit Zwangsstörungen während der Schwangerschaft untersucht haben, formuliert die Leitlinie: „**Kognitive Verhaltenstherapie (KVT)** *sollte* auch bei gegebener Schwangerschaft bei Patientinnen mit Zwangsstörung als Therapie der ersten Wahl eingesetzt werden" (Expertenkonsens, klinischer Konsenspunkt), möglichst um den Einsatz einer psychopharmakologischen Therapie zu umgehen.

Hinsichtlich einer Psychopharmakotherapie wird empfohlen (KKP), dass „zum Schutz des Fetus bei schwangeren Patientinnen mit Zwangsstörung eine vorbestehende psychopharmakologische Therapie auf das unbedingt nötige Maß reduziert werden bzw. wenn möglich im 1. Trimenon gänzlich unterbleiben *sollte*".

Kommentar der Autoren

Cave: Aus der eigenen klinischen Erfahrung sehen die Autoren diese Empfehlung eher kritisch. Bei Zwangsstörungen besteht in der klinischen Realität in der Schwangerschaft ein hohes Exazerbationsrisiko mit oft schweren Krankheitsverläufen, so dass ein vollständiges Absetzen der Medikation keinesfalls empfohlen werden kann und eine Reduktion oft nicht möglich ist. Im Gegenteil ist nicht selten sogar ein Neubeginn einer Medikation oder eine deutliche Erhöhung des Antidepressivums (in der Regel ein SSRI) erforderlich.

Nach Leitlinie gelte analog zu der Behandlung von Patientinnen mit Depression der Einsatz von Antidepressiva in der *Stillzeit* auch bei Patientinnen mit Zwangsstörung nach sorgfältiger Nutzen-Risiko-Abwägung als grundsätzlich möglich und vereinbar, wobei **Paroxetin** und **Sertralin** besonders empfohlen, von **Fluoxetin** abgeraten werde.

3.5.5 Schizophrenie

Zur Diagnostik und Therapie der Schizophrenie existiert zurzeit keine gültige Leitlinie. Die S 3-Behandlungsleitlinie Schizophrenie aus dem Jahr 2006 [34] ist Ende 2010 abgelaufen und zur Überarbeitung neu angemeldet als Nationale Versorgungsleitlinie (AWMF-Reg.Nr.: nvl-010). Damit wird neben der Unipolaren Depression eine zweite psychische Erkrankung unter den Nationalen Versorgungsleitlinien zu finden sein.

An dieser Stelle soll nur erwähnt werden, dass zwar die Empfehlungen zur medikamentösen Therapie in der Schwangerschaft insgesamt noch sehr zurückhaltend formuliert waren, dass dennoch aber bereits in der alten Leitlinie von einem abruptem Absetzen antipsychotischer Medikation bei Vorliegen einer Schwangerschaft aufgrund der erhöhten Rezidivgefahr klar abgeraten wurde.

3.5.6 Abhängigkeitserkrankungen

Seit Veröffentlichung der ersten S 2-Leitlinie „Behandlungsleitlinie substanzbezogener Störungen in der evidenzbasierten Suchtmedizin" [138] im Jahr 2006 ist ein beträchtlicher Wissenszuwachs auf dem Gebiet der Diagnostik und Therapie von Abhängigkeitserkrankungen. Die Gültigkeit der Leitlinie ist inzwischen abgelaufen. Im Rahmen einer Kooperation der Deutschen Gesellschaft für Suchtforschung und -therapie e. V. (DG-Sucht) und der Deutschen Gesellschaft für Psychiatrie und Psychotherapie, Psychosomatik und Nervenheilkunde (DGPPN) erfolgt eine Aktualisierung sowie ein methodisches „Upgrade" der interdisziplinären Leitlinie auf die Klassifikationsstufe einer S 3-Leitlinie. Neben Suchtexperten sind daran Vertreter von 37 Fachgesellschaften, Berufs-, Betroffenen- und Angehörigenverbänden am Entwicklungsprozess aktiv beteiligt. Anders als in der bisherigen Leitlinie wurden aufgrund der methodischen Komplexität die Themen „Screening, Diagnostik und Akutbehandlung alkoholbezogener Störungen" sowie „Rauchen und Tabakabhängigkeit" von anderen substanzgebunden Abhängigkeiten abgetrennt. Diese beiden dazu im Jahr 2015 erschienenen S 3-Leitlinien werden im Folgenden hinsichtlich peripartaler Fragestellungen vorgestellt.

Alkoholbezogene Störungen

Alkoholentzug

Im Februar 2015 ist die S 3-Leitlinie zu „Screening, Diagnose und Behandlung alkoholbezogener Störungen" erschienen [35]. Prospektiv kontrollierte pharmakologische Alkoholentzugsstudien bei schwangeren alkoholabhängigen Patienten seien aus ethischen und methodischen Gründen nicht zu erwarten.

Bisher gebe es keine hypothesengeleiteten, methodisch verwertbaren Studien zur Alkoholentzugsbehandlung bei Schwangeren. Die Empfehlungen wurden daher weitgehend aus den analysierten Quellleitlinien, allgemeinen pharmakologischen Daten und der klinischen Erfahrung im Rahmen des Expertenkonsenses abgeleitet. Aus allgemeinen Aspekten der Medikamentensicherheit wird eine Empfehlung zur Anwendung von Benzodiazepinen formuliert aufgrund der nach Ansicht der Expertenkommission „hohen Sicherheit bezüglich möglicher Fehlbildungen und Kanzerogenität und der gut zu kontrollierenden möglichen Komplikationen beim Kind": „Bei Schwangerschaften *sollten* im Alkoholentzug **bevorzugt Benzodiazepine** eingesetzt werden *[Anmerkung der Autoren: also statt Clomethiazol]*. Dieses *sollte* innerhalb eines stationären und interdisziplinären Settings erfolgen." (KKP)

Ein systematisches Review habe keine methodisch ausreihende Studie zur pharmakologischen Behandlung einer Alkoholabhängigkeit während der Schwangerschaft finden können. Die Leitlinie formuliert die Empfehlung: „Bei alkoholabhängigen Schwangeren *sollte* das vorrangige Ziel die Vermeidung von Folgeschäden sein mit schneller **Anbindung an das Suchthilfesystem** zur Sicherstellung erforderlicher Behandlungsmaßnahmen. Eine Vermittlung in eine **Qualifizierte Entgiftung** *sollte* baldmöglichst erfolgen, spätestens jedoch, wenn sich Angebote wie Beratung durch Haus- oder Facharzt oder Suchtberatungsstelle oder sogar körperliche Entgiftung/en als unzureichend wirksam erweisen".

Psychotherapie und psychosoziale Interventionen

Schwangere Frauen mit alkoholbezogenen Störungen benötigten mehr und intensivere Behandlungsangebote als andere Personengruppen, da sie nicht nur sich selbst, sondern auch das ungeborene Kind gefährden, daher werde eine prioritäre Berücksichtigung dieser Gruppe empfohlen, darüber hinaus spezialisierte integrierte ambulante oder stationäre Programme. Dabei gelten Programme als integriert, die sowohl die Behandlung der Substanzabhängigkeit als auch die – unmittelbar bevorstehenden – Aufgaben dieser Frauen als Mütter im Blick haben. Nach Expertenkonsens müsse die Ansprache der Schwangeren vorurteilsfrei und ohne Schuldzuschreibungen sein. Dabei gelte es darauf zu achten, dass das Stigma, das mit einem Alkoholkonsum in der Schwangerschaft verbunden sei, reduziert sowie Schuld- und Schamgefühle nicht verstärkt werden *sollten*.

Evidenz zur differenziellen Wirksamkeit unterschiedlicher psychotherapeutischer Interventionen liege nicht vor.

„Schwangeren Frauen mit alkoholbezogenen Störungen *soll* eine Kurzintervention angeboten werden" (KKP) nach einem stufenweisen Vorgehen, abhängig vom Risiko (gemessen am Alkoholkonsum vor und während der Schwangerschaft), inhaltlich orientiert am Modell der „Motivierenden Gesprächsführung" mit dem Ziel, nachhaltige Veränderungen des Trinkverhaltens herbeizuführen. Darüber hinaus sollten schwangeren Frauen mit alkoholbezogenen Störungen psychotherapeutische Interventionen sowie Schadenminderungsmaßnahmen und psychosoziale Interventionen angeboten werden" (KKP). Schadenminderung bedeute, den Schaden zu reduzieren, der mit dem Substanzkonsum in der Schwangerschaft verbunden sei: Formulierung von realistischen und für die Frauen erreichbaren Zielen, d. h. zunächst Reduktion des Alkoholkonsums, Abstinenz als Idealziel.

Tabakabhängigkeit

Im Februar 2015 ist die S 3-Leitlinie zu „Screening, Diagnostik und Behandlung des schädlichen und abhängigen Tabakkonsums" erschienen, die unter den Genderaspekten speziell die Situation schwangerer Frauen berücksichtigt [36]. Eine pränatale Tabakexposition stelle nach Studienlage einen eklatanten Vulnerabilitätsfaktor für die Gesundheit des Kindes dar, so dass rauchende Schwangere als eine der bedeutsamsten Hochrisikogruppen zu betrachten seien. Rauchen in der Schwangerschaft sei mit einer deutlich erhöhten Rate von Schwangerschafts- und Geburtskomplikationen, Reifungsstörungen bzw. verzögerter Entwicklung, somatischen Erkrankungen in der Kindheit (und im Erwachsenenalter) sowie psychischen Störungen verbunden.

Bei schwangeren Frauen seien andere und spezielle Vorgehensweisen wirksamer als Standardvorgehen in der Tabakentwöhnung, die in der Leitlinie wie folgt formuliert sind:

Aufgrund des Nachweises reduzierter Wirksamkeit bei gleichzeitig erhöhtem Risiko unerwünschter Wirkungen *sollten* **Arzneimittel zur Tabakentwöhnung** bei Schwangeren nicht angeboten werden (B). In begründeten Ausnahmefällen *könne* unter sorgfältiger Nutzen-Risiko-Abwägung das Angebot von **Nikotinpflastern**, -inhalern, -tabletten oder -kaugummis erwogen werden (B/KKP).

Die Wirksamkeit psychotherapeutischer Verfahren in der Tabakentwöhnung schwangerer Frauen sei durch systematische Studien nachgewiesen, so dass dafür Empfehlungen mit dem stärksten Empfehlungsgrad (A) ausgesprochen werden: „**Psychotherapeutische Verfahren und Beratung**, insbesondere Intensivberatung, Verhaltensmodifikation und Motivational Enhancement *sollen* schwangeren Frauen angeboten werden". Niedrigschwellige Angebote (Selbsthilfemanuale, Infomaterial, Quickguides) *könnten* schwangeren Frauen angeboten werden (KKP). Schwangerschaftsspezifische Interventionen (stadienspezifische Motivierung, Synchronentwöhnung mit dem Partner, Feedback des Gesundheitsstatus und der Schadstoffbelastung des Fetus, Verstärkung und Belohnung) *könnten* angeboten werden (0).

Obwohl ein Rauchstopp so früh wie möglich in der Schwangerschaft den größten Effekt habe, weist die Leitlinien darauf hin, dass **Tabakentwöhnungsangebote in jedem Stadium der Schwangerschaft** und zu jeder Gelegenheit erfolgen *sollten* (B).

Drogenabhängigkeit

Wie einleitend dargestellt, ist die Gültigkeitsdauer der S 2-„Behandlungsleitlinie substanzbezogener Störungen in der evidenzbasierten Suchtmedizin" aus dem Jahr 2006 mittlerweile abgelaufen [138]. Leitlinien für evidenzbasierte Interventionen in der Drogenbehandlung stehen zurzeit über das Projekt „Models of good practice in drug treatment in Europe (Moretreat)" [86] über das Zentrum für Interdisziplinäre Suchtforschung (ZIS) und das Zentrum für psychosoziale Medizin, Universitätskrankenhaus Eppendorf, Hamburg aus dem Jahr 2008 in einer deutschen Fassung als Orientierung zur Verfügung. Aufgrund des hohen Risikos, das ein intrauteriner Opiatentzug für das ungeborene Kind darstellt [141], wird an dieser Stelle ein Auszug aus dieser Leitlinie zur Behandlung opioidabhängiger schwangerer und stillender Frauen gegeben.

Substanzmissbrauch in der Schwangerschaft könne für die schwangere Frau, den Fetus und das Neugeborene unterschiedliche schädliche Auswirkungen haben: direkte gesundheitsschädigende Auswirkungen aufgrund von Substanzgebrauch oder -missbrauch sowie indirekte negative Folgen, die sich aus den mit Substanzmissbrauch verbundenen Lebensumständen ergeben. In der Schwangerschaft werde eine Erhaltungstherapie mit Opioiden empfohlen, wofür es kaum schädliche Langzeitfolgen oder andere negative Effekte für die Entwicklung der Kinder gebe. Eine Abhängigkeit oder ein Missbrauch von legalen oder illegalen Substanzen während der Schwangerschaft könne beim Neugeborenen zur Entwicklung eines *neonatalen Abstinenzsyndroms* (NAS) in den ersten 24 Stunden bis zu 10 Tagen führen. Die Inzidenz von NAS bei Neugeborenen von opioidabhängigen Frauen liege zwischen 70 und 95 %. NAS sei charakterisiert durch eine Vielzahl von Symptomen (Niesen, Gähnen, hyperaktiver Moro-Reflex, kaum Schlafen nach dem Füttern, Tremor, erhöhter Muskeltonus, myoklonische Zuckungen, schrilles Schreien, Hautabschürfungen durch ständiges Kratzen, Fieber, Schwitzen, Verstopfung der Nase, Tachypnoe, Rückzug, geringe Nahrungsaufnahme, Erbrechen, Durchfall, Wachstumsstörungen, überhöhte Erregbarkeit und in seltenen Fällen Krampfanfälle). Die Betreuung und Entbindung in einem spezialisierten Zentrum mit Intensivneonatologie werde daher empfohlen.

Evidenzbasiert sei, dass eine Methadontherapie im Rahmen eines umfassenden Betreuungsprogramms mit besserer pränataler Versorgung verbunden sei sowie einem erhöhten fetalen Wachstum und einer niedrigeren Neugeborenenmorbidität und -mortalität als eine Fortsetzung des Opioidmissbrauchs. In Europa sei seit 1999 Buprenorphin für die Behandlung nicht schwangerer opioidabhängiger Erwachsener zugelassen. Dies scheine sicher für Frau und Kind zu sein und habe sich bei der Behandlung von Opioidabhängigkeit in der Schwangerschaft als effizient erwiesen.

Konkret wird in der Moretreat-Leitlinie formuliert, dass eine **Erhaltungstherapie mit Methadon der Goldstandard** der pharmakologischen Therapie sei, es jedoch zunehmend Hinweise für einen Vorteil von Buprenorphin gebe. Dabei müsse beachtet werden, dass Methadon Goldstandard sei, weil es bisher mehr Daten betreffend der Sicherheit von Methadon als von Buprenorphin gebe. Daraus resultiere die Empfehlung, dass wenn Frauen gut mit **Buprenorphin** behandelt werden können, das Risiko einer Therapieumstellung mit der Sicherheit bzw. den bekannten Wirkungen von Methadon aufgewogen werden könne.

Beim **Management des neonatalen Abstinenzsyndroms**, das unbehandelt für Neugeborene starken Stress auslösen und in seltenen Fällen sogar zu Krampfanfällen führen könne, seien Opioide und Barbiturate effektiver als Plazebo oder Benzodiazepine. Von beiden Substanzen seien Opioide vermutlich effektiver als Barbiturate.

Die Moretreat-Leitlinie fordert darüber hinaus, dass jede Einrichtung sicherstellen sollte, dass sie für substanzabhängige schwangere Frauen zugänglich sei und eine **hochwertige, nicht verurteilende Behandlung** anbiete, um die schädlichen Auswirkungen des Substanzkonsums der Mutter auf das Neugeborene zu reduzieren.

Zum **Stillen** wird formuliert, dass für Frauen (ausgenommen HIV-infizierte) Stillen während einer Erhaltungstherapie mit Methadon oder Buprenorphin sicher sei und nicht verhindert werden sollte. Wenn eine Mutter in Erhaltungstherapie ihr Kind stillen wolle, sollte dies gefördert werden, da es nicht nur die Mutter-Kind-Bindung begünstigen, sondern auch NAS-Symptome mildern könne.

Zu weiteren substanzbezogenen Störungen in Schwangerschaft und Stillzeit liegen zurzeit keine gültigen Leitlinien vor.

4 Psychiatrische Beratung bei Kinderwunsch – Umsetzung in der Praxis

4.1 Eine verantwortungsvolle Aufgabe

In mancherlei Hinsicht ist die Beratung bei einer geplanten Schwangerschaft schwieriger als bei einer ungeplanten. Bei der ungeplanten Schwangerschaft muss man sich auf Gegebenheiten einstellen und hat oft nur wenige Wahlmöglichkeiten. Bei der geplanten Schwangerschaft entsteht auch das Gefühl der eigenen Verantwortungsübernahme, je nachdem, wie man die Patientin berät. Vielleicht ist das der Grund, warum es immer noch vorkommt, dass Ärzte ihren Patientinnen sagen „Sie dürfen nicht schwanger werden" oder „Sie dürfen mit Medikamenten nicht schwanger werden". Frauen, die in die Gynäkologische Psychosomatik am Universitätsklinikum Bonn zur Beratung kommen, haben häufig eine Vorgeschichte mit solchen Absetzversuchen und anschließendem Krankheitsrezidiv. Hat man selbst erlebt, welchen Leidensdruck die nach langjähriger Rezidivfreiheit erneut aufgetretene Erkrankung, die zeitliche Verzögerung bei der Realisierung des Kinderwunsches und die Verunsicherung der Patientin und ihres Partners verursachen, denkt man über Absetz- oder Umstellungsempfehlungen noch intensiver nach, als man das sowieso vielleicht tun würde. Übrigens geben auch die mittlerweile für fast alle Störungsbilder verfügbaren klaren Empfehlungen der Leitlinien diesbezüglich mehr Sicherheit (s. Kap. 3).

Auch wenn die Frauen und ihre Partner letztendlich entscheiden, ob sie das Risiko einer Schwangerschaft unter Medikation oder das eines Krankheitsrezidivs eingehen, wenn die Medikamente abgesetzt werden – oder vielleicht sogar eines Krankheitsrezidivs trotz Medikation –, ist es doch Aufgabe des beratenden Arztes, ausreichende Informationen zur Verfügung zu stellen, damit ein Paar eine solche Entscheidung auch treffen kann. Eine völlig neutrale Haltung nach dem Motto „Das ist Ihre Entscheidung, ich kann dazu nichts sagen" hilft den betroffenen Frauen bzw. Paaren nicht weiter. Sie sind darauf angewiesen, dass der behandelnde Arzt als Experte für psychische Erkrankungen insgesamt und auch unter Kenntnis dieses speziellen Falles Hilfestellung leistet – zum Beispiel, indem er sich über das konkrete Rezidivrisiko bei Absetzen der Medikation Gedanken macht, über Alternativen mit vielleicht besser verträglichen Medikamenten in der Schwangerschaft berät und Informationen über Unterstützungsmöglichkeiten bei Problemen bereit hält. Das bedeutet übrigens auch, dass man echte eigene Bedenken zur Auswirkung einer Schwangerschaft auf die psychische Befindlichkeit der Patientin (z. B. weil in der Vergangenheit die geringste Veränderung der Tagesstruktur zur Dekompensation geführt hat) ausspricht und begründet, so dass die Patientin und ihr Partner diesen Aspekt in ihre Überlegungen mit einbeziehen können.

> **Merke**
>
> Die Entscheidung über Absetzen oder Umstellung der Medikation bei einer rezidivierenden Erkrankung muss (!) immer den allgemeinen Regeln der Rezidivprophylaxe folgen.

Wichtig ist eine sorgfältige Beratung unter Berücksichtigung von bisheriger Erkrankung, Rezidivhäufigkeit, krankheitsauslösenden Faktoren, bisheriger Medikation etc. Angesprochen werden sollten folgende Aspekte, und zwar jeweils vor dem individuellen Hintergrund der Patientin:

- Rezidivgefahr in der Schwangerschaft
- Vorgehen bei bestehender Medikation (Absetzen/Umstellung/Schwangerwerden unter Medikation), jeweils mit Vorteilen und Risiken
- gynäkologische Überwachung der Schwangerschaft, Pränataldiagnostik
- psychiatrische Überwachung der Schwangerschaft (engmaschige Kontakte, häufigere Serumspiegelkontrollen)
- Rezidivgefahr nach der Entbindung, medikamentöse Prophylaxe direkt nach der Entbindung; Reizabschirmung und soziale Unterstützung
- orientierend Geburt und Stillen; konkrete Besprechung dann noch einmal bei eingetretener Schwangerschaft
- Angebot einer humangenetischen Beratung, falls die Patientin die Frage der Vererbung ihrer psychischen Erkrankung thematisiert

Auf die verschiedenen Aspekte wird in den folgenden Abschnitten näher eingegangen.

4.2 Beratung als Entscheidungshilfe

Eine Entscheidung über die Verwirklichung eines bestehenden Kinderwunsches müssen nach ausführlicher Besprechung aller wichtigen Aspekte dann schließlich die betroffene Frau und ihr Partner treffen. Pauschale Äußerungen wie „Sie dürfen bei dieser Erkrankung nicht schwanger werden" berücksichtigen nicht das Bedürfnis der Frau und ihres Partners, die sich ja ganz offenbar gerade sehr differenziert mit der Frage auseinandersetzen und sich beraten lassen. In der Praxis führen solche pauschalen Aussagen zu erheblichem psychischem Druck, da die betroffene Frau im Zwiespalt zwischen Empfehlung des Arztes und ihrem oftmals sehr ausgeprägten Kinderwunsch zerrieben wird. Viel hilfreicher ist es, die problematischen Aspekte einzeln zu besprechen (beispielweise die zu erwartenden Auswirkungen des Schlafentzuges bei einer bipolaren Störung) und über Unterstützungsmöglichkeiten nachzudenken (wie etwa nächtliche Versorgung des Babys durch den Partner).

Um es deutlich zu sagen: Es geht dabei nicht um generelle Akzeptanz aller Wünsche der Patientin, vor allem nicht, wenn diese möglicherweise etwas „blauäugig" sind, sondern um die ernsthafte gemeinsame Besprechung dieser Aspekte im Sinne der partizipativen Entscheidungsfindung. Die Patientin und ihr Partner profitieren sehr von dem Gefühl, „der Arzt weiß, wovon er spricht und nimmt mich ernst". Und gerade das lässt durchaus die Offenlegung von Unsicherheiten zu und die Entscheidung, sich gemeinsam weitere Informationsquellen zu erschließen (wie etwa ein gemeinsamer Anruf zur Beratung bei Embryotox, weiterführende Selbsthilfeliteratur wie etwa der Ratgeber „Psychisch krank und schwanger – geht das?" von Rohde et al. 2015).

Die beste Voraussetzung für die psychische Stabilität der Patientin besteht nach der eigenen praktischen Erfahrung in der geplanten, gut vorbereiteten Schwangerschaft unter engmaschiger psychiatrischer und gynäkologischer Betreuung und – falls nötig – mit rascher Anpassung der Medikation an die jeweils aktuelle psychische Symptomatik.

4.3 Hinzuziehung von Behandlungsunterlagen

Sehr hilfreich und eigentlich unabdingbar bei der Beratung ist die Berücksichtigung zusätzlicher Informationen, wie etwa Behandlungsberichte aus stationären Aufenthalten und die Erhebung einer Fremdanamnese (z. B. Information über erste Symptome, Auslösefaktoren). Damit lässt sich beispielsweise abschätzen, wie gut die Möglichkeiten sind, mit weniger oder ganz ohne Medikation auszukommen, oder ob Absetzversuche in der Vergangenheit zu erneuten Krankheitsepisoden führten. Die Schwere und Dauer der jeweiligen Krankheitsepisoden helfen vielleicht auch bei der Einschätzung, ob man ein solches Risiko erneut eingehen kann.

Informationen bezüglich Wirksamkeit bzw. Wirkungslosigkeit oder auch Nebenwirkungen von Medikamenten in der Vergangenheit sind ebenfalls von Bedeutung, wenn es um die Frage von Behandlungsalternativen geht. In der klinischen Beratungspraxis der Gynäkologischen Psychosomatik in Bonn fordern wir in der Zwischenzeit die Patientinnen *im Vorfeld* des Beratungstermins auf, von den behandelnden Ärzten Behandlungsberichte zu erbitten und mitzubringen, da sich sonst fast immer die Notwendigkeit eines weiteren Termins nach Vorliegen der Unterlagen ergibt.

Natürlich bleibt trotz aller verfügbaren Informationen die Einschätzung der möglichen Prognose einer Erkrankung bei Schwangerschaft und nach der Entbindung nur *eine Annäherung*, die sicher auch getragen wird von der allgemeinen psychiatrischen Erfahrung über Krankheitsverläufe; zu wenige wissenschaftliche Belege liegen vor, um eine „hundertprozentig" sichere Aussage machen zu können. Der ernsthafte Versuch einer solchen differenzierten Einschätzung hinsichtlich der Rezidivgefahr in der Schwangerschaft und nach der Entbindung aufgrund der individuellen Vorgeschichte ist aber in den meisten Fällen die einzige Entscheidungsbasis, die eine Patientin bzw. ein Paar hat, und wird als Expertenmeinung hoch geschätzt.

M!

Merke

Bei der Beratung im Hinblick auf eine geplante Schwangerschaft müssen die individuelle Krankheitsvorgeschichte und das allgemeine Rezidivrisiko berücksichtigt werden.

4.4 Intensität des Kinderwunsches

Zu Beginn kann es sehr hilfreich sein, die Intensität und die Dauer des bestehenden Kinderwunsches zu erfragen, und zwar sowohl in Bezug auf die Patientin als auch auf ihren Partner. Es gibt ein großes Spektrum – angefangen von einem bereits seit vielen Jahren bestehenden intensiven Kinderwunsch, der wegen der Erkrankung und der Medikation aber immer wieder zurückgestellt wurde und nun immer drängender wird, bis hin zu der vagen Überlegung „Was wäre, wenn ich vielleicht doch schwanger werden würde?“. Insbesondere, wenn mittlerweile eine neue Partnerschaft eingegangen wurde, kann auch bei Frauen, die bereits Kinder haben, erneut das Thema Kinderwunsch aufkommen. Die Erfahrungen mit den vorherigen Schwangerschaften können dabei eine wichtige Informationsquelle sein.

Es ist leicht nachvollziehbar, dass der individuelle Leidensdruck in diesem Spektrum sehr unterschiedlich sein kann und bei der Beratung berücksichtigt werden muss. Eine Patientin, die seit vielen Jahren auf die Erfüllung ihres Kinderwunsches verzichten musste, weil sie krank ist, gerät unter Umständen bereits dadurch in eine erhebliche Belastungssituation. Und vielleicht ergeben sich für die Patientin mit dem eher unspezifischen bzw. „theoretischen“ Kinderwunsch im Rahmen der Beratung auch Hinweise darauf, dass der Verzicht auf die Schwangerschaft eventuell eine sinnvolle Lebensalternative darstellen könnte, um ein mühsam erreichtes Gleichgewicht der Erkrankung nicht zu gefährden.

4.5 Rezidivgefahr in der Schwangerschaft

Lange Zeit wurde von einer „protektiven“ Wirkung einer Schwangerschaft ausgegangen, weil wiederholt beobachtet wurde, dass es Frauen in der Schwangerschaft besonders gut ging oder sie nicht krank wurden. Psychotische Neuerkrankungen in der Schwangerschaft sind tatsächlich selten; anders stellt sich dies bei affektiven Störungen und Angsterkrankungen dar, die jedoch oft nicht zur Behandlung führen und deshalb vielleicht nicht als „ernsthafte“ Krankheitsepisoden registriert werden. Wie oben bereits angeführt, kann nach aktueller Studienlage nicht mehr davon ausgegangen werden, dass eine Schwangerschaft einen positiven Einfluss auf eine psychische Erkrankung oder sogar eine „protektive“ Wirkung hat ([26], [38], [69]). Aber man kann wohl davon ausgehen, dass es kein erhöhtes Risiko einer Erkrankung in der Schwangerschaft gibt im Vergleich zu anderen Zeiten im Leben einer Frau.

Unzweifelhaft existiert aber immer eine Rezidivgefahr bei einer vorbestehenden psychischen Erkrankung abhängig von der Diagnose und dem bisherigen Krankheitsverlauf. Bipolare affektive und schizoaffektive Störungen haben ein relevantes Rezidivrisiko auch in der Schwangerschaft, am ehesten vor dem Hintergrund der intensiven hormonellen Anpassungsprozesse, aber auch der psychologischen Herausforderung einer Schwangerschaft. Und nicht selten spielt das Absetzen einer bis dahin erfolgreichen medikamentösen Prophylaxe beim Auftreten von Rezidiven eine Rolle.

Auch Angst- und Zwangserkrankungen können sich mit Eintreten der Schwangerschaft massiv verschlechtern.

> **Merke** (M!)
>
> Im Gegensatz zur Postpartalzeit ist das Rückfallrisiko in der Schwangerschaft eher gering. Trotzdem sollte darauf hingewiesen werden, dass trotz Medikation eine Verschlechterung der psychischen Situation möglich ist.

Bei der Schwangerschaftsplanung sollte die Patientin darüber aufgeklärt werden, dass in der Schwangerschaft ein Krankheitsrezidiv möglich ist, auch wenn dies statistisch gesehen vielleicht nicht sehr wahrscheinlich ist. Insbesondere muss sie darüber informiert werden, dass dieses Rezidiv auch bei Fortführung der Medikation auftreten kann bzw. dass eine Fortführung der Medikation keine Garantie für eine Beschwerdefreiheit in der Schwangerschaft mit sich bringt.

Beispiel: *„Wir können leider nicht voraussagen, wie sich die Schwangerschaft auf Ihr Befinden auswirken wird. Wir hoffen, dass Sie mit der Medikation stabil bleiben. Es gibt auch Frauen, denen es in der Schwangerschaft sehr viel besser geht als sonst und die hinterher sagen ‚ich habe mich nie so gut gefühlt, wie in der Schwangerschaft‘. Aber es gibt auch Frauen, denen es deutlich schlechter geht. Wie es bei Ihnen sein wird, wissen wir leider nicht.*

4.6 Vorgehen bei bestehender Medikation

Viele Frauen, die zu einer speziellen Beratung bei bestehendem Kinderwunsch kommen, haben negative Erfahrungen mit dem Absetzen der Medikation gemacht und sind sich darüber im Klaren, dass ein Verzicht auf die Medikation eigentlich kaum möglich ist. Oft haben sich die Frauen mit dem Konflikt gequält, sich für ein Kind und damit vermeintlich gegen die Medikation entscheiden zu müssen oder umgekehrt.

Wichtig ist hier zunächst die Weitergabe von Informationen und Erfahrungswerten, dass mit den gängigen Psychopharmaka (Antidepressiva, Neuroleptika) der Großteil der Schwangerschaften unproblematisch verläuft und auch eine Medikamentenumstellung oft nicht erforderlich ist, auch nicht unbedingt bei relativ neuen Medikamenten, für die es noch wenige dokumentierte Schwangerschaften gibt. Es gibt allerdings zwei relevante Aspekte, die auf jeden Fall überprüft werden sollten: das Ziel der Monotherapie in der Schwangerschaft und gegebenenfalls die Umstellung, wenn bisher Antikonvulsiva in der Phasenprophylaxe eingesetzt wurden.

4.6.1 Ziel der Monotherapie

Die Gabe von Psychopharmaka in der Schwangerschaft erfolgt immer nach individueller Nutzen-Risiko-Abwägung, wobei wir über die konkreten Risiken, die aus einer Medikation resultieren, nicht immer viel wissen. Noch schwieriger wird die exakte Bewertung bei der Gabe von zwei, drei oder sogar mehr Medikamenten, was ja in der Behandlung psychiatrischer Erkrankungen nicht selten ist. Nicht vorhersehbare mögliche Interaktionen der Substanzen stellen durchaus eine Risikoerhöhung dar.

Bei einer geplanten Schwangerschaft sollte das Augenmerk daher zunächst darauf gerichtet werden, ob durch Umstellung der Medikation eine Monotherapie zu erreichen ist. Für diese Entscheidung müssen der gesamte bisherige Krankheitsverlauf und die Therapieversuche berücksichtigt werden. Die eigenen Erfahrungen zeigen, dass manchmal auch der Kompromiss darin liegen kann, eine von vier Substanzen schrittweise zu reduzieren bzw. zwei oder drei der Medikamente, für die es jeweils einen guten Grund gibt, in der Dosis zu reduzieren.

Vor allem die modernen Medikamente bieten Alternativen, beispielsweise ist statt eines Neuroleptikums und eines Antidepressivums die Gabe eines atypischen Neuroleptikums mit entsprechender antidepressiver Wirkung möglich. Die Zielfrage lautet also in einem solchen Fall: Welche Monotherapie deckt am besten die bei der Patientin bestehende bzw. zu erwartende Symptomatik ab und hat die geringste Wahrscheinlichkeit von Teratogenität bzw. Fetotoxizität?

Aufgrund der aktuellen Informationen bei Drucklegung des Buches bietet sich Quetiapin in vielen Fällen an, da dafür mittlerweile eine recht große Zahl von Schwangerschaften dokumentiert ist und im Hinblick auf die Schwangerschaft keine besonderen Komplikationen zu erwarten sind.

> **Merke**
>
> In Schwangerschaft und Stillzeit sollte eine Monotherapie angestrebt werden. Aber auch hier gilt der Grundsatz „never change a winning team" – es sei denn, man hat gewichtige Gründe für eine Umstellung.

4.6.2 Überprüfung der Phasenprophylaxe

Für die in der Psychiatrie gängigen Phasenprophylaktika Lithium, vor allem aber für das Antikonvulsivum Valproinsäure (in geringerem Maße auch für Carbamazepin) ist ein klarer Zusammenhang mit fetalen Fehlbildungen (Neuralrohrdefekte bei Valproinsäure (S. 154), Herzfehler bei Lithium (S. 133)) erwiesen. Vor allem Valproinsäure sollte vor diesem Hintergrund und der zusätzlich inzwischen als gesichert geltenden negativen Auswirkungen auf die intellektuelle bzw. kognitive Entwicklung von Kindern obsolet in der Therapie bei Frauen im gebärfähigen Alter sein – zumindest solange andere Alternativen verfügbar sind. Auf diesem Hintergrund erfolgte eine verstärkte Sicherheitswarnung an Ärzte und Apotheker in Form des Rote-Hand-Brief des BfArm vom Dezember 2014.

M!

Merke

Mit Ausnahme von Lamotrigin sollte die Phasenprophylaxe mit Antikonvulsiva – insbesondere mit Valproinsäure – bei Frauen im gebärfähigen Alter vermieden werden. Beim Einsatz von Valproat als Phasenprophylaxe ist auch während einer schon eingetretenen Schwangerschaft eine Umstellung sinnvoll.

Insbesondere bei bipolaren Erkrankungen könnte die Umstellung auf ein atypisches Neuroleptikum neben der prophylaktischen Wirkung auch eine therapeutische Intervention beim Auftreten von Symptomen möglich machen, beispielsweise durch eine einfache Erhöhung der Dosis (z. B. von Quetiapin oder Olanzapin) für den Fall, dass in der Schwangerschaft Schlafstörungen oder hypomanische Symptome auftreten.

Wird eine Patientin medikamentös behandelt, ist es also optimal, wenn in der Schwangerschaft das gewählte Medikament beim Auftreten von Symptomen wirksam erhöht werden kann und wenn es möglichst auch zur postpartalen prophylaktischen Erhöhung geeignet ist.

Hat man den Eindruck, dass eine Patientin, die eine Schwangerschaft plant, aufgrund ihrer Vorgeschichte und immer wieder auftretender Instabilitäten möglicherweise zusätzlich eine Akuttherapie wegen depressiver, hypomanischer oder manischer Symptome brauchen wird, ist bereits vor der Schwangerschaft die Umstellung von Lithium oder Antikonvulsiva auf eine andere Prophylaxe, beispielsweise atypische Neuroleptika, zu erwägen, weil diese eher eine therapeutische „Aufdosierung" erlauben als z. B. Lithium mit seinem engen Dosisrahmen.

Bei Lithium gibt es das zusätzliche Problem, dass für die postpartale Prophylaxe dann ein anderes Medikament hinzugegeben werden muss (kein Problem, wenn sich die Patientin gegen das Stillen entscheidet), wie etwa bei bipolaren Störungen. Wird Lithium rein für eine monopolare Depression als Prophylaxe gegeben, kann man das aus Sicht der Autoren entspannter sehen, da Depressionen nach der Entbindung nicht so akute und stürmische Ereignisse sind wie manische oder psychotische Episoden und mit sozialer Unterstützung und Alltagsstrukturierung in den Wochen nach der Entbindung zunächst einmal abgewartet werden kann.

Alle diese Überlegungen können natürlich nur individuell, bezogen auf den jeweiligen Fall vorgenommen werden und sollten auch Bedürfnisse bzw. das „Gefühl" der Patientin berücksichtigen, zum Beispiel ob sie sich eine Umstellung zutraut oder ob sie bereits negative Erfahrungen mit ähnlichen Strategien gemacht hat.

4.7 Humangenetische Beratung

Für manche Patientinnen und ihre Partner ist auch die Frage von Bedeutung, inwieweit das Kind möglicherweise die Veranlagung zur Erkrankung erbt und wenn ja, in welcher Wahrscheinlichkeit dies der Fall sein wird. Der Verweis an eine humangenetische Beratungsstelle kann in solchen Fällen sinnvoll sein; dort gibt es auch die Möglichkeit, aus dortiger Sicht auf die Schädigungsmöglichkeiten durch eine Medikation einzugehen. Eine Übersicht über humangenetische Beratungsstellen findet sich im Internet bei der Deutschen Gesellschaft für Humangenetik e. V. (http://www.gfhev.de).

4.8 Gynäkologische Überwachung der Schwangerschaft, Pränataldiagnostik

Die Patientin sollte bereits bei der Beratung wegen Kinderwunsch darauf aufmerksam gemacht werden, dass eine besonders engmaschige gynäkologische Betreuung der Schwangerschaft sinnvoll ist (erhöhtes Risiko von Schwangerschaftskomplikationen bei psychisch kranken Frauen, mögliche Einflüsse auf das Wachstum des Kindes durch Medikation etc.).

Auch der Hinweis auf die Möglichkeiten der Pränataldiagnostik sollte erfolgen. Es entlastet in der Regel die Patientinnen und auch ihre Partner, wenn sie hören, dass mit den modernen Methoden der Pränataldiagnostik in entsprechenden Schwerpunktpraxen bzw. -abteilungen mit hoch auflösenden Ultraschallgeräten bereits am Ende des 1. Trimenons, also zwischen der 12. und 14. Woche, eine erste Einschätzung bezüglich der Organentwicklung des Kindes erfolgen kann. Dies trifft mit dem Zeitpunkt zusammen, zu dem üblicherweise auch die Nackenfaltenmessung mit der Frage nach Hinweisen auf eine Trisomie 21 durchgeführt wird. Gravierende Herzfehler oder Organanomalien sind zu diesem Zeitpunkt bereits erkennbar.

Andererseits fördert dieser frühe Termin auch die psychische Entlastung des Paares, wenn bis dahin keine Hinweise auf Schädigungen durch die Medikamente feststellbar sind. Auch zu den weiteren Untersuchungen („Organultraschall") und Schwangerschaftsüberwachung hinsichtlich Wachstum des Kindes, Plazentafunktion etc. sollte die Patientin ermutigt werden. Für invasive pränatale Untersuchungen, die mit erhöhtem Fehlgeburtsrisiko assoziiert sind (Amniozentese, Chorionzottenbiopsie, Nabelschnurpunktion) ergibt sich allein aufgrund der psychischen Erkrankung oder der Psychopharmakotherapie keine Notwendigkeit.

4.9 Psychiatrische Überwachung der Schwangerschaft

Auch bereits bei Beratung bezüglich einer geplanten Schwangerschaft wird die Patientin darauf hingewiesen, dass wegen der Möglichkeit der psychischen Destabilisierung durch die Schwangerschaft eine engmaschigere psychiatrische Betreuung als üblich sowie gegebenenfalls häufigere Serumspiegelkontrollen eingenommener Medikamente sinnvoll sind.

4.10 Rezidivgefahr nach der Entbindung

Ein wichtiger Aspekt in der Gesamtberatung zum Kinderwunsch ist die Gefahr eines Krankheitsrezidivs nach der Entbindung. In der Praxis formulieren wir dies oft so, dass die Zeit nach der Entbindung ohnehin für Frauen die „gefährlichste" hinsichtlich des Auftretens einer psychischen Erkrankung ist und dass dieses Risiko beim Vorliegen einer psychischen Vorerkrankung noch höher einzuschätzen ist. Vor dem Hintergrund vorhandener Studien sowie der eigenen praktischen Erfahrung wird versucht, eine Einschätzung hinsichtlich der Rezidivgefahr zu geben. Insbesondere bei der Geburtsplanung (peripartales Management, s. Kap. 6) nehmen die Erkrankungswahrscheinlichkeit nach der Entbindung und Möglichkeiten der Vorbeugung einen großen Raum ein.

4.11 Konkrete Informationen über Teratogenität/Fetotoxizität der Medikamente

Bezogen auf die eingenommenen Medikamente oder auch diskutierte Behandlungsalternativen muss schon bei der Beratung hinsichtlich einer geplanten Schwangerschaft eine Übersicht über die verfügbaren Informationen zu möglichen oder nicht auszuschließenden Schädigungen des Kindes erfolgen. In der Regel entspricht dies den in diesem Buch dargestellten Informationen, es wird also Bezug genommen auf bekannte dokumentierte Schwangerschaftsverläufe, publizierte Studien und Fallberichte. In diesem Zusammenhang wird die Patientin auf die Möglichkeit hingewiesen, sich über das konkrete Medikament auch selbst zu informieren, so etwa über das Internetportal http://www.embryotox.de oder auch direkten Kontakt mit dem Institut in Berlin.

Für die meisten in der Behandlung psychischer Erkrankungen verordneten Substanzen können teratogene Risiken und fetotoxische Wirkungen weitgehend ausgeschlossen werden. Dennoch stellen wir an den Schluss solcher Ausführungen auch die Aussage: *„Trotzdem können wir aber nicht völlig ausschließen, dass bei Ihrem Kind irgendetwas auftreten wird. Und dann nützen Ihnen natürlich Prozentangaben oder Wahrscheinlichkeiten gar nichts. Dieses ‚Restrisiko' müssen Sie letzten Endes für sich akzeptieren, wenn Sie schwanger werden unter einem Medikament."*

M!

Merke

Wichtig sind Offenheit beim Ansprechen von Möglichkeiten und Grenzen der Vorhersagbarkeit sowie die Weitergabe von Informationsquellen für die Patientin (http://www.embryotox.de oder der Ratgeber der Autoren „Psychisch krank und schwanger – geht das?").

4.12 Dokumentation des Beratungsgesprächs

Nach dem Beratungsgespräch erfolgt eine Dokumentation des Gesprächsinhalts, das mit Einverständnis der Patientin an alle beteiligten Ärzte (z. B. Psychiater, Gynäkologe, Hausarzt) und auch an die Patientin geschickt wird (▶ Abb. 4.1). Diese

Universitätsklinikum Bonn, Zentrum für Geburtshilfe und Frauenheilkunde
Geschäftsführender Direktor: Prof. Dr. W. Kuhn
Gynäkologische Psychosomatik (Prof. Dr. med. Anke Rohde), Sigmund-Freud-Straße 25; 53105 Bonn
Tel.: 0228-287-14737; Fax: 0228-14738, www.femina.uni-bonn.de, www.frauen-und-psychiatrie.de

Beratung Kinderwunsch und psychische Erkrankung

Patientin	**X**	**Y**	geb. xx.xx.xx
Schwangerschaften	G1P1, 1. Entbindung: 15.02.13	Kinderwunsch	konkret und stark
Psychische Vorerkrankung	2009 Diagnose: akute vorübergehende psychotische Störung (ICD-10: F23.8) 2013 Diagnose: gemischte schizoaffektive Störung (ICD-10: F25.2)		
Medikation	aktuell: Aripiprazol 15 mg/Tag		
Beratung am	11.01.2015	Ehemann/Partner	Herr X anwesend

Beratung unter Berücksichtigung der vorhandenen Informationen, und zwar:	
x	Allgemeines psychiatrisches Wissen
x	Internetportal zu Psychopharmakotherapie in Schwangerschaft und Stillzeit (www.embryotox.de)
x	Angaben der Patientin, inkl. Vorerkrankungen
x	Behandlungsberichte der vorbehandelnden psychiatrischen Kliniken 2009 und 2013

Psychische Erkrankung (bisheriger Verlauf)
Erstmanifestation 2009 bei beruflicher Belastung, stationäre Behandlung; u.a. paranoide Ideen, Beziehungserleben, Stimmungsschwankungen, Ängste, innere Unruhe. Unter Risperidon bzw. Paliperidon keine Verbesserung, darunter EPMS. Unter 20 mg/Tag Aripiprazol vollständig remittiert, schrittweise Reduktion auf 2,5 mg/Tag alle 2 Tage. Nach Feststellung der ersten Schwangerschaft 2013 in der 5. SSW Absetzen der Medikation. Rezidiv in der Spätschwangerschaft (34. SSW) mit Wahnstimmung und Fremdbeeinflussungserleben. Stationäre Behandlung: unter Haloperidol Akathisie; Quetiapin wegen Unverträglichkeit (Herzrasen) abgesetzt. Unter Aripiprazol 20 mg/Tag schließlich Remission und auch postpartale Stabilität. Aktuell psychisch stabil unter Aripiprazol 15 mg/Tag.

Risiko der Teratogenität/Fetotoxizität
Frau X und ihr Ehemann wurden noch einmal über das ihnen schon bekannte Prinzip der Nutzen-Risiko-Abwägung einer Medikation in der Schwangerschaft aufgeklärt. Nach den vorliegenden Informationen über den bisherigen Krankheitsverlauf scheint ein Verzicht auf eine Neurolepsie während einer Schwangerschaft nicht vertretbar. Da Fr. X mit Aripiprazol im Gegensatz zu anderen, besser erprobten Präparaten (z.B. Quetiapin) sehr gute Erfahrungen gemacht hat und sich bei etwa 200 dokumentierten Schwangerschaften unter Aripiprazol keine Hinweise auf eine spezifische Teratogenität ergaben (www.embryotox.de), empfehlen wir unter Nutzen-Risiko-Abwägung angesichts Anamnese und Verlauf die Fortführung der aktuellen Medikation mit Aripiprazol in einer Schwangerschaft. Bei guter psychischer Stabilität ist im Verlauf wahrscheinlich wieder eine Dosisreduktion möglich.

Zu erwartender Einfluss der Schwangerschaft auf die psychische Erkrankung
Aufgrund der Vorgeschichte wird unsererseits das Risiko für ein erneutes Auftreten von psychischen Symptomen in der Schwangerschaft unter Prophylaxe als eher niedrig angesehen, ohne Medikation jedoch als hoch eingeschätzt.

Zu erwartender Einfluss der Postpartalzeit
Mit medikamentöser Prophylaxe (Fortführung der Medikation aus der Schwangerschaft, ggf. postpartale Erhöhung) und psychosozialer Unterstützung durch Ehemann und soziales Umfeld lässt sich das bestehende relevante Rezidivrisiko nach der Entbindung deutlich reduzieren. Hinsichtlich der postpartalen Medikation kann erst gegen Ende einer Schwangerschaft unter Berücksichtigung des Verlaufs eine Empfehlung ausgesprochen werden, ebenso hinsichtlich des Themas Stillen (Stillen bei Monotherapie mit Aripiprazol unter guter Beobachtung akzeptabel).

Weitere psychiatrische Betreuung in der Schwangerschaft/nach der Entbindung
Betreuung durch behandelnden Psychiater und bei Wunsch auch durch uns.

Gynäkologische Betreuung/Pränataldiagnostik in der Schwangerschaft
Intensive Schwangerenvorsorge, da eine Schwangerschaft unter Medikation als Risikoschwangerschaft anzusehen ist.
Pränataldiagnostik: qualifizierter Ultraschall ca. 12.–14. SSW sowie Organultraschall 19./20. SSW empfohlen; auch im weiteren Verlauf Kontrollen hinsichtlich kindlicher Entwicklung/Frühgeburtsbestrebungen.
Entbindung in einer Klinik mit Intensiv-Neonatologie (Perinatalzentrum) zu empfehlen, um das Kind beim Auftreten von postpartalen Anpassungsstörungen überwachen zu können, ohne eine Verlegung erforderlich zu machen.

Aktuelle Empfehlungen zur Medikation
Die mit der behandelnden ambulanten Psychiaterin besprochene langsame Dosisreduktion wird aus unserer Sicht unterstützt; vom vollständigen Absetzen raten wir jedoch ab. Beim Auftreten geringster Auffälligkeiten sollte vor oder in der Schwangerschaft sofort wieder eine Dosiserhöhung vorgenommen werden. Psychische Stabilität in der Schwangerschaft hat Priorität, da sie ein wesentlicher Prädiktor für postpartale Stabilität ist.

Prof. Dr. Anke Rohde (FÄ für Psychiatrie und Psychotherapie)/ 11.01.15	**Nachrichtlich:** Herrn Dr. U (Psychiater), Frau Dr. V (Gynäkologin), Herrn Dr. W (Hausarzt), Patientin Frau X

Abb. 4.1 Dokumentation des Beratungsgesprächs bei Kinderwunsch und psychischer Erkrankung (Beispiel).

breite Informationsvermittlung dient dem Ziel, die Patientin in der Folgezeit nicht durch unterschiedlichste Meinungsäußerungen zu verunsichern, wie es bei mehreren beteiligten Personen bzw. Beratern häufig passiert.

Auch der Familie gegenüber erleben Frauen eine solche Dokumentation als hilfreich, da sie sonst schnell in Argumentationsnöte kommen, wenn beispielsweise ein Familienmitglied eine Medikation in der Schwangerschaft grundsätzlich verurteilt und der Patientin vermittelt, sie müsse das doch „auch so schaffen". Da sehr viele Frauen bereits Absetzversuche mit nachfolgendem Rezidiv hinter sich haben, dient dieses Vorgehen auch der Rezidivprophylaxe. Nicht zuletzt dient die Dokumentation dem beratenden Arzt auch als eine Unterlage zu dem mit der Patientin und idealerweise dem Kindesvater in partizipativer Entscheidungsfindung erarbeiteten Vorgehen – und damit auch dem Bedürfnis nach einer gewissen rechtlichen Absicherung. Eine schriftliche Dokumentation der Beratung hinsichtlich möglicher Risiken wird auch in der Leitlinie zur Therapie der Bipolaren Störung empfohlen. Aus unserer klinischen Sicht ist es aber kontraproduktiv, die betroffenen Frauen den Inhalt des Beratungsgesprächs unterschreiben zu lassen. Dies ist ja auch in der psychiatrischen Praxis oder der Allgemeinpraxis kein übliches Vorgehen vor Psychopharmakotherapie (Aufklärung bei Clozapin, Lithium und jetzt auch Valproat, die man in der Schwangerschaft nicht empfehlen würde, einmal ausgenommen) und verunsichert nach unserer Erfahrung die Patientin eher.

5 Psychiatrische Betreuung in der Schwangerschaft – praktische Durchführung

5.1 Vieles ist zu bedenken

Die Schwangerschaft einer psychisch erkrankten Frau – unabhängig davon, ob während der Schwangerschaft erstmalig oder wiedererkrankt – birgt für den betreuenden Psychiater immer besondere Herausforderungen. Dies umso mehr, wenn wegen der ausgeprägten Psychopathologie die Fortführung oder auch der Beginn einer Psychopharmakotherapie erforderlich ist. Während in den ersten Wochen eine mögliche Teratogenität für den behandelnden Arzt im Fokus steht, stehen in der weiteren Schwangerschaft die Entwicklung des Kindes und die Gefahr der Fetotoxizität im Vordergrund (beispielsweise mit der Folge vorzeitiger Wehentätigkeit, Wachstumsretardierung etc.). Mit dem Fortschreiten der Schwangerschaft geht es um die Balance zwischen einer möglichst niedrigen Medikation einerseits und dem Erhalt der psychischen Stabilität der Patientin andererseits.

Gegen Ende der Schwangerschaft sind dann Aspekte wie Geburtsvorbereitung, Geburtsmodus, eventuell auftretende psychische Symptome unter der Geburt und insbesondere die Frage des weiteren Vorgehens nach der Geburt von besonderer Bedeutung – nicht zuletzt vor dem Hintergrund, dass im Vergleich zur Schwangerschaft in der Postpartalzeit ein sehr viel höheres Risiko einer Exazerbation der psychischen Problematik besteht.

So haben bipolare Störungen und die verschiedenen Psychosen ohne prophylaktische Medikation in Abhängigkeit von der Art der Erkrankung ein Rezidivrisiko von etwa 40–70 % nach der Entbindung. Hinzu kommt das auch bei diesen Störungen vorhandene Risiko einer postpartalen Depression. Während postpartale Depressionen und auch depressive Rezidive nach der Entbindung eher langsam und schleichend in den Tagen und Wochen nach der Geburt auftreten, geschieht dies bei bipolaren Störungen bzw. Psychosen sehr viel abrupter und akuter, oft in den ersten Tagen nach der Entbindung.

Die Vorbereitung der Geburt, die Besprechung möglicher Maßnahmen mit dem Ziel der Prävention einer Exazerbation und auch die Frage einer prophylaktischen Erhöhung der Medikation unmittelbar nach der Entbindung gehören deshalb ebenso zur peripartalen Betreuung einer psychisch erkrankten Schwangeren wie die Vorbesprechung der Themen Stillen bzw. Abstillen (s. Kap. 6).

5.2 Engmaschige psychiatrische Kontrollen

Auch bei einer gut eingestellten Patientin mit langer Rezidivfreiheit und stabiler psychischer Situation zu Beginn der Schwangerschaft können Symptome sehr rasch erneut auftreten. Insbesondere *Angst- und Zwangssymptome* kommen nach eigener klinischer Erfahrung oft bereits früh in der Schwangerschaft vor; ein „biologischer“ Zusammenhang mit der sich verändernden hormonellen Situation kann dabei sicher postuliert werden. Selbst bei einer gewünschten Schwangerschaft kommt es in solchen Fällen durchaus vor, dass Frauen über einen Schwangerschaftsabbruch nachdenken, weil sie die Panikattacken oder die zunehmenden Zwangsgedanken nicht auszuhalten glauben. Es versteht sich von selbst, dass die Nutzen-Risiko-Abwägung bei der Frage nach einem Schwangerschaftsabbruch wegen der psychischen Situation die Entscheidung für den Einsatz entsprechender Medikamente unzweifelhaft macht.

Ein zweiter wichtiger Aspekt, der engmaschige psychiatrische Kontrollen erforderlich macht (beispielsweise im Abstand von etwa 4 Wochen, bei Instabilität auch häufiger), ist der sich *verändernde Stoffwechsel* während der Schwangerschaft mit Veränderungen von Eiweißbindung, Flüssigkeitshaushalt sowie anderen Stoffwechselvorgängen (S. 75), wodurch sich die Serumspiegel eingenommener Medikamente sehr rasch verändern können.

Ein dritter, eher psychologischer Aspekt liegt nach eigener Erfahrung darin, dass Frauen in der Regel um die Möglichkeit der psychischen Destabilisierung durch die Schwangerschaft wissen und sich unsicher fühlen; regelmäßige Kontrolluntersuchungen beim behandelnden Psychiater tragen deshalb zu einem *Gefühl der Sicherheit* bei. Auch anstehende Fragen oder immer wieder auftretende Unsicherheiten bezüglich der Medikation und eventueller Auswirkungen können dann noch einmal besprochen werden.

5.3 Serumspiegelkontrollen

Auch wenn sich noch nicht in allen Leitlinien konkrete Empfehlungen zum therapeutischen Drug monitoring (tDM) in der Schwangerschaft finden, gewinnt die Serumspiegelbestimmung in der modernen Psychopharmakotherapie insgesamt zunehmend an Bedeutung und kann als unkompliziert durchzuführende Kontrolle auch in der Schwangerschaft sinnvoll sein. In der aktuellen Leitlinie zur unipolaren Depression von 2015 wird ein regelmäßiges Monitoring der Wirkstoffspiegel im mütterlichen Blut empfohlen, um einen niedrig wirksamen Wirkstoffspiegel anzustreben.

5.3.1 Phasenprophylaktika

Serumspiegelkontrollen sollten während der Schwangerschaft auf jeden Fall bei klar serumspiegelabhängigen Medikamenten (insbesondere Lithium und Antikonvulsiva) durchgeführt werden. Wie bereits erwähnt, ändern sich die Stoffwechselvorgänge in der Schwangerschaft, was dann beispielsweise in einer erhöhten Ausscheidung eines Medikaments oder einer anderen Eiweißbindung resultiert. Solche Serumspiegelkontrollen können gut an die psychiatrischen Kontrolluntersuchungen gekoppelt werden.

Im Kontext bestimmter psychiatrischer Erkrankungen ist es auch denkbar, dass der Lithium- oder Carbamazepinspiegel an eine untere Grenze absinken kann, ohne dass damit sofort eine Wiedererkrankung verbunden ist (wie etwa bei einer Lithiumprophylaxe bei rezidivierenden Depressionen). Im Interesse einer möglichst geringen Auswirkung auf die Entwicklung des Kindes ist ein niedrigstmöglicher Serumspiegel ja auch anzustreben. Um den Geburtszeitpunkt herum sind konkrete Überlegungen anzustellen, wie die Medikation nach der Entbindung wieder in den vorherigen, sicher prophylaktischen Bereich gebracht werden kann – und zwar möglichst rasch, d. h. innerhalb der ersten Tage nach der Entbindung.

> **M!**
>
> **Merke**
>
> Spätestens mit Beginn der Schwangerschaft benötigt die Patientin einen „Lithiumpass“ bzw. Medikamentenpass, in dem die Serumspiegel notiert werden.

Da mit der Entbindung auch die Umstellung der Hormone und der Stoffwechselprozesse beginnt, ist mit einer Umkehr der Auswirkungen auf die Serumspiegel zu rechnen, beispielsweise mit einem raschen Anstieg von Lithium und der Gefahr einer Lithiumintoxikation. In den ersten Tagen sollten deshalb tägliche Spiegelkontrollen erfolgen und wegen des deutlich erhöhten Rezidivrisikos nach der Entbindung (s. Kap. 2.1) eher hochnormale Serumspiegel angestrebt werden.

Diese Ausführungen machen vielleicht nachvollziehbar, warum die Autoren bei bipolaren Störungen, die mit einem hohen Risiko von Instabilitäten – sowohl in der Schwangerschaft als auch vor allem postpartal – einhergehen, „spiegelabhängige“ Medikamente nicht ideal finden. Viel einfacher ist es in solchen Fällen, mit einem atypischen Neuroleptikum, das auch eine sedierende Komponente hat, zu arbeiten.

5.3.2 Antidepressiva, Antipsychotika

Vor dem Hintergrund der Stoffwechselveränderungen und des zunehmenden Körpervolumens der Schwangeren ist in der Regel auch bei Antidepressiva und Antipsychotika ein Abfall der Serumspiegel zu beobachten. In der klinischen Realität nutzen wir den natürlichen Abfall des Serumspiegels beim Fortschreiten der Schwangerschaft und die Zunahme von Körpergewicht und Verteilungsvolumen als natürliche Reduktion in Richtung auf den Geburtszeitpunkt, solange keine Symptome auftreten. Eine Reduktion oder ein Absetzen der Medikation vor der Geburt wird dadurch praktisch entbehrlich. Bei gefährdeten Frauen kann im Sinne der Prophylaxe sofort nach der Entbindung die Dosierung erhöht werden.

Bei diesen Medikamentengruppen sind aus persönlicher Erfahrung bei stabiler Einstellung der Patientin, also der Grundannahme eines effektiven Wirkstoffspiegels, die Spiegelkontrollen von geringerer Bedeutung, da in der Schwangerschaft oft eine geringe Dosis des Medikaments auszureichen scheint, um die Stabilität zu sichern (auch wenn keine protektive Wirkung der Schwangerschaft angenommen werden kann, ist doch in den meisten Fällen eine eher bessere Befindlichkeit bei den Frauen zu beobachten). Das Hauptaugenmerk gilt deshalb der klinischen Stabilität bzw. eventuell auftretenden Symptomen, auf die direkt reagiert wird.

Auch wenn es keine wissenschaftlichen Belege für die „biologische Wirksamkeit" dieser niedrigen Dosierungen bzw. subtherapeutischen Spiegel gibt, erscheint nach den eigenen Erfahrungen dieses Vorgehen sinnvoll. Nicht zuletzt auch deshalb, weil die Patientin sich oft mit dieser niedrigen Dosierung des Medikaments sicherer fühlt und der Versuch, ein in der Schwangerschaft eingenommenes Medikament 2 oder 3 Wochen vor der Geburt vollständig abzusetzen, in der Regel mit großen Ängsten und Unsicherheiten verbunden ist. In der eigenen Praxis verzichten wir darauf völlig!

> **Merke**
>
> Bei gleich bleibender Dosierung ergibt sich durch Stoffwechselveränderungen und Zunahme des Verteilungsvolumens eine „natürliche" Reduktion bis zur Geburt. Ein vollständiges Absetzen vor der Geburt erfolgt nicht!

5.4 Umstellung der Medikation?

Die Frage, ob eine bestehende Medikation umgestellt wird, stellt sich in erster Linie bei einer ungeplanten Schwangerschaft. Die überraschende Feststellung einer Schwangerschaft führt bei den beteiligten Personen (Patientin, Angehörige und auch behandelnde Ärzte) häufig zu dem Gefühl, sofort reagieren zu müssen, um das ungeborene Kind zu schützen. Immer noch resultiert dies in manchen Fällen in der Umstellung der Medikation, zum Beispiel von einem atypischen Neuroleptikum auf die klassische Medikation mit Haloperidol, obwohl dies außerhalb der Akutpsychiatrie eigentlich kaum noch eingesetzt wird. Erfreulicherweise geben da die aktuellen Leitlinien (s. Kap. 3) klare Handlungsempfehlungen, nämlich beim Atypikum zu bleiben.

Auch das *vollständige Absetzen der Medikation* von einem Tag auf den anderen wird immer wieder praktiziert; oft stellen sich betroffene Patientinnen bei uns vor, nachdem es in der Schwangerschaft zu einer deutlichen Destabilisierung bis hin zur erneuten Krankheitsmanifestation gekommen ist.

Dass eine solche rasche Handlungsweise in den wenigsten Fällen sinnvoll ist, wurde an anderer Stelle bereits ausführlich diskutiert (s. Kap. 2). Man muss sich dabei auch vor Augen halten, dass Psychiater aus keinem anderen Anlass eine derart abrupte Umstellung oder sogar ein vollständiges Absetzen einer Medikation propagieren oder vonseiten ihrer Patienten tolerieren würden (außer bei völlig therapieresistenten Patienten im Sinne des verzweifelten Versuchs, Veränderungen im Krankheitsbild zu provozieren).

Anders ist die Situation, wenn bei einer *Polypharmakotherapie* mit drei oder vier Medikamenten die Zahl dieser Substanzen reduziert werden soll (Monotherapie ist in der Schwangerschaft immer eines der wesentlichen Ziele, wenn auch nicht immer zu erreichen).

Wenn die Umstellung der Medikation in der Schwangerschaft nach sorgfältiger Überlegung und Nutzen-Risiko-Abwägung indiziert ist, sollte bei der Auswahl des neuen Präparats auch die Frage berücksichtigt werden, ob die Patientin mit der Medikation **stillen** kann oder nicht.

Gerade bei der Umstellung in der Schwangerschaft ist im Übrigen in der Regel die Fetotoxizität (also Einflüsse auf Wachstum und Entwicklung des Kindes) von höherer Bedeutung als die Teratogenität (Auftreten von Fehlbildungen), da ungeplante Schwangerschaften meist zu einem Zeitpunkt entdeckt werden, wo mögliche teratogene Auswirkungen bereits stattgefunden hätten.

> **Merke**
>
> Bei Psychopharmaka ist das abrupte Absetzen oder das Umstellen einer bewährten Prophylaxe wegen der Schwangerschaft praktisch immer Ausdruck eines unverantwortlichen Aktionismus mit der großen Gefahr der psychischen Destabilisierung der Schwangeren.

Sonderfall Valproinsäure: Da es inzwischen klare Belege dafür gibt, dass Valproinsäure über die teratogenen Auswirkungen mit Spina bifida, Skelett- und anderen Fehlbildungen auch negative Auswirkungen auf die kognitive Entwicklung der Kinder haben kann (S. 154), sollte im psychiatrischen Kontext immer über Alternativen für Valproinsäure nachgedacht werden (z. B. durch Gabe eines atypischen Neuroleptikums, das sowohl prophylaktische als auch therapeutische Wirkung haben kann). Aber es versteht sich von selbst, dass das abrupte Absetzen beim Einsatz als Antiepileptikum Anfälle provozieren kann, weshalb bei einer Epilepsie überlegt und schrittweise umgestellt werden muss, wenn es überhaupt vertretbar ist. Allerdings bleibt zu hoffen, dass – abgesehen von Anfallsleiden ohne Alternative zu Valproat – diese Substanz für Frauen im gebärfähigen Alter in Zukunft absoluten Ausnahmefällen vorbehalten bleibt, wie es auch durch das Bundesinstitut für Arzneimittel und medizinprodukte inzwischen explizit gefordert wird.

Lithium als Prophylaktikum ist in der Gesamtwirkung möglicher Auswirkungen auf die Schwangerschaft und die Entwicklung des Kindes wohl viel weniger problematisch als früher angenommen wurde (S. 133). Gründe für eine Neueinstellung auf Lithium ergeben sich aber in der Schwangerschaft kaum, während es für die Fortführung einer gut funktionierenden Lithiumprophylaxe oft gute Gründe gibt.

5.5 Reduktion der Medikation vor der Geburt?

Die Reduktion einer Medikation etwa 2–3 Wochen vor dem Entbindungstermin bzw. bei sehr langer Halbwertszeit des Medikaments auch schon früher sollte immer in die Planungen mit einbezogen werden. Auch die Patientinnen und ihre Angehörigen verstehen gut die dahinter stehende Philosophie, nämlich dass mit der Geburt und der Abnabelung das Kind mit noch unreifer Leber und unreifen Nieren und damit einer insuffizienten Stoffwechselkapazität vor besondere Schwierigkeiten gestellt wird, wenn es ein Medikament verstoffwechseln muss. Die Reduktion der Medikation vor der Geburt dient also der möglichst weitgehenden Verringerung des im kindlichen Blut vorhandenen Serumspiegels (S. 56).

Vor allem bei solchen Entscheidungen ist nach unserer Erfahrung die Einbeziehung der Patientin von Bedeutung. Die Bereitschaft oder auch die Fähigkeit zur Reduktion der Medikation ist individuell unterschiedlich – abhängig von der persönlichen Erfahrung, aber auch vom Krankheitsbild und Sicherheitsbedürfnis der Patientin (beispielsweise fällt dies Angstpatientinnen schwerer als depressiven Frauen). Insofern werden unsererseits Vorschläge für eine solche Reduktion der Medikation gemacht (soweit wir uns nicht auf die „natürliche" Reduktion durch Beibehaltung der Dosierung beschränken (S. 48). Die Patientin bekommt dabei einen gewissen Spielraum sowie die Möglichkeit, zur vorherigen Dosierung wieder zurückzukehren, wenn sie mit der Reduktion nicht zurechtkommt.

Patientengespräch (Beispiel)

B

„Etwa 3 Wochen vor dem Entbindungstermin sollten Sie die Dosierung von Sertralin von 100 auf 75 mg, nach einer Woche auf 50 mg und dann noch einmal auf 25 mg herabsetzen. Bei der bei Ihnen bestehenden depressiven Erkrankung ist ja nicht so schnell mit dem Wiederauftreten der Symptomatik zu rechnen. Nach der Geburt sollten Sie dann direkt zu Ihrer ursprünglichen Dosierung zurückkehren. Wenn Sie allerdings mit der geringeren Dosierung überhaupt nicht zurechtkommen, dann kehren Sie bitte wieder zu Ihrer alten Dosis zurück."

Die Erfahrung zeigt, dass Patientinnen das Ziel (möglichst geringe Belastung des Kindes um den Zeitpunkt der Geburt herum) gut verstehen und Empfehlungen sehr ernst nehmen. Wenn sie die Dosisreduktion nicht schaffen, vergewissern sie sich oft noch einmal, ob sie bei einer etwas höheren Dosis bleiben können. Wichtig scheint aus unserer Sicht dann eine klare Unterstützung dieser Entscheidung („Das ist so in Ordnung"); Formulierungen wie „Das muss Ihre Entscheidung sein" erfüllen in dieser Situation nicht das Bedürfnis der Patientin nach Unterstützung durch den behandelnden Psychiater.

5.6 Empfehlung Pränataldiagnostik/spezielle Schwangerschaftsüberwachung

Da Schwangerschaften von psychisch kranken Frauen insgesamt mit einem *höheren Risiko von Schwangerschaftskomplikationen* einhergehen (S. 14) und darüber hinaus der Medikamenteneffekt zu berücksichtigen ist, gehört zur Schwangerenvorsorge neben den regelmäßigen psychiatrischen Kontrollen auch eine besonders intensive gynäkologische Überwachung der Schwangerschaft. Neben einer Unterstützung der Schwangeren mit ihren Ängsten und Fragen im Rahmen der regulären Termine beim betreuenden Gynäkologen, sollte dies aber über die normale „Routinebetreuung“ in der gynäkologischen Praxis hinausgehen und beispielsweise zusätzlich in einer pränataldiagnostischen Schwerpunktpraxis oder Abteilung stattfinden.

Am Ende des 1. Trimenons kann bei spezialisierten Pränataldiagnostikern bereits eine erste Einschätzung erfolgen, ob Hinweise auf teratogene Auswirkungen der Medikation zu erkennen sind. Herzfehler, ZNS-Fehlbildungen (z. B. Spina bifida) oder auch andere größere Fehlbildungen sind zu diesem Zeitpunkt bereits erkennbar. Für den Fall, dass eine fetale Anomalie festgestellt wurde, kann in diesem relativ frühen Schwangerschaftsstadium mit der Patientin das weitere Vorgehen besprochen werden; falls ein Schwangerschaftsabbruch erfolgen soll (medizinische Indikation (S. 89), wäre das für die Patientin psychisch in der Regel sehr viel leichter zu verkraften, als wenn sich diese Frage erst 4 oder 8 Wochen später stellt.

Merke

M!

Eine frühe qualifizierte Ultraschallfeindiagnostik am Ende des 1. Trimenon und um die 18.–20. Schwangerschaftswoche herum ist ebenso empfehlenswert wie eine Überwachung hinsichtlich Wachstumsretardierung des Kindes, Plazentafunktion etc.

Auch die weitere Schwangerschaftsüberwachung mit *Wachstumskontrolle* und Überprüfung der *Plazentadurchblutung* durch eine spezielle Dopplersonografie wird in der Regel in einer spezialisierten pränataldiagnostischen Praxis oder klinischen Abteilung durchzuführen sein, da die Qualität der Untersuchungsergebnisse in diesen Fällen auch mit der Qualität der Geräte und der Kompetenz der Untersucher steigt. Da eine Schwangerschaft bei einer psychisch kranken Frau, die zusätzlich Medikamente einnimmt, als *Risikoschwangerschaft* einzuschätzen ist, werden die Kosten durch die gesetzliche Krankenversicherung übernommen.

5.7 Empfehlung Entbindung in Klinik mit Neonatologie

Bereits sehr früh in der Schwangerschaft kann mit dem Paar auch die Frage besprochen werden, wo die Entbindung stattfinden sollte. Es empfiehlt sich, eine *Geburtsklinik mit einer Intensivstation für Neugeborene* (Perinatalzentrum) auszusuchen, da bei der Gabe von Medikamenten in der Schwangerschaft Anpassungsprobleme beim Neugeborenen oder sogar konkrete Auswirkungen der Medikation (Entzugssyndrome etc.) nicht auszuschließen sind. Spezielle Intensivstationen für Neugeborene sind in der Regel an Entbindungskliniken (Perinatalzentrum) angebunden, was es für die betroffene Mutter bzw. die Eltern sehr viel leichter macht, auch für einen solchen Fall einen engen Kontakt mit dem Kind aufrechtzuerhalten. Insbesondere wenn die Mutter nach der Geburt noch körperlich beeinträchtigt ist oder an den Folgen eines Kaiserschnitts leidet, kann die Trennung von Mutter und Kind zu erheblichen Belastungen führen, wenn das Kind in eine Kinderklinik verlegt werden müsste, selbst wenn diese nur 5 Kilometer entfernt ist.

Ein weiterer Vorteil der Entbindung in einer Geburtsklinik mit Perinatalzentrum ist die Nähe eines *Kinderarztes*, der sofort nach der Entbindung das Kind in Empfang nehmen und auf mögliche Auswirkungen der Medikation untersuchen kann. Voraussetzung dafür ist natürlich, dass die Schwangere sich vorher in der Klinik vorgestellt und über ihre Erkrankung sowie die Medikamenteneinnahme berichtet hat. Die einfachste Informationsvermittlung ist in diesem Zusammenhang die Mitgabe der dazu erstellten Dokumentation („Geburtsplan“, ▶ Abb. 6.1).

Der gelegentlich geäußerte Wunsch, in einem *Geburtshaus* zu entbinden oder eine *Hausgeburt* zu haben, sollte hinsichtlich der damit verbundenen Unsicherheiten diskutiert werden. Wenn sich die Eltern nach entsprechender Aufklärung über mögliche Anpassungsstörungen und die dann schwierigere Untersuchung und Versorgung des Kindes trotzdem zu einer solchen Entbindung entschließen, ist das vielleicht Ausdruck ihres Bedürfnisses nach „Normalität“. Bei Angststörungen oder Depressionen mit antidepressiver Medikation in niedriger Dosierung kann dies im Einzelfall unkompliziert verlaufen; wichtig ist, dass die Hebammen im Vorfeld über die Medikation informiert sind. Ganz konkret abzuraten ist aber in Fällen einer bipolaren Störung oder einer Psychose, wo neben der Medikation auch die Bewertung des psychischen Zustandes der Mutter post partum im Vordergrund steht und wo es sehr rasch, oft schon in den ersten 3 Tagen, zu psychischen Symptomen kommen kann, die eine weitere medizinische Intervention erfordern.

5.8 Hebammenbetreuung

Ebenfalls ein frühzeitiges Thema sollte die Auswahl einer Hebamme sein, da Hebammen nur begrenzte Kapazitäten haben und so genannte „Beleghebammen" lange im Voraus ausgebucht sind. Beleghebammen haben mit bestimmten Geburtskliniken Verträge, die es ihnen ermöglichen, während der Schwangerschaft von ihnen ambulant betreute Frauen auch bei der Geburt zu begleiten. Vor allem Patientinnen mit Angststörungen profitieren sehr von der Sicherheit, die ihnen die kontinuierliche Betreuung durch dieselbe Hebamme gibt. Geburtsängste werden dadurch reduziert. Auch die Hebamme sollte über die Art der Erkrankung sowie die gegebenenfalls erforderliche Medikamenteneinnahme informiert sein.

5.9 Dokumentation des Beratungsgesprächs

Die in diesem Kapitel besprochenen einzelnen Beratungsaspekte werden kurz schriftlich dokumentiert und – wie auch bei der Dokumentation einer Kinderwunschberatung – an die beteiligten Ärzte und die Patientin geschickt. Die Information aller beteiligten Ärzte und die Weitergabe der Information an die Patientin haben den Vorteil, dass gegenläufige Informationen und Ratschläge, wie sie sonst in der Praxis rasch entstehen, vermieden werden und die Patientin das Beratungsergebnis noch einmal nachlesen kann. An dieser Stelle können auch konkrete Empfehlungen hinsichtlich der weiteren Medikation gegeben werden. In ► Abb. 5.1 ist eine solche Dokumentation, die immer einem bestimmten Schema folgt, beispielhaft dargestellt.

Universitätsklinikum Bonn, Zentrum für Geburtshilfe und Frauenheilkunde
Geschäftsführender Direktor: Prof. Dr. W. Kuhn
Gynäkologische Psychosomatik (Prof. Dr. med. Anke Rohde), Sigmund-Freud-Straße 25; 53105 Bonn
Tel.: 0228-287-14737; Fax: 0228-14738, www.femina.uni-bonn.de, www.frauen-und-psychiatrie.de

Beratung Schwangerschaft und psychische Erkrankung

Patientin	**X**	**Y**		geb. xx.xx.xx
Schwangerschaft	1. Schwangerschaft (G1P0)	geplant		
	21. SSW	errechneter Entbindungstermin (EET)		04.11.15
	In regelmäßiger gynäkologischer Betreuung, bisher unkomplizierte Schwangerschaft			
Psychische Vorerkrankung	Seit 2008 soziale Phobie, unter kognitiver Verhaltenstherapie und Citalopram 20 mg/Tag weitgehend remittiert. Wegen des Kinderwunsches auf ärztliche Empfehlung das Antidepressivum abgesetzt. Zirka 3 Monate nach Absetzen (vor Eintreten der aktuellen Schwangerschaft) Auftreten von Zwangsgedanken (Thema Infektionsängste), die mit Feststellung der Schwangerschaft deutlich zugenommen haben und den ganzen Tagesablauf beeinflussen, vor allem die Ernährung. Möglicherweise Zusammenhang mit dem wenige Wochen vorher erfolgten Absetzen der Medikation (Citalopram).			
Medikation	Seit 28.05.15 erneute Behandlung mit Citalopram 10 mg/Tag, seit 08.06.15 20 mg/Tag			
Aktuelle Symptomatik	Ausgeprägte Zwangsgedanken (Thema Infektion) mit Zwangshandlungen (Kontrollhandlungen, Vermeidungsverhalten); depressive Begleitsymptomatik (ICD-10: F42.0)			
Beratung am	22.06.15	Ehemann/Partner	Herr X anwesend	

Beratung unter Berücksichtigung der vorhandenen Informationen, und zwar:	
x	Allgemeines psychiatrisches Wissen
x	Internetportal zu Psychopharmakotherapie in Schwangerschaft und Stillzeit (www.embryotox.de)
x	Angaben der Patientin (und ggf. Ehemann/Partner)
x	Behandlungsunterlagen seit Ersterkrankung hat Patientin mitgebracht

Psychische Erkrankung (aktuell)
Seit 3 Wochen erneut Einnahme von Citalopram, seit 2 Wochen 20 mg/Tag; bisher unzureichende Besserung

Fortführung Medikation?
Unter Nutzen-Risiko-Abwägung Medikation dringend erforderlich. Citalopram gehört zu den SSRI der Wahl in der Schwangerschaft (s. auch www.embryotox.de und Anlage). Aktuell ist die Einnahmedauer noch zu kurz, um die Wirksamkeit zu beurteilen. Beim Termin in 2 Wochen soll entschieden werden, ob eine weitere Erhöhung erforderlich ist (bis maximal 40 mg/Tag). Falls erforderlich, Zugabe einer niedrigen Dosis eines Neuroleptikums (z.B. Risperidon). Fluoxetin ist wegen der langen Halbwertszeit in der Schwangerschaft nicht indiziert. Ziel: möglichst weitgehende Stabilisierung in der Schwangerschaft.

Postpartalzeit
Erhöhtes Risiko einer postpartalen Exazerbation der Zwangssymptomatik. Deshalb auch nach Entbindung Fortführung der Medikation, Dosierung in Abhängigkeit vom Verlauf in der Schwangerschaft. Weitere Besprechung bei der Geburtsplanung 6 Wochen vor EET hier in der Gynäkologischen Psychosomatik, dann auch Empfehlungen zur peripartalen Medikation; ein Termin dafür wurde vereinbart.

Psychiatrische Betreuung Schwangerschaft/Entbindung
Engmaschige Betreuung durch behandelnde Psychiaterin. Bei unzureichender Wirkung der Medikation Serumspiegelkontrollen und ggf. Anpassung der Dosis. Dringend Fortführung der Verhaltenstherapie mit dem Schwerpunkt „Umgang mit Zwangssymptomatik“ empfohlen.

Gynäkologische Betreuung/Pränataldiagnostik
Intensive Schwangerenvorsorge beim Gynäkologen, da Schwangerschaft unter Medikation (= Risiko-schwangerschaft). Bisherige Untersuchungen: unauffällige fetale Entwicklung. Organultraschall für nächste Woche geplant. Ggf. auch zusätzliche Vorstellung in der hiesigen Schwangerenambulanz.

Entbindung/Stillen
Entbindung in einer Klinik mit Intensiv-Neonatologie ist zu empfehlen, da Anpassungsstörungen beim Kind unter Einnahme von Psychopharmaka auftreten können. Beim gesundem Neugeborenen Stillen unter Nutzen-Risiko-Abwägung unter Monotherapie mit Citalopram möglich (s. www.embryotox.de und Anlage).

Prof. Dr. Anke Rohde (FÄ für Psychiatrie und Psychotherapie)/ 23.06.15	**Nachrichtlich:** Frau Dr. U (Psychiaterin), Herrn Dr. V (Gynäkologe), Frau Dr. W (Hausärztin), Psychotherapeutin, Hebamme, Patientin Frau X

Abb. 5.1 Dokumentation des Beratungsgesprächs in der Schwangerschaft (Beispiel).

6 Peripartales Management bei psychisch kranken Schwangeren

6.1 Planung gibt Sicherheit

Seit Gründung der Gynäkologischen Psychosomatik unter der Leitung von Anke Rohde am Zentrum für Geburtshilfe und Frauenheilkunde des Universitätsklinikums Bonn im Jahr 1997 und zunehmend seit Etablierung des Internetportals http://www.frauen-und-psychiatrie.de/, das mittlerweile in die Seite http://www.embryotox.de integriert ist, sowie verschiedenen wissenschaftlichen und Buchpublikationen zum Thema hat die Zahl psychisch erkrankter Frauen, die sich in der Schwangerschaft vorstellen und peripartal mitbetreut werden, ständig zugenommen. In den letzten Jahren folgte die Vorplanung der Geburt bzw. das peripartale Management in der Gynäkologischen Psychosomatik Bonn einem bestimmten Schema, das empirisch basiert ist und die vergleichsweise wenigen „harten“ wissenschaftlichen Fakten in diesem Kontext berücksichtigt. Gerade auf diesen rein empirischen Hintergrund ohne fehlende Evidenz für Allgemeingültigkeit weisen wir die Frauen und ihre Partner immer wieder hin. Um möglicherweise irgendwann solche Evidenzen zu haben, werden alle Fälle standardisiert dokumentiert und mit dem Einverständnis der betroffenen Frauen wissenschaftlich ausgewertet.

Allerdings ist dieses empirisch basierte Vorgehen aus unserer Sicht derzeit das Beste, was wir anbieten können. Und die praktischen Erfahrungen zeigen, dass die betroffenen Frauen und ihre Partner damit sehr gut zurechtkommen und dass sie dadurch viel subjektive Sicherheit gewinnen – in dem Sinne, dass sie vorbereitet sind, Eventualitäten vorher durchgesprochen wurden und Handlungspläne für bestimmte Krisensituationen erarbeitet wurden.

In der Praxis hat sich für die Geburtsvorbereitung bei einer Frau mit psychischer Erkrankung ein Vorgehen bewährt, bei dem die Vorbesprechung möglicher Probleme vor, während und nach der Geburt sowie Umgangsmöglichkeiten mit solchen Problemen im Vordergrund stehen.

6.2 Gespräch zur Geburtsvorbereitung und „Geburtsplan“

In einem Gespräch gemeinsam mit der Patientin und ihrem Partner oder sonstigen Angehörigen, das spätestens etwa 6–8 Wochen vor der Entbindung stattfindet, werden die wichtigsten Punkte besprochen und schriftlich niedergelegt. Ein Beispiel eines solchen „Geburtsplans“ ist in ▶ Abb. 6.1 wiedergegeben. Dieser Plan geht an die Schwangerenambulanz der Klinik und die kinderärztliche Station, wo das Kind betreut werden wird („Neugeborenenzimmer“), und bei auswärtig geplanten Geburten an den dort betreuenden Geburtshelfer. Auch behandelnder Gynäkologe, Psychiater, ggf. der Hausarzt und die Hebamme erhalten ebenfalls ein Exemplar. Und die Patientin legt ein Exemplar des „Geburtsplans“ in ihren Mutterpass, so dass er jederzeit zur Hand ist.

In der Praxis hat es sich als sehr hilfreich erwiesen, den Geburtsplan direkt am PC mit dem Paar gemeinsam zu erstellen. Im Laufe der Zeit erarbeitet man sich eine Reihe von „Musterbriefen“, die man dann modifizieren kann.

Dieses Vorgehen gibt vor allem der betroffenen Patientin und ihrem Partner Sicherheit bezüglich des weiteren Ablaufs, und auch die einbezogenen Geburtshelfer erleben die Vorbesprechung des möglicherweise notwendigen Prozederes als hilfreich. So können Unsicherheiten im Umgang mit der Patientin sowie die Hinzuziehung eines Psychiaters aus dem Konsiliardienst, der die Patientin nicht kennt, in der Regel vermieden werden. Wichtig erscheint aus unserer Sicht die einvernehmliche Absprache des Vorgehens mit dem Paar, wobei insbesondere den Bedürfnissen der Patientin Rechnung getragen wird (beispielsweise wenn es um die Frage des Stillens, der prophylaktischen Medikamentenerhöhung nach der Entbindung etc. geht). Eine partizipative Entscheidungsfindung und eine schriftliche Dokumentation werden auch in den aktuellen Leitlinien zur peripartalen Behandlung psychisch kranker Frauen ausdrücklich empfohlen.

Universitätsklinikum Bonn, Zentrum für Geburtshilfe und Frauenheilkunde
Geschäftsführender Direktor: Prof. Dr. W. Kuhn
Gynäkologische Psychosomatik (Prof. Dr. med. Anke Rohde), Sigmund-Freud-Straße 25; 53105 Bonn
Tel.: 0228-287-14737; Fax: 0228-14738, www.femina.uni-bonn.de, www.frauen-und-psychiatrie.de

Information an Geburtshelfer/Geburtsklinik

Patientin	X	Y	geb. xx.xx.xx
Schwangerschaft	1. Schwangerschaft, G1P0, SSW 33 + 2	errechneter Entbindungstermin:	27.07.14
Psychische Vorerkrankung	Rezidivierende bipolare affektive Störung (ICD-10: F31.7; bipolar II, d.h. mit hypomanen Phasen), Ersterkrankung 2004, trotz regelmäßiger Phasenprophylaxe häufiger Phasenwechsel zwischen kurzen hypomanen und längeren depressiven Phasen; unter Quetiapin retard (= atypisches Neuroleptikum) deutliche Symptomverminderung.		
	Versuche der Reduktion führten in der Vorgeschichte jeweils zu Instabilität mit Zunahme der Symptomatik (längere und intensivere hypomane und depressive Phasen). **Postpartal relevantes Risiko einer schweren Manie** (auch bei bipolar II).		
Verlauf in der Schwangerschaft	Geplant unter 250 mg/Tag Quetiapin retard (= Neuroleptikum) und 25 mg/Tag Sertralin (= Antidepressivum) schwanger geworden. Gynäkologische Kontrollen bisher: zeitgerechte Entwicklung des Kindes. Aktuell psychisch weitgehend stabil unter Monotherapie mit Quetiapin retard 300 mg/Tag; insgesamt in der Schwangerschaft stabiler als vorher.		
Geburtsplanung	am 04.06.14		
Partner	Herr Y anwesend		

Empfehlungen: Mit der Patientin und ihrem Partner wurden einvernehmlich folgende Empfehlungen zum Vorgehen bei bzw. nach der Geburt besprochen:

Geburt	Aus psychiatrischer Sicht keine Einwände gegen die von der Patientin gewünschte **Spontangeburt.**
	Bitte auf gute **Schmerzmedikation** achten.
Stillen	Frau X möchte gerne stillen. Unter der derzeitigen Medikation mit Quetiapin retard in Monotherapie **Stillen** nach Nutzen-Risiko-Abwägung möglich (s. auch Infos www.embryotox.de und Anlage).
	Falls **Abstillen** (auch sekundär): **nicht medikamentös** (Gefahr der psychischen Destabilisierung unter Bromocriptin oder Cabergolin).
Postpartal	Patientin braucht **viel Ruhe** (Reizabschirmung, Einzelzimmer). **Mitaufnahme des Partners** zur Entlastung empfohlen. Herr Z kann die psychische Situation gut einschätzen.
	Aufenthalt in Abhängigkeit von der psychischen Situation ggf. 1–2 Tage länger, um Anpassung zu erleichtern (= medizinische Indikation).
Medikation	*Präpartal:* Da bisher unter Reduktionsversuchen jeweils psychische Instabilität, **keine weitere Reduktion** vor Entbindung. Fortführung von Quetiapin retard 300 mg/Tag.
	Postpartal: Sofortige Erhöhung ab Tag der Entbindung auf **Quetiapin retard 300 mg/Tag (morgens) plus Quetiapin nicht retardiert 300 mg/Tag (abends)**; (Patientin bringt Medikamente mit, bitte aber als Einzelgaben über Station verabreichen und Einnahme sicherstellen).
Eventuelle Warnsignale	**Patientin muss unbedingt schlafen,** da Schlafstörungen eventuell erste Symptome einer Manie sind. Deshalb bei **Schlafstörungen, Unruhe** oder **Euphorie** zusätzlich bis 200 mg Quetiapin nicht retardiert (Gesamttagesdosis Quetiapin bis 800 mg möglich); ggf. auch Zolpidem. **Bitte Einschätzung des Partners berücksichtigen!** Beim Auftreten von Auffälligkeiten dieser Art sofort Information an uns oder psychiatrischen Konsiliardienst.
Psychosoziale Situation	Gute Unterstützung durch Partner und Familie. Der Partner wird direkt nach der Entbindung 2 Monate Elternzeit nehmen. Danach ggf. Unterstützung durch Haushalthilfe (über die Krankenkasse zu verordnen).
Mitbetreuung peripartal	Mitbetreuung während des Aufenthalts durch uns. Falls Auffälligkeiten in unserer Abwesenheit frühzeitige Information des psychiatrischen Konsiliardienstes.
	Vor Entlassung Terminvereinbarung für Wiedervorstellung hier ca. 2–3 Wochen post partum
Prof. Dr. Anke Rohde (FÄ für Psychiatrie und Psychotherapie)/ 04.06.14	**Nachrichtlich:** Schwangerenambulanz der Klinik, Neugeborenenzimmer der Klinik, Frau Dr. V (Psychiaterin), Frau Dr. W (Gynäkologin), Hebamme Frau T, Patientin Frau X

Abb. 6.1 Peripartaler Managementplan (Beispiel).

> **Merke**
>
> Die gemeinsame Erarbeitung und die Dokumentation eines konkreten „Geburtsplans" mit der Patientin und ihrem Partner sichern das peripartale Management.

Die im „Geburtsplan" dargestellten Aspekte werden im Folgenden kurz besprochen.

6.3 Allgemeine Informationen

Neben den Personalien der Patientin gehört in einen solchen Geburtsplan auf jeden Fall die Angabe der aktuellen Schwangerschaftswoche und des errechneten Entbindungstermins (EET); außerdem vor den inhaltlichen Empfehlungen der Hinweis, wann die Besprechung stattgefunden hat und ob der Partner anwesend war.

Beispiel: *„Mit der Patientin und ihrem Partner wurden einvernehmlich folgende Empfehlungen für das Vorgehen vor und nach der Entbindung besprochen."*

6.4 Informationen zur psychischen Vorerkrankung

Es erfolgt eine stichwortartige Zusammenfassung der Längsschnittdiagnose und des bisherigen Verlaufs, und zwar in der Nomenklatur angepasst für Geburtshelfer bzw. Hebammen, also Nichtpsychiater.

Beispiel: *„Rezidivierende bipolare Störung mit Erstmanifestation vor 10 Jahren, seitdem mit jeweils gemischt-affektiver Symptomatik dreimal stationär. Auftreten der Krankheitsphasen nach Absetzen der Prophylaxe mit dem Medikament XY wegen Kinderwunsches."*

6.5 Verlauf der Schwangerschaft aus psychiatrischer Sicht

Zu den Informationen über die Schwangerschaft zählt insbesondere eine Angabe darüber, ob die Patientin unter Medikamenten schwanger wurde bzw. im 1. Trimenon Medikamente eingenommen hat, damit das Augenmerk auf die Beurteilung eventueller Auswirkungen beim Kind gerichtet werden kann. Die Angabe, welche Medikation während der späteren Schwangerschaft erfolgte, ist wichtig, um den einbezogenen Kinderärzten Informationen über zu erwartende Anpassungsstörungen beim Neugeborenen zu geben, wie beispielsweise Übererregbarkeit bei SSRI, Atemstörungen und Floppy-Infant-Symptomatik bei Benzodiazepinen oder extrapyramidalmotorische Störungen bei typischen Neuroleptika.

Beispiel: *„Geplante Schwangerschaft unter 100 mg Medikament XY. In der Frühschwangerschaft leichte Instabilität; nach Dosiserhöhung Stabilisierung, seitdem unter 150 mg Medikament XY psychisch stabil."*

6.6 Geburt – vaginale Entbindung oder Kaiserschnitt?

Hier erfolgt die Besprechung, ob die Patientin sich eine Spontangeburt zutraut, ob es eventuell Gründe für einen geplanten Kaiserschnitt gibt oder ob aus psychiatrischer Sicht eine medizinische Indikation dafür vorliegt. Vor allem bei Patientinnen mit Angsterkrankungen kann dieses Thema wichtig werden. Bereits die Option, eventuell einen Kaiserschnitt durchführen lassen zu können, wirkt auf viele Patientinnen entlastend; in den meisten Fällen können sie sich dann doch auf eine Spontangeburt einlassen.

Beispiel: *„Frau X. traut sich eine Spontangeburt nicht zu und wünscht einen Kaiserschnitt. Unter Berücksichtigung der psychischen Situation und vor allem der als traumatisch erlebten ersten Geburt vor 3 Jahren wird dies aus psychiatrischer Sicht befürwortet."*

6.7 Bedarfsmedikation bei der Entbindung

Ähnliches gilt für die Bedarfsmedikation in der Zeit der Entbindung: Eine Empfehlung für die Gynäkologen gibt der Patientin Sicherheit, ohne dass die Bedarfsmedikation häufig in Anspruch genommen wird. Am ehesten ist eine solche Empfehlung bei Angstpatientinnen erforderlich; gerade von ihnen hört man oft die Frage „Und was ist, wenn ich unter der Geburt eine Panikattacke habe?". Die Bedarfsmedikation und die empfohlene Dosierung werden konkret angegeben. Die Praxis zeigt, dass alleine die Möglichkeit einer Bedarfsmedikation zur Angstreduktion beiträgt.

Beispiel: *„Beim Auftreten ausgeprägter Angstsymptome oder einer Panikattacke sub partu Gabe von Tavor expidet 1 mg, ggf. wiederholen."*

6.8 Stillen oder Abstillen – was braucht die Patientin?

6.8.1 Stillen – ja oder nein?

Die individuellen Bedürfnisse bezüglich des Stillens können bei den Patientinnen sehr unterschiedlich sein. Es gibt Frauen, die aus Sicherheitsgründen abstillen wollen, um jegliche Nebenwirkungen beim Kind zu vermeiden. Dies erleichtert natürlich die postpartale Medikation. Für andere Frauen ist das Thema Stillen hingegen sehr wichtig, wobei die unterschiedlichsten Gründe ausschlaggebend sein können. In solchen Fällen ist gut abzuwägen, ob es Gründe dafür gibt, einer Frau aktiv vom Stillen abzuraten – auch deshalb, weil solche Ratschläge nach unserer Erfahrung oft nicht befolgt werden und stattdessen eher die Medikamente weggelassen werden.

Hinzu kommt, dass es Patientinnen manchmal zusätzlich belastet, wenn sie nicht stillen „dürfen“. Vor allem depressive Mütter rutschen noch mehr in eine Spirale von Depressivität („Ich bin ja sowieso eine schlechte Mutter. Stillen ist doch das einzige Gute, was ich für mein Kind tun kann. Und das darf ich jetzt auch nicht mehr.“). Wann immer Stillen unter Medikation für akzeptabel gehalten wird, wird dies auch dokumentiert, meist dann noch mit dem Hinweis auf weiterführende Informationen im Internetportal http://www.embryotox.de bzw. entsprechende Literatur; beispielsweise wird ein Ausdruck der Internetseite oder ein Auszug aus dem vorliegenden Buch beigefügt.

Beispiel: *„Unter Nutzen-Risiko-Abwägung ist mit der bestehenden Medikation (Medikament XY) das Stillen möglich. Weitere Infos s.* http://www.embryotox.de *und beigefügte Informationen.“*

6.8.2 Medikamentös oder konservativ abstillen?

Entschließt sich eine Patientin schon im Vorhinein zum Abstillen, dann besprechen wir immer auch, ob das medikamentös erfolgen sollte oder nicht. Üblicherweise wird zum primären Abstillen direkt nach der Entbindung eine Tablette *Cabergolin* eingenommen, um den Milcheinschuss nach Möglichkeit zu verhindern. Allerdings ist der Prolaktinhemmer Cabergolin – wenn auch weniger als Bromocriptin – potenziell psychisch destabilisierend und damit psychose- und depressionsfördernd. Auch wenn es spezielle wissenschaftliche Untersuchungen bezogen auf die Gabe von Prolaktinhemmern bei psychisch vorerkrankten Frauen nicht gibt und auch wenn das Nebenwirkungsrisiko der psychischen Destabilisierung insgesamt als eher gering anzusehen ist, möchte man natürlich einer vorerkrankten Patientin mit hohem Rezidivrisiko jedweden zusätzlichen Faktor ersparen, der zur Remanifestation der Erkrankung führen kann.

In solchen Fällen wird dann empfohlen, mit der Hebamme über ein konservatives Vorgehen mit kühlenden Umschlägen, straffem BH, speziellen Tees und auch homöopathischen Mitteln zu sprechen. Manche Frauen haben von vorherigen Geburten schon Erfahrungen damit und trauen sich das zu. In anderen Fällen spricht aber auch gerade die besondere psychische Situation der Frau gegen das konservative Abstillen, weil daraus auch Probleme resultieren können – die Frau ist in den ersten Tagen viel mit ihrer Brust beschäftigt, oft ist der Milcheinschuss schmerzhaft, das führt zu Schlafstörungen und im Extremfall sogar zur Brustentzündung.

Bromocriptin gilt wegen der Gefahr psychischer Nebenwirkungen mittlerweile als insgesamt obsolet; auch für das spätere (sekundäre) Abstillen wird mittlerweile Cabergolin eingesetzt, wenn das Abstillen konservativ nicht funktioniert. Wiederholt haben uns übrigens Frauen über optische Halluzinationen nach der Einnahme von Bromocriptin berichtet.

Merke M!

Ein medikamentös unterstütztes Abstillen mit Cabergolin ist wegen Gefahr der psychischen Destabilisierung in bestimmten Fällen zu vermeiden. Bromocriptin soll mit der Indikation Abstillen gar nicht mehr eingesetzt werden.

6.9 Medikation prä- und postpartal

6.9.1 Präpartal reduzieren?

Um das Neugeborene mit seinem noch unreifen Organsystem nach der Entbindung möglichst wenig durch abzubauende Medikamente zu belasten, wird im Vorfeld besprochen, ob 2 oder 3 Wochen vor der Entbindung eine Reduktion der Medikation möglich ist – es erfolgt nie (!) ein vollständiges Absetzen. Die Entscheidung über Zeitpunkt und Dosis der Reduktion erfolgt in Abhängigkeit vom

Verlauf bzw. der Stabilität in der Schwangerschaft und richtet sich auch danach, was die Patientin sich zutraut.

Beispiel: „*2 Wochen vor EET Reduktion von Medikament XY auf 75 mg, 1 Woche vorher auf 50 mg. Beim Auftreten von Instabilität kann Frau A. selbständig zur vorherigen Dosis zurückkehren.*“

Gerade auch diese Möglichkeit der Patientin, selbst zur vorherigen Dosis zurückkehren zu können, wenn sie sich mit der versuchten Reduktion nicht wohl fühlt, gibt den Frauen Sicherheit und entspricht der therapeutischen Haltung, die eine Förderung ihrer Autonomie als Expertin ihrer eigenen Erkrankung zum Ziel hat.

6.9.2 Postpartal erhöhen?

Eine (schizo-)manische oder psychotische Exazerbation in der Postpartalzeit ist wegen der Akuität der Erkrankung mit „stürmischer, bunter“ Symptomatik immer ein psychiatrischer Notfall. Insbesondere bei bipolaren Störungen und Psychosen hat die prophylaktische Erhöhung der Medikation nach unserer Erfahrung deshalb einen hohen Stellenwert. Bei diesen Erkrankungen reduzieren wir vor der Entbindung auch nur bei klarer Stabilität und sehr zurückhaltend. Die Auswertung unserer dokumentieren Schwangerschaftsverläufe der vergangenen Jahre hat deutlich gezeigt, dass die Erhöhung der Medikation unmittelbar post partum in einen therapeutischen Bereich neben Reizabschirmung und sozialer Unterstützung einen wichtigen Baustein der postpartalen Rezidivprophylaxe darstellt.

Über die Dosis, die dann ab dem Tag der Entbindung („Tag 0“) eingenommen wird, gibt es oftmals regelrechte „Verhandlungen“ mit der Patientin. Die Erfahrung hat uns gelehrt, dass die Dosis nicht zu niedrig sein darf, denn wenn erst psychotische und vor allem manische Symptome auftreten, ist es kaum noch möglich, sie zu stoppen, selbst mit hoch dosierter Medikation. Anhand der früheren Behandlungsberichte der Patientin wird versucht abzuschätzen, wie hoch in der Akutphase etwa die therapeutisch notwendige Dosis war; in diesen Bereich sollte nach unserer Erfahrung die Dosis postpartal liegen. Handelt es sich um sehr hohe Dosierungen und hat die Patientin in der Schwangerschaft nur eine vergleichsweise niedrige Dosis benötigt, kann man moderat erhöhen mit der Option, ggf. noch einmal zuzulegen. Wichtig ist tatsächlich, dass die Patientin und auch ihr Partner mit diesem Vorgehen einverstanden sind und dass sie eine gewisse Autonomie in der Gestaltung bekommen.

Beispiel: „*Ab dem Tag der Entbindung Medikament XY sofort auf 400 mg erhöhen. Sollten darunter Symptome wie etwa Antriebssteigerung, Unruhe oder Euphorie auftreten (erste Symptome einer beginnenden Manie) sofortige Erhöhung auf 600 mg, ggf. auch 800 mg. Bitte Meinung des Partners, der die Krankheitssymptomatik gut kennt, berücksichtigen. Frau A. bringt die Medikamente mit. Bitte Einnahme der Medikation unbedingt sicherstellen.*“

Weniger kompliziert stellt es sich in der Regel bei Depressionen oder Angststörungen dar. Nach vorübergehender Reduktion präpartal kehren wir dann in der Regel zur vorherigen Dosis zurück, ggf. auch mit der Option, noch weiter zu erhöhen.

Beispiel: „*Ab dem Tag der Entbindung wieder wie in der Schwangerschaft 100 mg Medikament XY, Beim Auftreten depressiver Symptome Erhöhung auf 125 mg oder auch 150 mg; Frau A. kann das selbst entscheiden.*“

6.9.3 Welche Symptome sind zu erwarten?

Nicht nur im Zusammenhang mit der Entscheidung über eine Dosiserhöhung ist es sinnvoll herauszuarbeiten, welche Krankheitssymptome zu erwarten sind. Recht einfach gestaltet sich das, wenn Behandlungsberichte vorheriger Krankheitsepisoden der Patientin vorliegen und vor allem, wenn der Partner schon eine Krankheitsphase erlebt hat. Wenn das nicht der Fall ist, benötigt es immer ein gewisses Fingerspitzengefühl, den Partner für eventuelle Symptome zu sensibilisieren, ohne ihn zu erschrecken. Wir fragen auch immer die Patientin, ob sie selbst den Beginn der Krankheitsphasen bemerkt, woran sie es bemerkt und an welcher Stelle sie selbst noch intervenieren könnte.

Beispiel: „*Patientin muss schlafen, da Schlafstörungen in früheren Krankheitsphasen immer erste Symptome der beginnenden Psychose waren. Bitte auch auf unrealistische Ängste, Misstrauen und Reizempfindlichkeit achten.*“

6.10 Reizabschirmung oberstes Gebot

Mit der Patientin und ihrem Partner werden üblicherweise Strategien besprochen, wie in den Stunden und Tagen nach der Entbindung für möglichst viel Ruhe und Erholung gesorgt werden kann. Dies beinhaltet unter anderem, die Zahl der Besucher in der Klinik und später auch zu Hause möglichst gering zu halten – immer mit dem Ziel, zusätzlich belastende Faktoren zu minimieren und zur Reizabschirmung beizutragen. Gerade beim Risiko eines Manie- oder Psychoserezidivs sollte dieses Vorgehen unbedingt sehr konsequent vertreten und vorbereitet werden. Dazu gehört in solchen Fällen auch nach Möglichkeit ein Einzelzimmer, denn die beste Vorbereitung in Richtung Reizabschirmung hilft wenig, wenn die Bettnachbarin eine Frau ist, die ihr drittes Kind bekommen hat und ihre ganze Familie zu Besuch hat.

Beispiel: *‚Frau A. braucht viel Ruhe; bitte möglichst Einzelzimmer.“*

6.11 Unterstützung bei der Anpassung nach der Entbindung

Nach unserer Erfahrung brauchen Frauen mit psychischer Vorerkrankung häufig etwas mehr Zeit, um sich auf die Versorgung des Neugeborenen und die Erkennung seiner Bedürfnisse einzustellen Deshalb empfehlen wir häufig die Möglichkeit der *Verlängerung des stationären Aufenthalts* nach der Entbindung um ein oder zwei Tage. Die Mitaufnahme des Partners, manchmal auch der Mutter der Patientin, als *Begleitperson* kann für die psychische Stabilität und die Entlastung der Patientin sinnvoll sein und wird im Bedarfsfall befürwortet. Vor allem bei Erstgeburten wird diese Möglichkeit von den Paaren sehr gerne angenommen. Problematisch wird es dann, wenn das Paar sich den eigenen Kostenzuschuss („Hotelbeitrag“) für den Partner nicht leisten kann. Im Einzelfall kann es sinnvoll sein, bei der Krankenkasse einen Kostenübernahmeantrag dafür zu stellen. Mit entsprechender Notwendigkeitsbescheinigung gelingt dies manchmal.

Beispiel: *„Um Frau A. die Anpassung an die neue Situation zu erleichtern, empfehlen wir eine Verlängerung des Aufenthaltes um ein oder zwei Tage (medizinische Indikation) Die Mitaufnahme des Partners im Familienzimmer ist aus psychiatrischer Sicht zu befürworten.“*

Auch zuhause kann die gezielte Unterstützung durch die Hebamme den Anpassungsprozess erleichtern. Eine Verlängerung der häuslichen Hebammenbetreuung ist mit ärztlicher Bescheinigung möglich. Unberührt davon ist die eventuell sinnvolle Betreuung durch eine speziell ausgebildete Familienhebamme über das 1. Lebensjahr des Kindes. Eine Anbindung an so genannte Frühe Hilfen (lokale und regionale Unterstützungssysteme mit koordinierten Hilfsangeboten für Eltern und Kinder ab Beginn der Schwangerschaft und in den ersten Lebensjahren mit einem Schwerpunkt auf der Altersgruppe der 0- bis 3-Jährigen) kann hilfreich sein.

Mittlerweile gehört es auch zur Vorbesprechung schon in der frühen Schwangerschaft, ob der Kindesvater Elternzeit nehmen kann, um seine Frau in den ersten Wochen nach der Entbindung zu unterstützen. So kann er dann beispielsweise nachts die Versorgung des Kindes übernehmen. Falls das Kind gestillt wird, gibt es die Möglichkeit mit abgepumpter Milch zu füttern oder auch andere Nahrung zuzufüttern. Erfahrungsgemäß wird es von den Müttern als extrem hilfreich erlebt, wenn der Partner in den ersten Wochen verfügbar ist. Und auch von den Vätern wird diese Zeit in der Regel als sehr schön erlebt, weil sie auch die Möglichkeit haben, schon früh eine enge Bindung an ihr Kind und ein Gefühl von Familie zu entwickeln.

6.12 „Patientin muss unbedingt schlafen“

Konkrete Aussagen wie „Die Patientin braucht viel Ruhe und muss unbedingt schlafen“, beispielsweise wenn Schlafstörungen zu erwartende erste Symptome eines Rückfalls sind, sollen das geburtshilfliche Personal für diese Aspekte sensibilisieren. Auch die Nennung einer konkreten Bedarfsmedikation für den Fall von Schlafstörungen kann sehr sinnvoll sein – natürlich auch unter Berücksichtigung des Aspektes Stillen. Optimal ist es natürlich, wenn bei Bedarf noch eine zusätzliche Gabe der Grundmedikation hinzugegeben werden kann (z. B. 25 mg Medikament XY).

Einzelne, moderate Dosen eines schlafanstoßenden Mittels sind meist mit dem Stillen vereinbar; darauf sollte spätestens in der zweiten Nacht zurückgegriffen werden, in der die Patientin Schlafprobleme hat. Welche Bedarfsmedikation ausgesucht wird, ist von der Grunderkrankung und der Grundmedikation abhängig. Denkbar sind beispielsweise Zolpidem, Promethazin, Lorazepam, oder wie bereits erwähnt die Zusatzdosis der Grundmedikation. Stillt die Patientin nicht, kann die Auswahl der Schlafmedikation sehr viel großzügiger erfolgen.

Gerade bei bipolaren Störungen beginnen die Schlafprobleme ja oftmals bereits in der ersten oder zweiten Nacht und müssen unbedingt beseitigt werden. In problematischen Fällen kann deshalb auch beispielsweise mit Benzodiazepinen in höherer Dosierung gearbeitet und die Muttermilch für ein oder zwei Tage verworfen werden.

Beispiel: *„Patientin muss unbedingt schlafen! Bei Schlafstörungen zusätzlich 25 mg Medikament XY. Falls das nicht ausreicht, zusätzlich 5 mg Zolpidem, ggf. wiederholen."*

6.13 Mitbetreuung – wann immer möglich

Naturgemäß ist in der Universitätsfrauenklinik Bonn mit der integrierten Abteilung Gynäkologische Psychosomatik die Mitbetreuung auf der Station problemlos möglich. Aber auch bei ambulanter Mitbehandlung einer Patientin können entsprechende Absprachen erfolgen, etwa in Form telefonischer Kontakte zwischen Geburtshelfern und Psychiater. Stets erfolgt auch der Hinweis darauf, den psychiatrischen Konsiliardienst zu informieren, falls unvorhergesehene Symptome auftreten und der betreuende Psychiater der Patientin nicht erreichbar ist. Da die relevanten Informationen im „Geburtsplan" zusammengefasst sind, könnte auch ein „fremder" hinzugezogener Psychiater eine Handlungsempfehlung daraus ableiten.

Eine konkrete Wiedervorstellung nach der Entbindung sollte – in Abhängigkeit von der Grunderkrankung – unbedingt vereinbart werden, zum Beispiel bei vorbekannter bipolarer Störung oder Psychose nach maximal 2 Wochen, da in dieser Zeit bereits mit einer beginnenden Symptomatik zu rechnen wäre. Bei vorbestehender Depression kann dieser postpartale Kontakt nach etwa 4–6 Wochen erfolgen, da dann die Zeit der deutlich fassbaren Symptome beginnen würde.

Beispiel: *„Mitbetreuung nach der Entbindung durch behandelnden Psychiater, erreichbar unter Tel. 030/123 456. Bei akut auftretenden Problemen bitte Hinzuziehung des örtlichen Konsiliardienstes."*

> **M!**
>
> **Merke**
>
> Zu den prophylaktischen Maßnahmen postpartal gehören Stressvermeidung und Reizabschirmung, intensive Unterstützung durch Partner und Familie, psychiatrische Mitbetreuung, verlängerte Hebammenbetreuung, ggf. prophylaktische Dosiserhöhung der Medikation, Sensibilisierung für Frühwarnzeichen, Sicherstellung des Schlafes.

6.14 Erfahrungswerte mit dem peripartalen Management

Das geschilderte Vorgehen beruht auf dem mittlerweile jahrelangen Vorgehen in der Gynäkologischen Psychosomatik der Universitätsfrauenklinik. Für die wissenschaftliche Auswertung liegen etwa 200 strukturiert dokumentierte Schwangerschaften mit etwa 150 Geburtsplänen und postpartaler Verlaufsdokumentation vor. Natürlich könnte man mit diesen Zahlen noch immer keine großen Statistiken rechnen. Aber in jedem Einzelfall beurteilen wir die Wirksamkeit der Prophylaxe und in den wenigen Fällen, in denen Frauen postpartal trotz aller Bemühungen wieder erkrankt sind, erfolgt eine genaue Fallanalyse. Was hat möglicherweise dazu beigetragen? Hätte man mit der Medikation etwas anders machen können? War es vielleicht nicht richtig, dass die Patientin gestillt hat?

In der klinischen Realität hat sich dieses Vorgehen der ausführlichen gemeinsamen Besprechung mit schriftlicher Dokumentation aus unserer Sicht sehr gut bewährt, insbesondere bei Patientinnen mit hohem Rezidivrisiko (bipolare Störungen bzw. Psychosen) und hohem „Sicherheitsbedürfnis". Leichtere psychische Probleme oder eventuelle Nebenwirkungen der Medikation (z. B. nach abrupter postpartaler Erhöhung zur Prophylaxe) werden von der betroffenen Mutter und den Angehörigen gut toleriert, wenn das angestrebte Ziel – die Verhinderung einer psychotischen Exazerbation oder eines stationären Aufenthalts – erreichbar scheint. Positive Auswirkungen zeigen nach unserer Erfahrung die Einbeziehung der Patientin und ihres Partners in die Entscheidungsfindung sowie ihre damit einhergehende Wahrnehmung einer auf die persönliche Situation und die individuellen Bedürfnisse abgestimmten Betreuung.

7 Spezielle Störungsbilder

7.1 Praktische Erfahrungen

Nachfolgend werden praktische Erfahrungen der Autoren zu einzelnen Störungsbildern mitgeteilt, die die theoretischen Erörterungen zu den allgemeinen Prinzipien der Psychopharmakotherapie in Schwangerschaft und Stillzeit sowie die Informationen aus den Leitlinien ergänzen. Diese Erfahrungen beruhen auf der mittlerweile langjährigen Tätigkeit insbesondere der Erstautorin in der Betreuung psychisch kranker Schwangerer und aus den daraus resultierenden Erkenntnissen hinsichtlich besonderer Problemstellungen. Es wird ausdrücklich darauf hingewiesen, dass zwar jeweils eine Evaluation der klinischen Verläufe erfolgt, um das eigene Handeln zu überprüfen, dass aber eine ungesicherte wissenschaftliche Basis für Aussagen, die vielleicht Empfehlungscharakter haben, nicht vorhanden ist. Gerade vor diesem Hintergrund erfolgt die Empfehlung der Autoren, eine genaue Einzelfallprüfung unter Berücksichtigung der individuellen Vorgeschichte der Patientin und der jeweiligen psychopathologischen Situation vorzunehmen.

Verstehen Sie bitte die folgenden Ausführungen als Versuch einer Hilfestellung, die Sie im Laufe der Zeit durch eigene Erfahrungen ergänzen können.

7.2 Psychosen aus dem schizophrenen Formenkreis

Bereits im einführenden Kapitel wurde darauf hingewiesen, dass schizophren erkrankte Menschen weniger häufig als andere Eltern werden, was wohl damit zusammenhängt, dass sie oft bereits früh chronisch erkranken. Darüber hinaus tragen viele andere krankheitsimmanente Faktoren dazu bei, dass sie nicht in einer Partnerschaft leben und eine Familie gründen. Nichtsdestotrotz werden Frauen mit der Diagnose Schizophrenie schwanger bzw. haben einen Kinderwunsch.

Wenn eine Patientin mit der Diagnose Schizophrenie in der Vorgeschichte wegen des Kinderwunsches gezielt in die Beratung kommt, ist die Situation eher unkompliziert: Die Frauen sind in der Regel kaum von einer Residualsymptomatik bzw. von persistierenden Alterationen betroffen, sie haben selten chronische und komplizierte Krankheitsverläufe, verfügen über eine gute Krankheitseinsicht und gute soziale Unterstützung. Relativ einfach ist die Situation, wenn die Medikation in einer Monotherapie mit einem Atypikum besteht, die dann einfach fortgeführt werden kann. Und auch wenn keine Monotherapie zu erreichen ist, kann man in der Regel die individuell auf die Symptomatik abgestimmte Medikation gut handhaben.

Wichtig ist es, sich frühzeitig zu überlegen, wie die postpartale medikamentöse Prophylaxe gestaltet werden kann, denn natürlich haben diese Patientinnen ein relevantes Rezidivrisiko nach der Entbindung. Gerade Patientinnen dieser Gruppe profitieren von ergänzenden Hilfsmaßnahmen, wie etwa einer Familienhebamme, die ein Jahr lang in die Familie kommt, oder auch von der Unterstützung ambulanter psychiatrischer Dienste.

7.2.1 Akute vorübergehende/ polymorphe Psychosen

Ebenfalls unkompliziert ist die Beratung und Betreuung, wenn die Patientin in der Vorgeschichte an einer akuten vorübergehenden bzw. einer polymorphen Psychose erkrankt war. Gerade bei diesen Patientinnen ist es ja oft psychosozialer Stress, der eine hohe Bedeutung bei der Auslösung neuer Krankheitsepisoden hat – und gerade daran kann man im Rahmen des individuell auf die Situation der Patientin zugeschnittenen peripartalen Managements einiges zur Vorbeugung tun (s. Kap. 6).

7.2.2 Chronisch verlaufende schizophrene Psychosen

Eine ganz andere Klientel sind Patientinnen mit einer chronisch verlaufenden schizophrenen Psychose, die wir typischerweise nicht in der Beratung hinsichtlich einer geplanten Schwangerschaft sehen. Oft sind sie schon früh erkrankt; sie werden ungeplant und ungewollt schwanger (weil sie nicht selten eine sichere Kontrazeption verweigern, vielleicht weil ihnen die Relevanz einer sicheren Kontrazeption nicht bewusst ist); der Partner bzw. der Vater des Kindes ist ggf. ebenfalls psychisch krank; manchmal haben die Frauen bereits ein oder mehrere Kinder geboren, die in einer Pflegefamilie leben, und sie werden mit einer Kombination von Medikamenten in hohen Dosen behandelt. Also ausgesprochen ungünstige Bedingungen für eine Schwangerschaft und vor allem für eine Mutterschaft!

Manchmal wird die Schwangerschaft erst spät festgestellt, zum Beispiel weil plötzlich wieder eine produktiv-psychotische Symptomatik im Vordergrund steht und deshalb eine stationäre Aufnahme erforderlich ist. Hierfür könnten die hormonellen Einflüsse in der Schwangerschaft verantwortlich sein, aber auch die Tatsache, dass die Patientin selbst die Schwangerschaft schon vermutet hat und aus einem intuitiven Schutzbedürfnis ihrem ungeborenen Kind gegenüber die Medikamente abgesetzt hat. Aus dem gleichen Grund kann es auch schwierig sein, mit der Patientin über die Medikation zu verhandeln, wenn diese sicher weiß, dass sie schwanger ist. Noch schwieriger ist die Situation, wenn die Patientin die Schwangerschaft leugnet, ihre Probleme bagatellisiert und sich wie immer verhält – die Medikation gar nicht oder unregelmäßig einnimmt und vielleicht sogar Drogen konsumiert – und nur unter Zwang in die Klinik kommt.

Zusätzlich kompliziert sich die Situation, wenn die Patientin aufgrund einer mit der Schwangerschaft verbundenen Instabilität vermehrt *Drogen* oder *Alkohol* und *Nikotin* konsumiert.

In der Praxis bleibt in solchen Fällen nur das pragmatische Vorgehen: Falls möglich, die Medikation sortieren, eine Polytherapie vielleicht auf zwei oder sogar ein Medikament reduzieren und die Patientin während der Schwangerschaft in einen möglichst stabilen psychischen Zustand bringen, um so die Wahrscheinlichkeit einer postnatalen Erkrankung zu reduzieren. Für die Zeit nach der Entbindung ist für diese Patientinnen neben der medikamentösen Prophylaxe ebenso wie in der Schwangerschaft die soziale Unterstützung von besonderer Bedeutung, da oft keine verlässliche familiäre und partnerschaftliche Situation besteht.

Schon in der Schwangerschaft müssen Überlegungen erfolgen, wie eine halbwegs *gesunde Lebensweise* der schwangeren Frau sicherzustellen ist. Und eine weitere wichtige Frage sollte so früh wie möglich in Zusammenarbeit mit dem Jugendamt in den Blick genommen werden, nämlich ob man die Bedingungen so gestalten kann, dass das Kind bei der Mutter verbleiben kann und wie man dafür die Wohnsituation und Unterstützungsmöglichkeiten gestalten kann. Und – vielleicht die wichtigste Frage –, ob mit Unterstützung von einer *Erziehungsfähigkeit* der Mutter auszugehen ist oder ob das Kind direkt nach der Geburt in eine Pflegefamilie gegeben werden muss. Erfahrungsgemäß sind die Mütter in einer solchen Situation nur sehr selten bereit, über die Frage der *Adoptionsfreigabe* zu sprechen.

Zeichnet sich ein eher positiver Verlauf ab mit Bereitschaft und Fähigkeit der Mutter, Verantwortung zu übernehmen, kommt für eine solche Patientin nach der Entbindung vielleicht auch die Aufnahme in einem Mutter-Kind-Heim infrage. Das ist allerdings erst dann möglich, wenn eine ausreichende Stabilität erreicht ist und eine komplexe Betreuung im Rahmen einer ambulant-psychiatrischen Behandlung beispielsweise in der Psychiatrischen Institutsambulanz verlässlich wahrgenommen wird.

In Fällen, in denen die Krankheitssymptomatik auch um die Geburt herum akut ist, müssen die Patientinnen unter Umständen bis kurz vor und direkt nach der Entbindung in der psychiatrischen Klinik stationär betreut werden; die Geburt wird dann für die Geburtsklinik eine „ambulante Entbindung", wobei allerdings das Kind zunächst zur Überwachung im Perinatalzentrum bleiben sollte. Derzeit ist es ohnehin kaum realistisch, für Mutter und Neugeborenes eine gemeinsame stationäre Behandlungseinrichtung zu finden.

7.2.3 Schizoaffektive Störungen

Bei den schizoaffektiven Störungen ist von großer Bedeutung, ob es sich um eine bipolare Störung handelt, also mit manischen oder auch schizomanischen Krankheitsanteilen; diese ist dann wie eine bipolare affektive Störung zu betreuen (s. nächster Abschnitt). Gibt es eindeutig *keine* Hinweise auf eine manische bzw. schizomanische Komponente, sondern geht es „nur" um schizodepressive Krankheitsepisoden, dann ist die Betreuung eher unkompliziert (analog unkomplizierten schizophrenen und sonstigen psychotischen Störungen).

▸ **Postpartale Besonderheiten.** Patientinnen mit einer Psychose in der Vorgeschichte sehen wir nach der Geburt relativ engmaschig, um den postpartalen Verlauf zu überwachen. Soweit möglich, erfolgt eine Mitbetreuung während des stationären Aufenthalts in der Frauenklinik. Wenn Frauen in einer auswärtigen Klinik entbinden, wird auch eine Kontaktmöglichkeit vereinbart, in der Regel per E-Mail oder per Telefon, meist unter Einbeziehung des Partners. Dieser kann dann über das Befinden der Mutter berichten und ggf. auch Fragen stellen.

Zwei oder spätestens drei Wochen nach der Entbindung erfolgt dann eine ambulante Wiedervorstellung. Wir bitten die Patientin, sich früher zu melden für den Fall, dass sie selbst merkt, dass ihr Befinden instabil ist.

Für den Bedarfsfall – z. B. Auftreten von Symptomen, Gefühl der Instabilität – stehen im Geburtsplan (s. Kap. 6) übrigens auch immer Hinweise für eine Medikation, die sie dann selbst und rasch einnehmen kann, ohne erst auf einen Termin bzw. eine Antwort warten zu müssen. Auch der Partner wird mit dem Einverständnis der Frau im gemeinsamen Gespräch ganz konkret zu dieser Frage einbezogen, und es wird geklärt, an welcher Stelle er wie aktiv werden sollte, wenn er Probleme bemerkt. Solche klaren Absprachen haben als positiven Nebeneffekt auch eine Förderung der Autonomie der betroffenen Frau als Expertin für ihre eigene Erkrankung.

7.3 Bipolare Störungen

Auch wenn es in dem psychiatrischen Klassifikationssystem nicht unbedingt so vorgesehen ist, fassen wir hier **bipolare affektive und schizoaffektive Störungen** zusammen, da die Probleme im Zusammenhang mit Schwangerschaft und Stillzeit und die Betreuungserfordernisse vergleichbar sind.

Bipolare Störungen haben ein hohes Rezidivrisiko nach der Entbindung (unbehandelt 50–70 %), und die Fortführung der Medikation aus der Schwangerschaft reicht in der Regel nicht sicher aus, um eine erneute Erkrankung zu verhindern. Gerade bei den bipolaren Störungen sind es nach unserer Erfahrung die ersten Tage bis Wochen nach der Entbindung, die den weiteren Verlauf entscheiden. Auch in Studien hat sich gezeigt, dass bei 50 % der Fälle einer postpartalen Exazerbation (bipolare oder bipolar-schizoaffektive Störung) retrospektiv bereits in den ersten drei Tagen nach der Entbindung Symptome und Frühwarnzeichen zu erkennen gewesen waren [69].

Besonders bei bipolaren Störungen sind nach unserer Erfahrung die Vorbereitung der Geburt und die Optimierung verschiedenster Aspekte von großer Bedeutung, um die Stabilität der Patientin so gut wie möglich sicherzustellen (Einzelheiten dazu s. Kap. 6). Das ist uns deshalb so besonders wichtig, weil Frauen, die nach der Entbindung manisch oder schizomanisch werden, in der Regel sehr akut erkranken, mit einer stürmischen und bunten Psychopathologie stationär aufgenommen werden müssen und in der Regel erst nach mehreren Wochen, manchmal sogar nach Monaten wieder so gesund sind, dass sie ambulant weiterbehandelt werden können. Dass die bis dahin erforderliche Trennung von Mutter und Kind für die Bindung und die Entwicklung des Kindes nicht förderlich ist, muss sicher nicht extra betont werden. Insofern nehmen wir die Geburtsplanung bei Patientinnen mit bipolaren Störungen besonders ernst, vor allem die Aspekte Reizabschirmung, Schlaf sicherstellen, soziale Unterstützung, wozu auch eine Sensibilisierung des Umfelds (Partner, Angehörige, Hebamme) für individuelle Frühwarnzeichen einer Wiedererkrankung gehört.

> M!
> **Merke**
> Bei bipolaren affektiven und schizoaffektiven Störungen ist die postpartale Rezidivprophylaxe von besonderer Bedeutung, da die Gefahr eines schweren Krankheitsrezidivs besteht.

Noch einmal etwas komplizierter wird die Situation dann, wenn eine Patientin auch **gemischte Krankheitsepisoden** mit gleichzeitiger manisch-depressiver Symptomatik hat. Gerade bei solchen Patientinnen sollte man überlegen, ob nicht der Verzicht auf das Stillen von Anfang an hilfreich ist, um die psychische Situation zu stabilisieren (zum Beispiel durch die regelmäßige nächtliche Versorgung des Kindes durch den Ehemann und damit die Möglichkeit für die Mutter zu schlafen).

Sehr ernst nehmen wir übrigens auch das Vorhandensein **hypomanischer Episoden** in der Vorgeschichte, also eine Bipolar-II-Störung. Wir behandeln diese genauso wie Bipolar-I-Störungen, da es unser großes Anliegen ist, die Erstmanifestation einer manischen Krankheitsepisode nach der Entbindung zu verhindern.

Besonders bei bipolaren Störungen sollten die **Väter** dazu ermutigt werden, **Elternzeit** (die zwei „Vätermonate") sofort ab der Geburt zu nehmen, um ihre Partnerin in der schwierigen Zeit der Anpassung in den ersten Wochen bei gleichzeitig hohem Rezidivrisiko für eine Wiedererkrankung sinnvoll unterstützen zu können. Auch soziale Unterstützung durch Hebamme, Familienhebamme und ggf. Haushaltshilfe kann die Frauen in dieser Phase sehr entlasten. All das sollte bereits im Vorfeld in Ruhe geplant und festgelegt werden, um in der vulnerablen Zeit möglichst viel Ruhe in den Haushalt zu bringen.

Übrigens können natürlich Patientinnen mit bipolaren Störungen nach der Entbindung auch eine **postpartale Depression** entwickeln. Diese macht uns aber nicht so große Sorgen, weil eine Depression in den meisten Fällen langsam und schrittweise beginnt und in der Regel auch gut ambulant behandelbar ist. Die ohnehin vereinbarte soziale Unterstützung ist im Übrigen auch im Hinblick auf die Vermeidung einer postpartalen Depression hilfreich. Und schon die Herstellung einer stabilen psychischen Situation in der Schwangerschaft dient auch dem Ziel, eine postpartale Depression zu verhindern.

► **Postpartale Besonderheiten.** Auch Patientinnen mit bipolaren Störungen betreuen wir postpartal möglichst engmaschig, so wie bei den Psychosen aus dem schizophrenen Formenkreis beschrieben (Kap. 7.2).

7.4 Unipolare Depressionen

Patientinnen mit unipolaren Depressionen in der Vorgeschichte während der Schwangerschaft zu behandeln ist vergleichsweise unkompliziert, ebenso wie ihre Beratung, wenn aktuell ein Kinderwunsch besteht. Oft nimmt die Patientin ein gängiges Antidepressivum in Monotherapie (zum Beispiel einen SSRI, Mirtazapin oder Venlafaxin), so dass keine Umstellung erforderlich ist. Bei einer stabilen Patientin würden wir allerdings auch bei einer anderen antidepressiven Monotherapie, mit der die Patientin gut zurechtkommt, keine Umstellung vornehmen – mit Ausnahme von MAO-Hemmern (S. 152) und Fluoxetin (S. 125).

Ist die Patientinauf eine **Lithiumprophylaxe** eingestellt und darunter seit längerem stabil, würden wir ebenfalls nichts ändern. Auf die erforderlichen Serumspiegelkontrollen und andere Sicherheitshinweise zum Umgang mit Lithium in der Schwangerschaft und der Stillzeit wird im entsprechenden Kapitel hingewiesen (S. 133).

Auch Frauen mit rezidivierender Depression profitieren von der **Vorplanung der Geburt** und der Organisation sozialer Unterstützung (Partner, Familie, Hebamme), wenn auch aus etwas anderen Gründen als pychotische bzw. bipolare Patientinnen: Frauen mit Depressionen haben oft besonders viele Unsicherheiten, ob sie der Mutterschaft gewachsen sein werden, ob sie „erkennen, was das Baby will“ etc. Insofern ist auch in diesen Fällen die Geburtsplanung hilfreich bei der Rezidivprophylaxe.

Abzugrenzen von den endogenen unipolaren Depressionen sind **reaktive Depressionen** in der Schwangerschaft (depressive Anpassungsstörungen) z. B. bei mangelnder sozialer Unterstützung oder auch **Stimmungsschwankungen** im Rahmen einer Persönlichkeitsproblematik (z. B. bei Borderline-Störung). Diese sollten in der Schwangerschaft nicht primär medikamentös behandelt werden, sondern nicht-pharmakologische Behandlungsalternativen (supportive Gespräche, störungsspezifische Psychotherapie, Lichttherapie, Akupunktur, sportliche Betätigung etc.) und psychosoziale Unterstützungsmaßnahmen sollten ausgeschöpft werden.

► **Postpartale Besonderheiten.** Patientinnen mit Depression in der Vorgeschichte haben ein deutlich höheres Risiko, eine postpartale Depression zu entwickeln. Eine erste Wiedervorstellung vereinbaren wir deshalb etwa 4 Wochen nach der Entbindung und führen ein Screening unter Einsatz der EPDS (Edinburgh Postnatal Depression Scale) durch.

Die EPDS ist sehr empfehlenswert als Screeningsinstrument (deutsche Übersetzung [10]). Dabei handelt es sich um eine international anerkannte, zehn Fragen umfassende Selbsteinschätzungsskala zur Erfassung depressiver und Angstsymptome in der Postpartalperiode, die die Patientin vorbereitend im Wartezimmer ausfüllen kann und die einfach auszuwerten ist, wobei der erreichte Wert recht gut mit dem psychischen Befinden korreliert und erste Hinweise auf das Vorliegen einer postpartalen Depression gibt.

In Abhängigkeit vom Befinden erfolgen dann weiter engmaschige Wiedervorstellungen, um ggf. eine Anpassung der Medikation vorzunehmen, oder – bei stabilem Befinden – eine weitere Vorstellung etwa nach dem 4. postpartalen Monat. Gerade bei Depressionen in der Vorgeschichte sind späte Rezidive nicht selten (4–6 Monate postpartal oder sogar noch später); dann findet sich häufig ein Zusammenhang mit der Belastung und körperlichen Erschöpfung durch das Stillen. Außerdem ist zu dem Zeitpunkt die soziale Unterstützung oft schon „zurückgefahren", der Kindesvater geht wieder arbeiten, die Hebammenbetreuung ist ausgelaufen. Zur Unterstützung kann dann eventuell die Verordnung einer Haushaltshilfe sinnvoll sein.

Merke

M!

Bei allen psychischen Vorerkrankungen empfiehlt sich der postpartale Einsatz der EPDS (Edinburgh Postnatal Depression Scale) als Screeninginstrument, da neben der Rezidivgefahr bezüglich der Grundstörung auch die Entwicklung einer postpartalen Depression möglich ist ([10]; kostenfreier Download z. B. unter http://www.schatten-und-licht.de).

7.5 Angststörungen

Patientinnen mit Angststörungen sind naturgemäß auch in der Schwangerschaft besonders ängstlich, wobei man wohl eine Mischung von ursächlichen Faktoren annehmen kann: zum einen die psychologische Belastung einer Schwangerschaft mit Ambivalenzkonflikten und Unsicherheiten, selbst wenn die Schwangerschaft gewünscht und bewusst herbeigeführt wurde, zum anderen die Einflüsse der hormonellen Veränderungen. In der Praxis sind es die Angstpatientinnen, die bereits früh in der Schwangerschaft einen großen Betreuungsbedarf haben in dem Sinne, dass sie immer wieder Sicherheit brauchen, oftmals einen hohen Druck aufbauen, um möglichst kurzfristig einen Termin zu bekommen. Oft setzen sie eine vorbestehende Medikation aus Sorge um das ungeborene Kind abrupt ab, was die Situation in der Regel noch verschlimmert. Gerade bei dem häufig bei Angststörungen eingesetzten SNRI Venlafaxin kann es zu unangenehmen Absetzphänomenen kommen.

Grundsätzlich würden wir bei einer stabil eingestellten schwangeren Patientin die Medikation (in der Regel ein SSRI, z. B. Sertralin, Citalopram, oder ein SNRI) fortsetzen. Hat die Patientin die Medikation abgesetzt und sind Symptome aufgetreten, erfolgt meist der Neubeginn der Medikation, ggf. bei dieser Gelegenheit auch die Neueinstellung auf ein besser geeignetes Antidepressivum. Nimmt die Patientin Pregabalin, würden wir auch das fortführen; hat sie Pregabalin allerdings selbständig abgesetzt und benötigt wegen einer akut wieder aufgetretenen Symptomatik eine Medikation, würden wir nach Möglichkeit auf ein Antidepressivum umstellen.

Patientinnen mit einer Angststörung fragen nicht selten nach einer **Bedarfsmedikation**, die sie in einer akuten Panikattacke einnehmen können. Wir setzen in der klinischen Praxis praktisch nie Lorazepam oder andere Tranquilizer ein und begründen das der Patientin gegenüber auch: Wegen des guten angstlösenden Effekts ist das Suchtpotenzial hoch, und Benzodiazepine sind in der Schwangerschaft problematisch. Wir versuchen vielmehr, mit der Patientin Alternativen zu überlegen, wobei nicht-medikamentöse Strategien (wie etwa Entspannungsverfahren) einen hohen Stellenwert haben – auch wenn es nicht immer das ist, was die Patientin sich wünscht. Die Vermittlung in Psychotherapie (**Verhaltenstherapie**) schon während der Schwangerschaft ist uns gerade bei diesen Patientinnen ein besonderes Anliegen.

Wenn es auf die Geburt zugeht, benötigen Patientinnen mit einer Angsterkrankung oft eine besonders intensive gynäkologische Aufklärung über die Geburt, denn die **Geburtsängste** sind hoch. Die Unterstützung durch eine **Beleghebamme** ist für solche Frauen von besonders positiver Wirkung.

Frauen mit Angststörungen machen sich oft Gedanken, ob sie eine „normale Geburt schaffen" und wünschen sich einen Kaiserschnitt. Wir lösen das Problem dann so, dass wir mit den Geburtshelfern besprechen, dass wir einen Kaiserschnitt unterstützen würden, wenn die Patientin eine „normale Geburt nicht schafft" – und alleine diese Tatsache reicht in der Regel aus, um der Patientin die Sicherheit zu geben, sich zunächst auf eine natürliche Geburt einlassen zu können. Demselben Zweck dient im Geburtsplan die Angabe, dass während der Geburt beim Auftreten von ausgeprägten Ängsten 1 mg Lorazepam gegeben werden kann. Diese Option nimmt der Patientin in der Regel die ausgeprägte Angst vor einer Panikattacke während der Entbindung; in Anspruch genommen wird die Bedarfsmedikation sehr selten.

▸ **Postpartale Besonderheiten.** Die postpartale Betreuung entspricht im Wesentlichen der von depressiven Patientinnen (S. 63); auch die zu erwartenden Ängste und Unsicherheiten sind vergleichbar.

7.6 Zwangsstörungen

Patientinnen mit einer vorbekannten Zwangsstörung gehören oft zu unseren „Sorgenkindern", wenn sie schwanger werden. Oft ist es so, dass eine Frau eine Zeit lang mit ihrer Zwangsstörung gekämpft hat, dann mit Medikation und Verhaltenstherapie recht gut zurecht kam und von den Zwangssymptomen im allgemeinen Leben wenig beeinträchtigt war. Sie traut sich die Mutterschaft zu, entscheidet nach langem Überlegen, schwanger zu werden, und muss dann in den ersten Wochen der Schwangerschaft leider feststellen, dass wieder Zwangsgedanken und oft auch Zwangshandlungen mit Macht in den Vordergrund treten. Thematisch drehen sich diese in der Regel um Ernährung und Hygiene bzw. die Angst vor Ansteckung, die teilweise absurde Formen annehmen kann (Beispiel: die Angst, das Kind könne sich mit Trisomie 21 anstecken, oder ein Papiertaschentuch am Wegesrand bedeute Ansteckungsgefahr für HIV). Und obwohl sich die Frauen durchaus bewusst sind, dass solche Ansteckungen nicht möglich sind, kommen sie nicht dagegen an. Ihre Bewegungsfreiheit schränkt sich immer weiter ein, sie können kaum noch etwas essen, außerhalb des eigenen Haushalts schon gar nicht mehr, recherchieren ständig irgendetwas über Erkrankungen im Internet, lassen sich untersuchen und schaffen es oft auch, den Partner in ihre Ängste und Vermeidungsrituale einzubeziehen.

Aber selbst wenn vor der Schwangerschaft niemals Zwangssymptome vorhanden waren, können diese während einer Schwangerschaft plötzlich intensiv auftreten; Themen sind häufig die eben genannten, und die Dynamik bei der Patientin und in der Partnerschaft ist eine ähnliche.

Die Frage ist natürlich, wie man einer solchen Patientin helfen kann. Die Waage der Nutzen-Risiko-Abwägung schlägt meist sehr rasch in Richtung medikamentöse Behandlung mit einem SSRI, wobei sich die Behandlung mit Fluoxetin, das wir sonst wegen seiner guten Wirksamkeit bei Zwangserkrankungen als Mittel der ersten Wahl einsetzen würden, verbietet (S. 125). Wir würden also wie auch sonst bei der Auswahl eines SSRI Sertralin oder Citalopram bevorzugen. Und wie sonst bei Zwangsstörungen müssen auch in der Schwangerschaft oft hohe Dosierungen eingesetzt werden. Als Alternative kann – insbesondere wenn es in der Vorbehandlung schon einmal gut wirksam gewesen war – auch das Trizyklikum Clomipramin zum Einsatz kommen. Manchmal braucht man zusätzlich eine angstlösende Medikation, wobei wir mit Tranquilizern (z. B. Lorazepam) auch bei Zwangssymptomen extrem zurückhaltend sind, sondern eher Mirtazapin oder ein anderes angstlösendes und sedierendes Antidepressivum einsetzen. Oder auch eine niedrige Dosis eines Neuroleptikums, z. B. Risperidon. Leider lässt sich in solchen Fällen nicht immer das Prinzip der Monotherapie durchhalten.

Die begleitende Psychotherapie bzw. **Verhaltenstherapie** hat einen hohen Stellenwert, ist aber nicht immer schnell zu realisieren. Gerade in solchen Fällen ist es hilfreich, wenn man ein kleines Netz mit psychotherapeutisch tätigen Kolleginnen und Kollegen geknüpft hat, die in solchen Fällen vielleicht unkompliziert und kurzfristig helfen. Eine oft gestellte Frage ist, ob man einer schwangeren Frau überhaupt eine Konfrontationsbehandlung zumuten kann? Es gibt Kollegen, die Sorge haben, dass die mit der **Reizexposition** verbundene Stressbelastung dem ungeborenen Kind schaden könnte, und die gerne die Psychotherapie auf die Zeit nach der Entbindung verschieben möchten. Aus unserer Erfahrung können wir nur sagen: so schnell und so intensiv wie möglich behandeln, denn nach der Entbindung wird sonst die Symptomatik nur noch schlimmer.

Gerade im Hinblick auf Zwangsgedanken haben sich medienbasierte kognitive-verhaltenstherapeutische Behandlungsangebote (z. B. Selbsthilfemanuale oder spezielle Internet-/Computerprogramme) unterstützend als hilfreich erwiesen.

Es gibt eine kleine Gruppe von Frauen, die **erstmals in der Schwangerschaft Zwangssymptome** entwickeln, gegen die die Mutter sich nicht wehren kann, obwohl sie genau weiß, wie absurd ihre Ängste sind. Manche dieser Mütter profitieren von der Aufklärung, um welche Symptome es sich handelt und dass man Vermeidungsverhalten auf jeden Fall verhindern muss, damit sich die Symptomatik nicht immer stärker ausbreitet; nicht immer ist eine antidepressive Medikation erforderlich. In unkomplizierten Fällen schaffen es die Mütter dann, die Schwangerschaft einigermaßen psychisch stabil zu überstehen und sich gegen die Zwangssymptome zur Wehr zu setzen. Und im besten Falle sind die Zwangsgedanken dann nach der Entbindung ganz plötzlich wieder verschwunden.

Erfreulicherweise ist nicht bei allen Frauen mit Zwangssymptomen in der Vorgeschichte der Verlauf so kompliziert; bisher hat sich uns allerdings noch keine Regel erschlossen, aus der wir einen Hinweis ableiten könnten, ob es bei einer Patientin zu einer gravierenden Verschlechterung kommen oder ob es ihr gut gehen wird. Falls wir eine Beratung vor der Schwangerschaft vornehmen, gehört deshalb für die Zwangsstörungen ganz besonders klar der Hinweis dazu, dass wir nicht voraussagen können, wie es in der Schwangerschaft und auch nach einer Entbindung laufen wird. „Es könnte sein, dass es Ihnen in der Schwangerschaft sogar besser geht als sonst, Ihr Befinden könnte gleich bleiben, es könnte aber auch deutlich schlechter werden."

▸ **Postpartale Besonderheiten.** Leider ist auch der postpartale Verlauf oft nicht unkompliziert, wenn schon vorher eine Zwangsstörung bestand. Eine engmaschige Betreuung in den ersten Tagen ist hilfreich für die Patientin, und bei der postpartalen Wiedervorstellung (spätestens 4–6 Wochen nach der Entbindung) sollte eine Abklärung hinsichtlich des Auftretens zusätzlicher depressiver Symptome erfolgen (S. 63).

In der Postpartalzeit können Zwangssymptome auch bei einer unabhängig von einer Vorerkrankung erstmals **im Rahmen einer postpartalen Depression** eine Rolle spielen. Beim „Zwangstyp" der postpartalen Depression (etwa ein Viertel aller postpartalen Depressionen) stehen Zwangsgedanken im Vordergrund mit dem Inhalt, dem eigenen Kind etwas anzutun (z. B. das Kind beim Baden zu ertränken, das Kind mit einem spitzen Gegenstand zu verletzen, den Kinderwagen an einer abschüssigen Straße loszulassen). Mit dem Abklingen der Depression klingen auch diese Zwangssymptome ab.

Da Frauen wegen Scham- und Schuldgefühlen oftmals von sich aus darüber nicht sprechen, ist es bei der Diagnostik einer postpartalen Depression wichtig, solche Gedanken konkret anzusprechen („Andere Frauen in ihrer Situation erleben manchmal sich aufdrängende Gedanken, dem Baby etwas anzutun, kennen Sie das auch?"). Schon alleine die Einordnung solcher Gedanken als Zwangsgedanken ist für die Betroffenen hilfreich und entlastend. In Abhängigkeit von der Intensität der sonstigen depressiven Symptomatik sollte dann auch eine antidepressive Medikation erfolgen.

7.7 Traumatisierung in der Vorgeschichte

Frauen mit einer Traumatisierung in der Vorgeschichte sind manchmal sehr überrascht davon, dass es in der Schwangerschaft plötzlich zur **Reaktualisierung** kommt, selbst wenn die traumatischen Erfahrungen lange her sind (wie etwa kindliche Missbrauchserfahrungen). Manchmal können die Frauen selbst gar nicht den Zusammenhang herstellen zwischen früheren Traumatisierungen und den plötzlich auftretenden Ängsten und Bildern, wenn die Schwangerschaft fortschreitet.

Auch eine vorherige **traumatisch erlebte Entbindung** kann in einer späteren Schwangerschaft zur Reaktualisierung führen. Plötzlich sind die vorherigen Erfahrung wieder ganz präsent, intensive Gefühle treten auf, die bevorstehende Geburt wird schon im Voraus mit dem Erleben von Kontrollverlust und Hilflosigkeit in Verbindung gebracht – und das ist für eine traumatisierte Patientin eine ganz besondere Herausforderung.

Neben der antidepressiven Medikation, die vielleicht wegen einer begleitenden Depression oder wegen der ausgeprägten Symptomatik einer posttraumatischen Belastungsstörung sowieso besteht (zugelassen sind z. B. Sertralin und Paroxetin, wovon man Sertralin in der Schwangerschaft bevorzugen würde), wird man in solchen Fällen zunächst das Augenmerk auf eine intensive supportive Betreuung richten. Hebamme und Geburtshelfer sollten einbezogen werden. Sie können beispielsweise sensibel auf die Geburt vorbereiten, auf Geburtsängste eingehen und möglicherweise auch den Wunsch nach Kaiserschnitt, den die Patientin äußert, sehr ernsthaft mit ihr diskutieren. Wichtig ist auf jeden Fall eine möglichst wenig wechselnde personelle Betreuung. Und im Einzelfall kann es auch hilfreich sein zu besprechen, dass im Kreissaal nur Frauen anwesend sein sollten.

In der Abstimmung mit Hebamme und Geburtshelfer sollte man übrigens auch darauf hinweisen, dass eine vortraumatisierte Patientin unter der Geburt möglicherweise in einen dissoziativen Zustand kommen könnte und wie man dann damit umgehen sollte (behutsamer ruhiger Umgang mit der betroffenen Frau, alle Handlungen ankündigen, auch wenn die Frau „nicht ansprechbar" wirkt, unbedingt Nachbesprechung der Geburt).

► **Postpartale Besonderheiten.** Auf jeden Fall sollte einer mit Vortraumatisierung die Gelegenheit gegeben werden, von der Geburt zu berichten, um eventuelle neue Traumatisierungen offenzulegen. In einem solchen Fall kann die Nachbesprechung mit der zuständigen Hebamme oder dem Geburtshelfer sinnvoll sein, da in einem solchen Gespräch bis dahin bestehende Unklarheiten ausgeräumt werden können (warum war in der bestimmten Situation eine bestimmte Handlung erforderlich). Dies ist besonders dann hilfreich, wenn die Patientin während der Geburt in einen dissoziativen Zustand hineingeraten war (der vielleicht nach außen gar nicht erkennbar war) und nicht mehr alle Informationen verarbeiten und abspeichern konnte.

In Abhängigkeit davon, ob die Symptomatik in den Wochen nach der Entbindung persistiert, muss ggf. eine Psychotherapie und/oder eine antidepressive Behandlung eingeleitet werden.

7.8 Borderline-Störung

Geplante und mehr noch ungeplante Schwangerschaften bei Patientinnen mit der Diagnose einer emotional-instabilen Persönlichkeitsstörung bzw. als „Borderline-Patientin" angekündigte Schwangere sind beim Behandler oft mit großem Unbehagen verbunden. Schon die Behandlung einer nicht schwangeren Borderline-Patientin stellt oft eine große Herausforderung dar, die trotz engmaschiger psychiatrischer und psychotherapeutischer Kontakte und unter Medikation nicht selten mit einem eher unbefriedigenden Behandlungsverlauf verbunden ist. Die Borderline-Störung fällt genau in die Lebensphase, in der Kinderwunsch und Schwangerschaft zum Thema werden: Beginn in der frühen Adoleszenz, bis zum Ende des 3. Lebensjahrzehnts sind Beeinträchtigungen durch dysfunktionales Verhalten und Erleben am höchsten. Nach Studienlage wirken sich Mutterschaft und eine stabile Partnerschaft günstig auf eine längerfristige Stabilisierung aus. In der Schwangerschaft sind die mit der Störung verbundenen Ambivalenzgefühle, Stimmungsschwankungen und Anspannungszustände und das potenziell selbstschädigende Verhalten problematisch, wozu häufig auch Nikotin-, Alkohol- und Drogenkonsum gehören.

Auch wenn grundsätzlich eine Psychotherapie Behandlungsmethode der Wahl ist, werden Borderline-Patientinnen in der klinischen Realität fast immer auch begleitend medikamentös behandelt – obwohl kein Psychopharmakon für die Indikation Borderline-Störung zugelassen ist. Da es sich um eine symptomorientierte Pharmakotherapie handelt, besteht bei Entdeckung einer ungeplant eingetreten Schwangerschaft oft eine **Polypharmazie**: ein Antidepressivum, ein Neuroleptikum oder Antikonvulsivum zur Stimmungsstabilisierung, schlafanstoßende Präparate und eine Bedarfsmedikation bei Anspannungszuständen und manchmal sogar mehrere Präparate aus einer Gruppe. Die Behandlung mit 3–5 Medikamenten ist bei dieser Patientinnengruppe keine Seltenheit, muss aber natürlich gerade bei Frauen im gebärfähigen Alter ohne verlässliche Kontrazeption sehr in Frage gestellt werden!

Bei der Betreuung solcher Patientinnen gilt es, wie in anderen schwierigen Konstellationen auch, Ruhe zu bewahren, keine übereilten Entscheidungen in der Akutsituation zu treffen und die Patientin zunächst dabei zu unterstützen, eine für sie und ihre Lebensphase passende Entscheidung für oder gegen diese Schwangerschaft zu treffen. Unabhängig von der Beratung hinsichtlich eines eventuellen Schwangerschaftsabbruchs kann die Vermittlung an eine Schwangerenberatungsstelle hilfreich sein, denn oft haben diese Frauen zusätzlich eine Reihe von sozialen Problemen zu lösen.

Falls die Patientin sich für die Fortführung der Schwangerschaft entscheidet oder wenn es für einen Abbruch zu spät ist, sollte versucht werden, eine Polytherapie nach Nutzen-Risiko-Abwägung möglichst auf ein oder zwei Substanzen zurückzuführen, orientiert an den aktuell vorhandenen behandlungsbedürftigen Leitsymptomen (auch wenn die klinische Realität uns gezeigt hat, dass das nicht immer möglich ist). Bei diesen Schwangeren ist die Berücksichtigung ihrer Wünsche vielleicht noch mehr von Bedeutung als bei anderen Störungsbildern. Vor allem bei der Reduktion der Medikation ist es sinnvoll, der Patientin zusätzlich noch eine „Bedarfsmedikation" für den Fall von Anspannungszuständen zu lassen. Aus Sicht der Autoren eigenen sich dafür insbesondere verschiedene Neuroleptika, wie etwa nicht retardiertes Quetiapin oder Promethazin.

Merke

Vor allem bei Borderline-Patientinnen sollte darauf geachtet werden, eine Medikation mit Valproat aufgrund des teratogenen Potenzials und der möglichen Einflüsse auf die mentale Entwicklung des Kindes auch außerhalb einer Schwangerschaft zu vermeiden (geringe Compliance für eine sichere Kontrazeption). Bei unter Valproat eingetretener Schwangerschaft sollte möglichst bald eine Umstellung erfolgen.

▶ **Postpartale Besonderheiten.** Je nach Ausprägungsgrad und individueller Anamnese der Patientin stellt eine Borderline-Störung ein schweres psychiatrisches Störungsbild dar, aus dem sich möglicherweise auch Gefährdungsaspekte für Mutter und Kind ergeben, z. B. beim Auftreten von Impulsdurchbrüchen. Die Einbeziehung des Jugendamtes und die Verordnung einer Familienhebamme oder auch die Aufnahme der Mutter in einer Mutter-Kind-Einrichtung sind gerade in solchen Fällen fast unabdingbar. Da es allein aufgrund des Störungsbildes oft sehr schwierig ist, ein vertrauensvolles, konstruktives Miteinander zu finden, sollte möglichst schon in der Schwangerschaft die Einbeziehung einer Person aus dem Umfeld erfolgen, zu der die Patientin Vertrauen hat und die eine belastbare Beziehung zu ihr hat – z. B. ein Familienmitglied oder eine Betreuerin.

Diese Maßnahmen gehören im Sinne eines multimodalen Therapieansatzes neben begleitender Psychotherapie und engmaschigen psychiatrischen Kontakten sowie sonstigen psychosozialen Hilfen (Stichwort „frühe Hilfen") zum Netz, das die Borderline-Patientin in der für sie nicht einfach zu bewältigende Postpartalzeit auffangen kann.

7.9 Essstörungen

Aufgrund der unterschiedlichen mit der jeweiligen Essstörung verbundenen körperlichen Auswirkungen haben Frauen mit Anorexie durch Störung der Hypophysen-Gonaden-Achse oft Zyklusstörungen bis hin zur Amenorrhoe (eines von vier Diagnosekriterien), während bei Frauen mit Bulimie durch Zyklusunregelmäßigkeiten und einer durch das Erbrechen gestörten Aufnahme oraler Antikonzeptiva ein höheres Risiko ungeplanter Schwangerschaften besteht.

Auch wenn Längsschnittstudien erfreulicherweise eine Tendenz zur Abnahme der Essstörungssymptomatik in den ersten Schwangerschaftsmonaten zeigen ([11], [128]), sind Schwangerschaften bei Essstörungssymptomatik sowohl bei Anorexie als auch bei Bulimie insgesamt komplikationsträchtig ([21], [47], [106]). Allerdings nur bei florider Symptomatik, in Remission weisen Frauen mit einer Anorexie in der Vorgeschichte dagegen keine erhöhten Schwangerschaftsrisiken auf ([42]). Wie bei vielen anderen Störungen auch, birgt die Postpartalperiode dann wieder ein hohes Risiko – sowohl für eine Verschlechterung der Essstörung selbst als auch für eine postpartale Depression ([100] , [108], [128]).

In der klinischen Realität geht es um die konkreten Probleme, die Frauen mit Essstörungen in der Schwangerschaft haben können. Erwartungsgemäß stehen dabei die Angst, die Kontrolle über das Körpergewicht im Verlauf der Schwangerschaft zu verlieren, und Probleme mit der Veränderung des Körperbildes unter Gewichtszunahme im Vordergrund. Und auch eine regelmäßige und gesunde Ernährung sowie der Verzicht auf bulimische Attacken mit anschließendem Erbrechen können eine große Herausforderung für eine betroffene Frau sein.

Bei Essstörungen ist es ähnlich wie manchmal bei den Zwangsstörungen: Frauen haben lange mit ihrer Anorexie oder der Bulimie gekämpft, sie einigermaßen in den Griff bekommen, sind eine Partnerschaft eingegangen und trauen sich nun die Familiengründung zu. Die Destabilisierung durch die Schwangerschaft trifft sie dann einigermaßen unerwartet, in der Folge kommt es häufig zur Entwicklung depressiver Symptome.

Eine vorbestehende Behandlung mit einem Antidepressivum muss möglicherweise erhöht werden, falls es sich um eine für die Schwangerschaft geeignete Substanz handelt, oder eine neue Medikation begonnen werden (zum Beispiel mit den SSRI Citalopram oder Sertralin). Zurzeit ist die einzige zur begleitenden Therapie einer Bulimia nervosa zugelassene Substanz Fluoxetin (und zwar in einer hohen Tagesdosis von 60 mg), nicht Mittel der Wahl in der Schwangerschaft (S. 125). Auch bei stabil eingestellter Patientin sollte ein Therapiewechsel erwogen werden, vor allem wenn die Patientin stillen möchte.

Wenn eine Schwangerschaft ungeplant unter Fluoxetintherapie eingetreten ist, sollten mit der Patientin nach individueller Nutzen-Risiko-Abwägung die Optionen besprochen werden: Vielleicht traut sie sich ein Ausschleichen und einen Therapieversuch ganz ohne Medikation zu oder möchte eine Umstellung auf Citalopram oder Sertralin versuchen, als Ultima Ratio kann auch Fluoxetin in niedrigstmöglicher wirksamer Dosis fortgeführt werden und sollte dann rechtzeitig vor Entbindung weiter reduziert werden. Stillen kann man dann allerdings nicht empfehlen.

Zunehmend häufiger wird Topiramat bei Bulimie und Binge-Eating-Störungen eingesetzt. Aufgrund des teratogenen Potenzials sollte hierauf immer dann verzichtet werden, wenn eine Schwangerschaft nicht auszuschließen ist. Ist eine Schwangerschaft unter Topiramat entstanden, sollte die Indikation genau überprüft werden.

Oft haben diese Frauen schon eine lange **psychotherapeutische Behandlung** hinter sich; soweit sie noch Anspruch auf weitere Stunden haben, kann die Therapie wieder aufgenommen werden. Mit einer besonderen Begründung – z. B. die neue Lebenssituation, die psychische Destabilisierung durch die Schwangerschaft – kann oft auch vor Ablauf der „Sperrfrist" bei der Krankenversicherung die erneute Kostenübernahme für eine Psychotherapie erreicht werden.

Darüber hinaus profitieren Patientinnen mit Essstörungen von klaren, **praktisch orientierten Regeln** im Sinne der Tagesstrukturierung und Hilfe bei der Nutzung vorhandener eigener Ressourcen. Eine wichtige Unterstützung kann der Partner sein, dem die Patientin manchmal freiwillig bestimmte Kontrollfunktionen überlässt: beispielsweise das Einkaufen und die Kontrolle über die Lebensmittel oder gemeinsame Rituale wie eine postprandiale Ruhephase, um die Impulse des selbst induzierten Erbrechens nach der Mahlzeit zu reduzieren.

▸ **Postpartale Besonderheiten.** Leider können Frauen mit Essstörungen ihre Schwangerschaft nur selten „genießen"; sie zählen sozusagen die Wochen und Tage bis zur Entbindung. Allerdings kommt es auch kaum zu irgendwelchen spektakulären Problemen oder Zuspitzungen.

Spätestens etwa 4–6 Wochen nach der Entbindung sollte man auf jeden Fall – ebenso wie mit anderen Frauen – eine Wiedervorstellung vereinbaren, um beurteilen zu können, ob sich möglicherweise eine postpartale Depression entwickelt, was leider häufig der Fall ist.

7.10 ADHS

Zunehmend häufiger stellen sich Patientinnen vor, die selbst den Verdacht haben, dass bei ihnen eine Aufmerksamkeitsdefizit- und Hyperaktivitätsstörung (ADHS) im Erwachsenenalter besteht oder bei denen die Diagnose bereits gestellt und eine Behandlung eingeleitet wurde. Und im Falle eines Kinderwunsches oder einer bereits eingetretenen Schwangerschaft möchten sie dann zu den Risiken der Behandlung beraten werden.

Die Notwendigkeit einer medikamentösen Behandlung der ADHS im Erwachsenenalter ist bei Kinderwunsch, Schwangerschaft und Stillzeit kritisch zu hinterfragen. Nicht aus jeder diagnostizierten ADHS leitet sich eine Behandlungsnotwendigkeit ab; die Entscheidung für eine medikamentöse Therapie ist abhängig vom Ausprägungsgrad und damit den psychischen und sozialen Beeinträchtigungen durch die Störung. Auch aufgrund der hohen psychiatrischen Komorbiditäten (häufig Nikotin, Amphetamin, Kokain- und Alkoholabusus) von ADHS im Erwachsenenalter ist meist eine **multimodale Therapie** angezeigt (Consensus Statement Europäisches Netzwerk ADHS, [81]). Gerade im Hinblick auf Kinderwunsch und Schwangerschaft sollten verhaltenstherapeutische Therapieansätze, die Selbstkognition und Selbstorganisation fördern und für die sich in Studien gute Hinweise auf Wirksamkeit ergeben, sowie eine sozialtherapeutische Begleitung im Vordergrund stehen.

Zugelassen zur medikamentösen Therapie der ADHS im Erwachsenenalter sind Methylphenidat und Atomoxetin. Hinweise auf eine Teratogenität für Methylphenidat oder Atomoxetin fanden sich bislang nicht, allerdings ist für beide Substanzen die Datenlage bisher unzureichend für eine differenzierte Risikobewertung.

Eine Neueinstellung bzw. eine Therapiefortsetzung von Methylphenidat in der Schwangerschaft sollte daher streng und kritisch überprüft werden; therapeutische Alternativen sollten erörtert werden. Atomoxetin ist ein SNRI, für den kaum Erfahrungen in Schwangerschaft und Stillzeit vorliegen. Aufgrund der unzureichenden Datenlage sollte eine Neueinstellung in der Schwangerschaft nicht erfolgen. Bei stabiler Einstellung der Patientin besteht zwar keine unmittelbare Umsetzungsnotwendigkeit, die Behandlungsindikation sollte aber noch einmal sehr kritisch überdacht werden. Auch ein Behandlungsversuch mit Mirtazapin oder Quetiapin kann sinnvoll sein.

▶ **Postpartale Besonderheiten.** Falls in der Schwangerschaft die Medikation abgesetzt wurde, wird sich nach der Entbindung die Frage stellen, ob eine Medikation, die speziell für ADHS gegeben wird, wieder aufgenommen werden sollte. Betroffene Frauen erleben gerade mit den Herausforderungen der Mutterschaft und der Versorgung des Neugeborenen mit vielen verschiedenen Anforderungen Beeinträchtigungen durch ADHS-Symptome als sehr störend. Insofern könnte bei der Nutzen-Risiko-Abwägung die Waage sehr schnell wieder in Richtung Behandlung zeigen, ggf. auch mit der Entscheidung, deshalb abzustillen.

7.11 Substanzabusus in der Schwangerschaft

7.11.1 Alkohol

Aufgrund der hohen teratogenen und fetotoxischen Risiken, die mit einem Alkoholkonsum in der Schwangerschaft verbunden sind, sollte jede Gelegenheit genutzt werden, betroffene Frauen vorurteilsfrei und ohne Schuldzuschreibungen anzusprechen und bei einer Reduktion des Alkoholkonsums und Erreichen von Abstinenz zu unterstützen. Kurzinterventionen orientiert am Modell der „Motivierenden Gesprächsführung" mit dem Ziel, nachhaltige Veränderungen des Trinkverhaltens herbeizuführen, haben sich als wirksam erwiesen. Die aktuelle Leitlinie zur Behandlung alkoholbezogener Störungen (S. 35) empfiehlt für die Schwangerschaft spezialisierte integrierte ambulante oder stationäre Programme, die sowohl die Behandlung der Substanzabhängigkeit als auch die unmittelbar bevorstehenden Aufgaben dieser Frauen als Mütter im Blick haben.

7.11.2 Nikotin

Leider gelingt es nicht allen Frauen, in der Schwangerschaft das Rauchen aufzugeben – obwohl ihnen die Schädlichkeit für das Ungeborene bewusst ist, und manchmal sogar trotz schon eingetretener Schwangerschaftskomplikationen. Dennoch lohnt es sich, das immer wieder zu thematisieren und „Teilerfolge" zu würdigen, wenn nämlich die Patientin in der Lage ist, ihren täglichen Zigarettenkonsum um die Hälfte oder sogar noch mehr zu reduzieren. Empfehlenswert ist auch eine genaue Betrachtung der psychischen Situation, weil Rauchen manchmal zur Bewältigung von depressiven Symptomen oder Gefühlen von Anspannung und Unruhe beiträgt. Und in solchen Fällen helfen dann vielleicht nicht medikamentöse Maßnahmen (psychotherapeutische Unterstützung, Entspannung, Tagesstrukturierung etc.) oder auch der Einsatz eines niedrig dosierten Antidepressivums (z. B. Opipramol oder Mirtazpin) oder niederpotenten Neuroleptikums (z. B. Promethazin).

Obwohl ein Rauchstopp so früh wie möglich in der Schwangerschaft den größten Effekt hat, sollten nach der aktuellen Leitlinie zur Tabakabhängigkeit Tabakentwöhnungsangebote in jedem Stadium der Schwangerschaft und zu jeder Gelegenheit erfolgen (S. 36).

> M!
> **Merke**
>
> *Alkohol und Tabak:* Hilfreiche Informationen für betroffene schwangere Frauen bieten die Deutsche Hauptstelle für Suchtfragen (http://www.dhs.de) und die Bundeszentrale für gesundheitliche Aufklärung (http://www.bzga.de).

7.11.3 Drogen

Drogenkonsum in der Schwangerschaft kann für die schwangere Frau, den Fetus und das Neugeborene unterschiedliche schädliche Auswirkungen haben: direkte gesundheitsschädigende Auswirkungen aufgrund von Substanzgebrauch oder -missbrauch sowie indirekte negative Folgen, die sich aus den mit Substanzmissbrauch verbundenen Lebensumständen ergeben. Im sozial vernachlässigten Umfeld können Mangelernährung und Infektionen zusätzlich schädigend wirken. Ein Problem bei der Bewertung des Risikos einzelner Drogen in der Schwangerschaft ist der oftmals gleichzeitige Gebrauch mehrerer verschiedener Substanzen. Gesundheitliche Auswirkungen auf das Ungeborene werden durch Polytoxikomanie (Alkohol und Nikotin eingeschlossen) verstärkt [135]. Daher sind bei drogenabhängigen Schwangeren Aborte, Früh- und Totgeburt und intrauterine Wachstumsverzögerung meist nicht einer einzelnen Substanz anzulasten.

▶ Tab. 7.1 gibt einen Überblick über mögliche Auswirkungen von Substanzmissbrauch auf das ungeborene Kind. Daraus wird deutlich, wie wichtig im Hinblick auf postnatale Anpassungs- und Entzugssymptome eine engmaschige gynäkologische und psychiatrische Betreuung der Schwangeren ist und auch auf jeden Fall die Entbindung in einem Perinatalzentrum. Durch die gezielte Substitutionsbehandlung sollte nach Möglichkeit wenigstens ein unkontrollierter Beikonsum verhindert werden.

Auch wenn zu Beginn der Schwangerschaft keine Abstinenzfähigkeit besteht, lohnen sich die beständige und behutsame Aufklärung über die Auswirkungen der Sucht, die Motivation zur Abstinenz bzw. schrittweisen Reduktion des Konsums sowie die Unterstützung bei der Installation von Hilfen (Langzeitbehandlung, Teilnahme an einer Selbsthilfegruppe etc.)

M!

Merke

Drogen: Für Schwangere mit Drogenproblemen finden sich Informationen zu den unterschiedlichen Substanzen (auch Modedrogen) auf der Website der Deutschen Hauptstelle für Suchtfragen (http://www.dhs.de) mit Hinweisen zu Beratungsmöglichkeiten und konkreten Anlaufstellen für alle mit Schwangerschaft und Stillzeit bei auch sporadischem Drogenkonsum im Zusammenhang stehenden Fragen.

7.11.4 Substitution bei Opiatabhängigkeit

Ein akuter Opiatentzug sollte während der Schwangerschaft nicht durchgeführt werden. Ein intrauteriner Entzug ist mit einer vierfach erhöhten Rate eines intrauterinen Fruchttodes assoziiert [141]. Bei 70–95 % treten als Komplikation nach der Geburt ein neonatales Abstinenzsyndrom (NAS) auf. Wachstumsrestriktion und Frühgeburtlichkeit sind am ehesten die Folge von begleitendem Nikotinkonsum und schwankenden Spiegeln bei Heroinkonsum [141]. Anders als bei alkoholgeschädigten Kindern ist die neurologische und kognitive Entwicklung offenbar stärker durch das soziale Umfeld in den ersten Lebensjahren beeinflusst als durch den Umfang der pränatalen Opiatexposition [135].

Die **Substitution** mit langwirksamen Opiaten und Opioiden stellt daher weltweit die Standardtherapie für opiatabhängige Schwangere dar. Primäres Therapieziel ist die Verhinderung intrauteriner Opiatentzüge, daneben aber auch die Vermeidung von illegalem Drogenkonsum bzw. Beigebrauch schädigender Substanzen. Am längsten bekannt ist die Behandlung mit Methadon oder Levomethadon in der Schwangerschaft [86]. Bei der Dosierung der Methadonsubstitution sind die pharmakokinetischen Besonderheiten in der Schwangerschaft zu berücksichtigen (Plasmaspiegel aufgrund vergrößerter Flüssigkeitsvolumina, vermehrter Gewebespeicherung sowie verändertem Metabolismus sowohl in der Plazenta als auch im Fetus in der Schwangerschaft herabgesetzt), d. h. Entzugssymptome können mit Fortschreiten einer Schwangerschaft stärker werden und eine Erhöhung der oralen Methadondosis kann nötig werden.

Als Alternative in der Substitutionstherapie steht der Opioidrezeptoragonist Buprenorphin zur Verfügung, dessen Sicherheit in Bezug auf Teratogenität, Fertilität und Toxizität im Tiermodell nachgewiesen wurde [135], [141]. Darüber hinaus haben sich gegenüber Methadon einige Vorteile für eine Substitution mit Buprenorphin in der Schwangerschaft gezeigt: Verbesserung des fetalen Wachstums, des Geburtsgewichts und des Apgar-Scores sowie Reduktion des NAS, geringere Entzugssymptome bei der Mutter durch lange Halbwertszeit, geringere Interaktion mit HIV-Therapie (HAART).

M!

Merke

Bei Heroinabhängigkeit ist eine Einstellung auf Methadon oder Buprenorphin zu empfehlen, wobei Buprenorphin nach aktuellem Stand die besser verträgliche Alternative zu sein scheint. Die Substitution erfordert eine genaue Dosistitrierung und sollte nur von erfahrenen Ärzten vorgenommen werden. Neugeborene müssen ggf. über mehrere Wochen beobachtet werden, damit auch verzögert auftretende schwere Entzugserscheinungen mit Opiaten behandelt werden können. Am wirksamsten und verträglichsten beim Säugling wird der Entzug mit oraler Opiatzufuhr therapiert. Die Betreuung und Entbindung in einem spezialisierten Perinatalzentrum mit Erfahrungen bei der Behandlung opiatabhängiger Mütter und deren Kinder scheint daher unabdingbar [135].

Tab. 7.1 Mögliche Auswirkungen von Substanzmissbrauch in der Schwangerschaft ([29], [135]; http://www.dhs.de).

Auswirkungen	Empfehlungen für die Praxis
Amphetamine, Methamphetamin, Ecstasy (MDMA)	
• Aufgrund der vasokonstriktorischen Wirkung Minderperfusion beim Feten. Durch die anorektische Wirkung können Mangelernährungszustände verursacht werden. In Studien konnten Entwicklungsanomalitäten ohne ein spezielles Muster insbesondere in Kombination mit Alkohol und anderen Substanzen gehäuft beobachtet werden. • Postnatal gehäuft neurologische Auffälligkeiten (Übererregbarkeit, Störung des Muskeltonus).	Schwangere sollten Amphetamine und MDMA unter allen Umständen meiden. Eine dennoch erfolgte Exposition rechtfertigt keinen risikobegründeten Schwangerschaftsabbruch. Nach mehr als sporadischem Konsum im 1. Trimenon sollte ein Feinultraschall durchgeführt werden.
Kokain	
• Durchblutungsstörungen der Gebärmutter und der Plazenta durch die vasokonstriktorische Wirkung des Kokains; Folgen können Mangelversorgung, intrauterine Wachstumsretardierung, plazentaassoziierte Symptome (vorzeitige Plazentalösung, Plazentainfarkt, Präeklampsie), erhöhte Abortrate, Frühgeburtlichkeit und Totgeburten sein. Typische Fehlbildungen können nicht benannt werden, am ehesten sind die Folgen der Vasokonstriktion mit resultierender Minderdurchblutung in Plazenta und fetalen Organsystemen. • Postnatal: neurobehaviorale und kognitive Defizite bei den Kindern, Entwicklungsverzögerungen, Störungen der Sprachentwicklung, Lern- und, Verhaltensstörungen. Erhöhtes Risiko für plötzlichen Kindstod (SIDS). • Sporadischer Gebrauch in der Frühschwangerschaft (ohne weitere schädigende Faktoren) scheint das Fehlbildungsrisiko anders als früher angenommen nicht nennenswert zu erhöhen.	Schwangere sollten Kokain unter allen Umständen meiden. Eine dennoch erfolgte Exposition rechtfertigt keinen risikobegründeten Schwangerschaftsabbruch. Nach mehr als sporadischem Konsum im 1. Trimenon sollte ein Feinultraschall durchgeführt werden.
Cannabis	
• Ein erhöhtes Fehlbildungsrisiko scheint nicht zu bestehen. • Hinweise auf Folgeschäden wie ein geringeres Geburtsgewicht des Kindes oder spätere Verhaltensprobleme sind nicht endgültig geklärt. Diskutiert werden auch Sprach-, Gedächtnis- und Lernstörungen. • Bei regelmäßigem Konsum (täglich oder mehrfach in der Woche) wurden eine erhöhte perinatale Mortalität sowie eine beeinträchtigte Sprach- und Gedächtnisleistung der Kinder beobachtet.	Schwangere sollen Cannabis und THC-haltige Präparate unter allen Umständen meiden. Ein dennoch erfolgter Konsum rechtfertigt keinen risikobegründeten Schwangerschaftsabbruch. Sporadischer Konsum begründet keine zusätzliche Diagnostik.
LSD, Phencyclidin, Mescalin, Psilocybin	
• Zur pränatalen Toxizität beim Menschen nur unzureichende Erfahrung, in älteren Studien werden Skelett- und ZNS-Fehlbildungen diskutiert; bisher unzureichende Datenlage für eine differenzierte Risikobewertung.	Schwangere sollen Halluzinogene unter allen Umständen meiden. Ein dennoch erfolgter Konsum rechtfertigt keinen risikobegründeten Schwangerschaftsabbruch. Nach wiederholter Exposition im 1. Trimenon sollte ein Feinultraschall durchgeführt werden.
Heroin, Opium, Morphin, Kodein	
• Heroin und andere Opiate haben kein teratogenes Potenzial, intrauterin werden Atembewegungen und Herzfrequenz beim Fetus vermindert; erhöhte perinatale Sterblichkeit durch Wachstumsretardierung, Frühgeburt, vorzeitigen Blasensprung und der für Opiate charakteristischen Atemdepression beim Neugeborenen. • 95 % der exponierten Kinder entwickeln Entzugssymptome nach der Geburt, die mit oralen Opiaten behandelt werden. Risiko für lebensbedrohliche Entzugssymptome beim Kind insbesondere bei unerkannter Abhängigkeit der Mutter. • Erhöhtes Risiko für plötzlichen Kindstod (SIDS).	Akuter Opiatentzug sollte während der Schwangerschaft nicht durchgeführt werden! Bei Heroinabhängigkeit Einstellung auf Methadon oder Buprenorphin. Substitution sollte nur von erfahrenen Ärzten durchgeführt werden. Soziale Hilfestellungen einleiten.

Frauen mit Alkohol- oder Drogenabhängigkeit brauchen wegen der meist auch komplizierten psychosozialen Situation sowohl in der Schwangerschaft als auch postpartal gerade auf diesem Gebiet Unterstützung, z. B. durch Anbindung an eine Beratungsstelle, das Jugendamt, die Organisation einer Familienhebamme etc. Natürlich gibt es immer wieder unerfreuliche Verläufe, in denen das Kind direkt nach der Geburt oder bald danach in eine Pflegefamilie gegeben werden muss. Dem stehen aber auch erfreuliche Fälle gegenüber, in denen schon die schwangeren Frauen sich sehr ernsthaft um Veränderungen bemühen und bereit sind, Verantwortung zu übernehmen. Im besten Fall gelingt ihnen das, und es kommt zu einer Stabilisierung und langfristig zur Nachreifung der Persönlichkeit; insofern sind alle Versuche und Unterstützungsmaßnahmen während der Schwangerschaft und nach der Entbindung sinnvoll.

8 Arzneimittel und Schwangerschaft

8.1 Grundsätzliches zum Arzneimittelrisiko

Riskante Medikamente entfalten ihre Wirkung nicht in jedem Einzelfall. In der Mehrzahl der beim Menschen bekannten Teratogene (Fehlbildungen verursachende Substanzen) führt selbst die Anwendung in der Frühschwangerschaft nur höchstens zu einer Verdopplung bis Verdreifachung des ohnehin für alle Schwangeren geltenden Basisrisikos. Dieses Basisrisiko beträgt etwa 3 % und besagt, dass unabhängig von Medikamenten und anderen äußeren Einwirkungen etwa jedes 30. Kind bei der Geburt eine deutlich erkennbare und gegebenenfalls korrekturbedürftige Fehlbildung aufweist.

Die Ursachen für angeborene Fehlbildungen liegen nur in wenigen Prozentpunkten bei äußeren Faktoren wie Arzneimitteln und anderen Chemikalien (▸ Tab. 8.1).

Auf der Liste der für den Menschen bedeutsamen Teratogene steht kein einziges Psychopharmakon. Das Fehlbildungsrisiko von Lithium ist deutlich geringer als früher angenommen. Allerdings werden ja auch die klassischen Antiepileptika Carbamazepin und Valproinsäure zur Prophylaxe affektiver und schizoaffektiver Störungen eingesetzt. Klassische Antiepileptika, insbesondere Valproinsäure, gehören aber zu den erwiesenen Teratogenen.

Tab. 8.1 Ursachen angeborener Entwicklungsstörungen des Menschen (nach [135]).

Ursache der Störung	Anteil (%)
monogenetische Erkrankungen	20
chromosomale Anomalien	5
anatomische Faktoren • Uterusanomalien • Zwillingsschwangerschaften • Oligohydramnion	2
chemische und physikalische Ursachen • Arzneimittel • Drogen (insbesondere Alkohol) • Hyperthermie • ionisierende Strahlung • Schadstoffe	4
mütterliche Erkrankungen • Diabetes mellitus (nicht normoglykämisch) • endemische Hypothyreose • Phenylketonurie • Listeriose • Lues • Ringelröteln • Röteln • Toxoplasmose • Varizellen • Zytomegalie	4
unbekannte Ursachen • spontane Entwicklungsstörungen • polygenetische Ursachen • exogene und endogene Faktoren („ecogenetic")	65

8.2 Empfindliche Phasen in der Schwangerschaft

Die Empfindlichkeit des Embryos gegenüber toxischen Einflüssen hängt von seinem Entwicklungsstadium ab (▸ Abb. 8.1). Vor der Einnistung im Uterus *(Präimplantationsphase)* ist das Fehlbildungsrisiko offenbar gering. In den ersten 2 Wochen nach der Konzeption wird ein „Alles-oder-nichts-Gesetz" angenommen. Es besagt: Die zu dieser Zeit noch pluripotenten Zellen können geschädigte Zellen ersetzen und eine ungestörte weitere Entwicklung ermöglichen, oder der toxische Schaden ist so groß, dass die Frucht mit der nächsten Regelblutung abgeht. Die Weiterentwicklung einer in diesem frühen Stadium geschädigten, fehlgebildeten Frucht ist demnach ausgeschlossen. Zumindest tierexperimentelle Ergebnisse lassen allerdings Zweifel an der Allgemeingültigkeit dieser Regel aufkommen. Außerdem können Medikamente mit längerer Halbwertszeit über den 2-Wochen-Zeitraum hinaus embryotoxische Wirkkonzentrationen aufweisen.

Während der *Organogenese*, auch Embryonalentwicklungsphase genannt, besteht eine besondere Sensibilität gegenüber toxischen Einwirkungen. In diesem Zeitraum (beim Menschen sind das etwa 15–60 Tage nach der Befruchtung) ist das Risiko für Fehlbildungen am größten.

In der *Fetalphase*, während der Entwicklung der Gewebe (Histogenese) und der anschließenden Reifung der Organfunktionen, nimmt die Empfindlichkeit wieder ab. In diesem Zeitraum (2. und 3. Trimenon) können toxische Stoffe wie Alkohol, Blei, Methylquecksilber und Organochlorverbin-

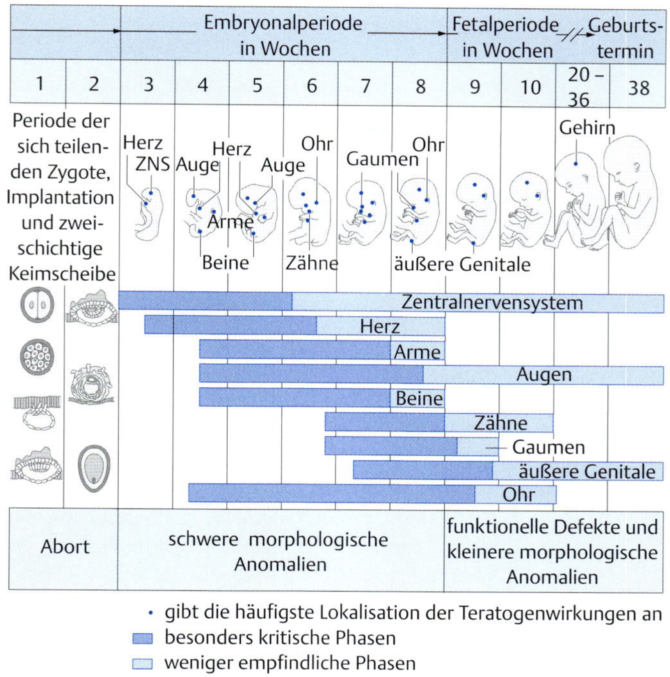

Abb. 8.1 Empfindliche Phasen der Schwangerschaft. (nach [128])

dungen zu Funktionsstörungen (z. B. Intelligenzdefiziten und Verhaltensauffälligkeiten) führen. Andere Noxen, die wie Kokain perfusionsmindernd wirken, können so genannte Disruptionsfehlbildungen verursachen, und ACE-Hemmer (ACE: angiotensin converting enzyme) und AT 1-Rezeptor-Antagonisten („Sartane"; AT: Angiotensin) können ein Nierenversagen beim Feten auslösen.

> **Merke**
>
> Es sollte immer die niedrigstmögliche, aber noch therapeutisch wirksame Dosis gewählt werden („So wenig wie möglich, aber so viel wie nötig").

8.3 Je höher die Dosis desto größer das Risiko?

In der Pränataltoxikologie gelten Dosis-Wirkungs-Beziehungen wie auch sonst in der Pharmakologie und Toxikologie. Je höher die Dosis, desto größer ist das Risiko für teratogene oder fetotoxische Effekte. Allerdings gibt es bei den bekannten Teratogenen, wie z. B. Valproinsäure, keine erwiesenermaßen sichere Dosis, bei der man „bedenkenlos" behandeln kann. Dennoch sollte als praktische Konsequenz der Dosis-Wirkungs-Regel die Dosis (von potenziell riskanten) Medikamenten immer so niedrig wie möglich gewählt werden. Natürlich muss dabei beachtet werden, dass der therapeutische Effekt noch ausreichend ist.

8.4 Arzneimittelstoffwechsel

In der Schwangerschaft verläuft der Arzneimittelstoffwechsel komplizierter als sonst. Die wirksamen Konzentrationen eines Medikaments oder seiner Metaboliten im embryonalen Organismus werden unter anderem von Aufnahme, Verteilung, Verstoffwechselung und Ausscheidung bei der Mutter beeinflusst. Die Veränderungen pharmakokinetischer Parameter bei der Mutter während der Schwangerschaft sind in ▶ Tab. 8.2 zusammengefasst.

Von den meisten Medikamenten finden sich auf der fetalen Seite der Plazenta zwischen 20 und 80 % der mütterlichen Konzentration. Dieser Gradient von der Mutter zum Feten ist unter anderem Folge des von der Plazentaperfusion, der materno-

Tab. 8.2 Veränderungen der Arzneimittelkinetik in der Schwangerschaft (nach [90]).

pharmakokinetische Parameter	Art der Veränderung
Absorption	
gastrointestinale Motilität	↓
Lungenfunktion	↑
Hautdurchblutung	↑
Verteilung	
Plasmavolumen	↑
Körperwasser	↑
Plasmaproteine	↓
Fettmasse	↑
Metabolismus	
Leberaktivität	↑ ↓
Exkretion	
glomeruläre Filtration	↑

fetalen pH-Differenz und den Arzneieigenschaften abhängigen plazentaren Transfers sowie des plazentaren und fetalen Arzneimittelstoffwechsels [90]. Es gibt jedoch kaum Angaben zur Situation in der Frühschwangerschaft, da fast alle kinetischen Untersuchungen den reifen Feten bzw. die Verhältnisse unter der Geburt wiedergeben.

Eine niedrige Molekularmasse unter 600–800 begünstigt die Plazentapassage. Die meisten Arzneimittel fallen hierunter. Nur der nicht proteingebundene Anteil des jeweiligen Arzneimittels kann die Plazenta überwinden.

Entscheidend für toxische Wirkungen beispielsweise am ZNS sind neben einer generell möglichen Anreicherung im Feten die bevorzugte Durchblutung des Gehirns und die noch nicht entwickelte Blut-Hirn-Schranke.

8.5 Informationsquellen zum Arzneimittelrisiko

Fast 60 Jahre nach Contergan kann man ein eher positives Fazit zum Arzneimittelrisiko in der Schwangerschaft ziehen: Es wurden keine Medikamente gefunden, die in ähnlicher Weise mit ihrer starken teratogenen Wirkung überraschten wie Contergan. Die ebenfalls ausgeprägten embryotoxischen Eigenschaften der später eingeführten Retinoide – Vitamin-A-Säure-Präparate – gegen Akne und Schuppenflechte waren vor der Marktzulassung aus Tierversuchen bekannt.

Generell lassen sich die Verträglichkeit bzw. das Ausmaß möglicher Schädigung im therapeutischen Dosisbereich beim Menschen nicht verlässlich aus Tierversuchen, sondern erst nach Markteinführung durch Auswertung von Patientendaten abschätzen.

Sowohl bei Ärzten als auch bei Patientinnen besteht auch heute noch eine große Unsicherheit bei der Einschätzung des Arzneimittelrisikos. Sowohl übertriebene Furcht als auch Unterschätzung möglicher Risiken sind zu beobachten. Die den Ärzten primär zur Verfügung stehenden Informationsquellen sind Produktinformationen der Arzneimittelhersteller sowie Pharmakologie- bzw. Therapiehandbücher.

Verschiedentlich wurde versucht, auf der Grundlage epidemiologischer und tierexperimenteller Daten Arzneimittel hinsichtlich ihres entwicklungstoxischen Potenzials zu klassifizieren.

8.6 Risikoklassifizierungen in der Roten Liste

In der Roten Liste wird eine Einstufung in 11 mit „Gr“ (Gravidität) bezeichneten „Chiffren“ verwendet. Die Chiffren Gr 4–Gr 6 beispielsweise bezeichnen Medikamente, für die keine ausreichenden Erfahrungen beim Menschen vorliegen und bei denen deshalb ersatzweise tierexperimentelle Daten für eine Risikobewertung herangezogen werden. In diese Gruppe gehören die meisten Arzneimittel. Wahrscheinlich besitzt die überwiegende Mehrheit dieser Stoffe beim Menschen in therapeutischer Dosis kein erhebliches embryotoxisches Potenzial. Medikamente, die postpartal Funktionsstörungen (z. B. Entzugssymptome) verursachen können, werden in der Roten Liste mit „Gr 9“ bezeichnet.

8.7 Fehldeutungen von Risikoklassifizierungen

Formelhaft verkürzte Angaben in den oben genannten Quellen vermitteln in der Regel keinen differenzierten Eindruck vom Arzneimittelrisiko; insbesondere die Herstellerinformationen sind von haftungsrechtlichen Erwägungen geprägt.

In der Praxis resultiert daraus häufig eine Überschätzung des realen Risikos mit der Folge, dass

- notwendige Behandlungen unterbleiben oder abgebrochen werden,
- nach bereits erfolgter Therapie erwünschte und intakte Schwangerschaften abgebrochen werden,
- bei erforderlicher Behandlung Frauen von einer gewünschten Schwangerschaft abgeraten wird oder
- überzogene Diagnostik aus Furcht vor vermeintlicher Arzneimittelschädigung praktiziert wird.

Andererseits kann der Mangel an qualifizierter Information auch dazu führen, dass unzureichend erprobte oder riskante Arzneimittel mit einem erhöhten Fehlbildungsrisiko eingesetzt werden.

Die beschriebenen Fehlentscheidungen verursachen nicht nur unnötiges Leiden, sondern auch immense vermeidbare Kosten.

Um derartige Fehlentscheidungen zu vermeiden, sollten nur einschlägige Fachliteratur oder Informationszentren für eine Therapieauswahl und das Risikomanagement nach erfolgter Exposition zu Rate gezogen werden (z. B. [135]).

> **Merke** M!
>
> Rote Liste und Herstellerinformationen allein sind zur individuellen Risiko- und Therapieeinschätzung in Schwangerschaft und Stillzeit nicht geeignet.

8.8 Wissen zum Arzneimittelrisiko verbessern

Auch wenn für die Mehrzahl heute verfügbarer Medikamente im therapeutischen Dosisbereich bisher kein Risiko erkannt wurde, ist eine Unbedenklichkeitserklärung kaum möglich. Zu den meisten Arzneimitteln liegen die für eine abschließende Risikobewertung erforderlichen Daten nicht vor, nämlich kontrollierte epidemiologische Untersuchungen mit ausreichend großen Fallzahlen.

Aus ethischen Gründen verbieten sich klinische Prüfungen zu Arzneimittelwirkungen und -nebenwirkungen bei Schwangeren. Daher sind die Dokumentation und Auswertung spontan erfasster Arzneimittelanwendungen bei Schwangeren unerlässlich. Betreuende Gynäkologen, Psychiater und Kollegen anderer Fachrichtungen können durch Meldung von exponierten Schwangerschaften an das Pharmakovigilanz- und Beratungszentrum für Embryotoxikologie an der Charité Berlin (z. B. über den Online-Fragebogen des Internetportals http://www.embryotox.de) zur Verbesserung der Kenntnislage beitragen. Bis auf wenige Ausnahmen führen weder Hersteller noch Aufsichtsbehörden eine systematische Beobachtung (post-marketing surveillance) auf diesem Gebiet durch.

> **Merke** M!
>
> Durch Meldung exponierter Schwangerschaften über das online-Formular unter http://www.embryotox.de tragen Sie zur Verbesserung der Arzneimittelsicherheit in der Schwangerschaft bei.

Diese Lücke füllen embryonaltoxikologische (teratologische) Informationszentren wie das in Berlin. Sie registrieren den Schwangerschaftsverlauf nach Einnahme problematischer und unzureichend untersuchter Arzneimittel, werten die Daten aus und leisten somit einen Forschungsbeitrag zur Abschätzung des vorgeburtlichen Arzneimittelrisikos. Die Kooperation dieser Einrichtungen in Europa und Nordamerika ermöglicht ein „Frühwarnsystem“ zur Prüfung aufkommender Verdachtsmomente und Aufdeckung neuer Teratogene.

8.9 Risikoabschätzung nach bereits erfolgter Arzneimittelexposition

Nach bereits erfolgter Exposition während einer bestehenden Schwangerschaft muss der Schwangeren gegebenenfalls eine individuelle Risikoabschätzung angeboten werden, in schwierigen Fällen sind dafür qualifizierte Institutionen wie das Berliner Zentrum für Embryonaltoxikologie zu konsultieren. Eine potenziell riskante Exposition ist genauso ernst zu nehmen wie eine spezielle genetische Disposition in der Familie. Die fundierte individuelle Risikoabschätzung kann unnötige Ängste, nicht erforderliche diagnostische Eingriffe, den Abbruch einer eigentlich gewünschten und intakten Schwangerschaft oder auch den Rückfall einer Erkrankung wegen des Absetzens einer wirksamen Therapie oder Prophylaxe verhindern.

Die Beratung nach einer bereits erfolgten Behandlung erfordert sowohl bei der Interpretation einschlägiger Literaturangaben als auch im Umgang mit der Patientin ein anderes Vorgehen als die Planung einer Therapie. Die letztgenannte Situation ist im Allgemeinen einfacher, da in Ruhe das passende Medikament ausgewählt werden kann. Wurde jedoch bereits mit einer Behandlung begonnen, ist die Schwangere häufig besorgt oder in großer Angst wegen einer möglichen Schädigung ihres Kindes. Dieser wichtige Unterschied ist unbedingt zu berücksichtigen, weil die üblichen Fachinformationen die Angst einer werdenden Mutter eher vergrößern, als aufklärend und beruhigend auf sie zu wirken.

Tierexperimentelle Ergebnisse oder unbestätigte Einzelfallbeobachtungen beim Menschen sollten im Patientengespräch nicht erwähnt werden, weil solche unsicheren Informationen üblicherweise die Patientin noch stärker verunsichern. Wichtig ist bei der Nutzen-Risiko-Abwägung immer die Berücksichtigung eventuell zu erwartender negativer Auswirkungen auf die Schwangere und das ungeborene Kind, wenn es wegen Umstellung bzw. Absetzen der Medikation zum Krankheitsrezidiv kommt (und dann möglicherweise viel höhere oder kombinierte Medikamentengaben erforderlich sind).

8.10 Schwangerschaftsabbruch wegen Arzneimitteln?

Zu tragischen Fehlentscheidungen kommt es, wenn die Klassifizierung eines Medikaments als „unzureichend untersucht“, „tierexperimentell verdächtig“ oder „kontraindiziert in der Schwangerschaft“ zum Anlass genommen wird, um eine gewünschte Schwangerschaft abzubrechen.

Bei der Risikobewertung zeigt sich in den meisten Fällen, dass auch nach Einnahme zu meidender oder kontraindizierter Medikamente keineswegs ein Schwangerschaftsabbruch diskutiert werden muss, weil kein konkretes Risiko bekannt ist. Eine embryopathische Indikation gibt es nach geltendem Recht ohnehin nicht mehr. Heute geht die psychische und körperliche Zumutbarkeit für die Mutter in die Argumentation und die „medizinische Indikation“ zum Schwangerschaftsabbruch ein. Eine solche Entscheidung sollte nicht unkritisch nur aufgrund einer als problematisch klassifizierten Medikation in Erwägung gezogen werden, sondern erst nach Feststellung einer Schädigung des Kindes in der sonografischen Feindiagnostik.

8.11 Erweiterte vorgeburtliche Diagnostik nach suspekter Medikation?

Zusätzliche Vorsorgeuntersuchungen wie eine weiterführende Ultraschalldiagnostik (sonografische Feindiagnostik, Organultraschall) können die normale Entwicklung des Feten bestätigen. Zum Programm der erweiterten Diagnostik nach Einnahme potenziell teratogener Substanzen gehören keine invasiven Maßnahmen wie intrauterine Nabelgefäßpunktion, Amniozentese oder Chorionzottenbiopsie mit Chromosomenanalyse.

> M!
> **Merke**
> Zusammenfassend gibt es kein Psychopharmakon, bei dem nach therapeutischer Anwendung das epidemiologisch ermittelte embryotoxische Risiko den Abbruch einer gewünschten und intakten Schwangerschaft ohne weitere Pränataldiagnostik rechtfertigt.

8.12 Langzeitauswirkungen von Psychopharmaka

Langzeitauswirkungen von Arzneimitteln in der Schwangerschaft (und Stillzeit) sind bis auf wenige Ausnahmen beispielsweise bei einigen Antidepressiva, klassischen Antiepileptika und bei harten Drogen kaum untersucht. Vor allem ZNS-wirksamen Medikamenten einschließlich Psychopharmaka kann man unterstellen, dass das fetale und kindliche ZNS – jenseits der Entstehung morphologischer Fehlbildungen – in seiner funktionellen Entwicklung gestört werden könnte mit dem Ergebnis später zutage tretender Verhaltensauffälligkeiten oder intellektueller Defizite. Bisher liegen jedoch keine besorgniserregenden Hinweise für die länger eingeführten Präparate vor, auch wenn in einigen Studien z. B. autistische Symptome häufiger nach SSRI-Exposition in der Schwangerschaft beobachtet wurden als in Kontrollgruppen. Derartige Zusammenhänge sind jedoch nicht leicht nachweisbar, da die psychosoziale Situation nach der Geburt (und gegebenenfalls auch schon davor), d. h. insbesondere die Interaktion zwischen (erkrankter) Mutter und Kind, die Entwicklung des Kindes beeinflusst. Eine Differenzierung zwischen

Arzneimittelwirkung und der des sozialen Umfelds ist also ausgesprochen schwierig.

Darüber hinaus ist noch gar nicht abzusehen, welche Auswirkungen in dieser Hinsicht die zunehmende Verbreitung atypischer Neuroleptika haben wird, deren Vorteile unter anderem geringere Einschränkungen der Fertilität sind. Es ist also damit zu rechnen, dass zunehmend psychotisch erkrankte Frauen Kinder gebären, die in einem entsprechenden psychosozialen Umfeld aufwachsen [103].

8.13 Alternative Heilmittel und Phytotherapeutika

Alternative Heilmittel und Phytotherapeutika sind hinsichtlich ihrer Verträglichkeit in der Schwangerschaft nicht systematisch untersucht. Es liegen jedoch keine Fallberichte über teratogene Schädigungen bei Einhalten der empfohlenen Dosierungen vor. Diese sind zumindest bei Homöopathika auch nicht zu erwarten. Gegen Akupunktur ist ebenfalls nichts einzuwenden, wenn diese fachkundig und unter Berücksichtigung der Schwangerschaft praktiziert wird.

Bei Phytotherapeutika müssen therapeutische Dosen eingehalten werden, Teezubereitungen sollten nicht exzessiv genossen werden. Die Unbedenklichkeit pflanzlicher Präparate, insbesondere in hohen Dosen, ist nicht erwiesen. Nicht alkoholische Zubereitungen sind, falls möglich, zu bevorzugen.

Zu den oft auch von Schwangeren eingenommenen Mitteln gehören Baldrian, Hopfen, Ginkgo biloba zur Besserung der zentralen Durchblutung, Ginseng zur Leistungssteigerung, Agnus castus (Mönchspfeffer, Keuschlamm) bei gynäkologischen Indikationen und Hypericin (Johanniskraut) bei depressiver Verstimmung.

> **Merke** M!
>
> Pflanzliche Präparate sind nicht ohne weiteres eine Alternative bei Schwangeren oder Stillenden. Es muss die gleiche Nutzen-Risiko-Abwägung unter Berücksichtigung vorhandener Informationen vorgenommen werden.

Johanniskraut kann auch bei Schwangeren und Stillenden durchaus als Alternative zur „klassischen" antidepressiven Therapie bei mäßig ausgeprägter Symptomatik betrachtet werden. Allerdings muss darauf hingewiesen werden, dass auch hierfür keine kontrollierten Studien oder größere Fallserien vorliegen.

8.14 Arzneimitteltherapie des Vaters

Systematische Untersuchungen zu möglichen Folgen einer Arzneimitteltherapie des Vaters auf das werdende Kind liegen kaum vor. Untersuchungen über eine frühere Behandlung des Vaters selbst mit Zytostatika lassen – bei erhaltener oder wiederhergestellter Fertilität – kein erhöhtes Fehlbildungsrisiko erkennen.

Wurde der Vater hingegen unmittelbar vor oder zum Zeitpunkt der Konzeption oder während der Schwangerschaft mit toxischen Arzneistoffen behandelt, wäre eine genotoxische oder paternal teratogene Schädigung des Embryos theoretisch denkbar. Diese könnte über eine Veränderung der Erbinformation in den reifen Spermatozyten oder durch kontaminierte Spermaflüssigkeit auf den Embryo vermittelt werden. Außerdem ist eine Störung der Meiose vorstellbar, die chromosomale Aberrationen begünstigt.

Klinisch gibt es bisher jedoch keine diesbezüglichen Verdachtsmomente, die es rechtfertigen würden, eine „paternal exponierte" Schwangerschaft abzubrechen. Es bleibt die Frage, ob eine Chromosomenanalyse bzw. eine Amniozentese nach einer zytotoxischen Therapie des Vaters indiziert ist. Mehrheitlich wird das derzeit als nicht begründet angesehen, da vorliegende Ergebnisse keine signifikante Häufung von Chromosomenanomalien offenbaren. Dennoch ist man noch weit von einer fundierten Beurteilung paternaler Risiken entfernt.

9 Häufig gestellte Fragen

9.1 Sollte die Medikation in der Schwangerschaft abgesetzt/umgestellt werden?

Wie bereits in den einleitenden Kapiteln ausführlich dargestellt (s. Kap. 2, 5), sollte eine solche Frage immer mit großer Zurückhaltung bedacht und in der Regel auch mit der Patientin besprochen werden. Ein Absetzen bzw. die Umstellung in der Schwangerschaft birgt nämlich immer die Gefahr der psychischen Destabilisierung. In der Regel gab es ja Gründe dafür, dass die Medikation so ausgewählt wurde, etwa wegen Nebenwirkungen oder Wirkungslosigkeit anderer Präparate. Oft hatten auch vorherige Absetz- oder Umstellungsversuche wegen eines bestehenden Kinderwunsches in einem Rezidiv geendet.

Und schließlich ist zu bedenken, dass eine ungeplante Schwangerschaft in der Regel erst zu einem Zeitpunkt festgestellt wird, zu dem die wesentlichen Entwicklungen beim Embryo, die durch ein Teratogen beeinflusst werden könnten, bereits weitgehend abgeschlossen sind (s. Kap. 8).

9.2 Wann sollte eine Veränderung der Medikation in der Schwangerschaft auf jeden Fall in Erwägung gezogen werden?

Prinzipiell gilt auch in der Schwangerschaft das Prinzip „never change a winning team". Dennoch gibt es einige wenige Konstellationen, in denen auf jeden Fall über eine Umstellung nachgedacht werden sollte.

► **Polytherapie.** In der Schwangerschaft hat eine Monotherapie Vorrang, da es zur Kombination mehrerer Medikamente weniger Erfahrungen zu ihrer Sicherheit gibt, sich einzelne Nebenwirkungen addieren können und theoretisch eine Interaktion zwischen mehreren Medikamenten auch neue Risiken für das ungeborene Kind bedeuten könnte. Auch in der späteren Schwangerschaft ist eine Kombinationstherapie mehrerer Medikamente eher nachteilig für die fetale Entwicklung als eine Monotherapie, zumindest sind deren Auswirkungen weniger kalkulierbar.

Naturgemäß gibt es aber Patientinnen bzw. Störungsbilder, bei denen die Reduktion einer Polytherapie nicht möglich ist; oft sind das Frauen, bei denen die Einstellung zuvor schwierig war und eine Umstellung bzw. Reduktion der Medikation eine hohe Rezidivgefahr und damit gegebenenfalls die Notwendigkeit einer stationären Behandlung oder von weiteren Medikamenten in sich bergen würde. Auch hier gilt das Prinzip der individuellen Nutzen-Risiko-Abwägung!

► **Valproat.** Auch wenn eine Schwangerschaft unter Valproat erst zu einem Zeitpunkt festgestellt wird, zu dem die Embryonalentwicklung bereits stattgefunden hat, sollte über eine Umstellung nachgedacht werden, da Valproat auch in der zweiten Schwangerschaftshälfte die kognitive Entwicklung des Kindes beeinträchtigen kann. Für Epilepsiepatientinnen kann es dennoch einen guten Grund für die Fortführung von Valproat geben, wenn in bestimmten Fällen sonst die Anfallsfreiheit gefährdet ist. Für psychiatrische Patientinnen bzw. den Einsatz zur Phasenprophylaxe hingegen sollte es eine Alternative geben – beispielsweise ein atypisches Neuroleptikum zur Vermeidung einer manischen Exazerbation.

► **Lithium.** Es gehört eindeutig *nicht* zu den Medikamenten, bei denen eine Umstellung in Erwägung gezogen werden muss. Die frühere Lehrmeinung, dass Lithium ein hohes Risiko von Herzfehlbildungen mit sich bringt, wurde inzwischen widerlegt (S.133); die Wahrscheinlichkeit einer durch Lithium ausgelösten Ebstein-Anomalie des Herzens wird heute mit lediglich 1 auf 1 000 exponierte Feten eingeschätzt. Der Lithiumspiegel kann bei psychischer Stabilität aus unserer Sicht etwas niedriger gehalten werden als außerhalb der Schwangerschaft, zumal wenn es um die Prophylaxe einer Depression geht und nicht um eine Manie (S.47).

Sicherlich muss eine Schwangerschaft unter Lithium wegen der möglichen fetotoxischen Auswirkungen auf das Kind als Risikoschwangerschaft besonders engmaschig gynäkologisch überwacht werden. Aber es besteht kein Grund zur Panik, wenn eine Patientin unter Lithium schwanger wird, und vor allem nicht für ein abruptes Absetzen!

► **Fluoxetin.** Fluoxetin ist der älteste SSRI. Seit einigen Jahren wird eine leicht erhöhte Rate von Herzscheidewanddefekten bei Fluoxetin diskutiert in der Größenordnung von einer zusätzlichen Anomalie auf 100 exponierte Feten. Daher wird in der aktuellen S3-Leitlinie zur Unipolaren Depression [130] auch die Empfehlung ausgesprochen, dass wegen des möglicherweise vorhandenen Risikos für Fehlbildungen Paroxetin und Fluoxetin nicht als Antidepressiva der ersten Wahl in der Schwangerschaft neu verordnet werden sollten.

Ein wichtiger Aspekt, der gegen Fluoxetin in der Schwangerschaft spricht, ist die *sehr lange Halbwertszeit* (53 Stunden) mit *aktiven Metaboliten*, deren Halbwertszeit noch länger ist (168–360 Stunden). Dies macht die Steuerbarkeit in der Schwangerschaft extrem schwierig, etwa wenn wegen akut aufgetretener Probleme ein Absetzen der Medikation erforderlich wäre (beispielsweise bei der Entwicklung von Problemen mit der Leber, wie etwa im Rahmen eines beginnenden HELLP-Syndroms) oder auch bei Eintreten einer Frühgeburt, wobei das Neugeborene dann deutlich länger mit Problemen zu kämpfen haben könnte als bei anderen, rascher abgebauten Medikamenten. Ein eigener Fall mit extremer Frühgeburt bei hoher Fluoxetindosierung führte zu schweren Anpassungsstörungen beim Kind über viele Tage, einschließlich extrapyramidalmotorischer Störungen.

Für die Umstellung von Fluoxetin in der Schwangerschaft spricht außerdem die Tatsache, dass erhebliche Mengen einschließlich der aktiven Metaboliten in die Muttermilch übergehen und Symptome beim Stillkind verursachen können.

Da es den meisten Frauen in der Schwangerschaft besser geht als sonst und eher nach der Entbindung zusätzliche psychische Probleme zu erwarten sind, sollte die Umstellung auf einen weniger problematischen SSRI (z. B. Sertralin oder Citalopram) erfolgen, sobald die Schwangerschaft stabil ist und es der werdenden Mutter körperlich einigermaßen gut geht, spätestens jedoch im 2. Trimenon. Aus Sicht der Autoren sollte die Umstellung nicht überlappend erfolgen (s. o. „Polytherapie"), sondern direkt von Fluoxetin auf einen anderen SSRI, wobei man wegen der langen Halbwertszeit auch einige Tage „drug holiday" in Erwägung ziehen sollte.

9.3 Gibt es Besonderheiten bei der Medikationsumstellung in der Schwangerschaft?

Da in der Schwangerschaft und besonders in der frühen Schwangerschaft während der Organogenese die Monotherapie ein wichtiges Ziel ist, sollte dies auch in der Umstellungsphase einer Medikation angestrebt werden, z. B. wenn von einem Antidepressivum auf ein anderes umgestellt wird (wie etwa von Fluoxetin auf einen anderen SSRI, s. voriger Abschnitt). In der Regel werden ja Psychopharmaka „überlappend" umgestellt, d. h. das eine Präparat „eingeschlichen" und das andere „ausgeschlichen". In der Schwangerschaft sollte überlegt werden, ob ein direktes Umstellen möglich ist (ein Medikament absetzen, am nächsten Tag mit dem anderen beginnen). Während bei Psychosen oder bipolaren Störungen möglichst keine medikamentenfreien Tage dazwischen liegen sollten, kann bei der Gabe von Antidepressiva durchaus überlegt werden, ob einige medikamentenfreie Tage zu verantworten sind (insbesondere bei der Umstellung von Fluoxetin auf ein anderes Präparat).

9.4 Muss in der Schwangerschaft die Dosis angepasst werden?

Die Antwort darauf richtet sich nach dem betreffenden Medikament bzw. dessen Clearanceveränderungen in der Schwangerschaft. Besonders bei Lithium und Lamotrigin steigt die Clearance erheblich und erfordert gegebenenfalls spiegeladaptierte Dosisanpassungen während der Schwangerschaft. Bei vielen anderen Substanzen verursachen die schwangerschaftsbedingten Veränderungen in Stoffwechsel und Verteilungsvolumen keine wesentlichen Änderungen des Blutspiegels. Andererseits sind die meisten Frauen in der Schwangerschaft, vor allem in der späteren Schwangerschaft, psychisch eher stabil und tolerieren gut ein Absinken des Spiegels. Insofern gibt es aus unserer Sicht kein einheitliches Vorgehen, sondern auch hier eine individuelle Bewertung in Abhängigkeit von der Grunderkrankung und dem bisherigen Verlauf einschließlich des Befindens in der Schwangerschaft. Bei besonders stabilen Patientinnen beginnen wir mit einer leichten Reduktion der Medikamentendosis übrigens manchmal auch schon früher als 2 oder 3 Wochen vor dem errechneten Entbindungstermin, beispielsweise wenn eine Patientin unter einem Neuroleptikum plötzlich immer sehr müde ist.

Die meisten Frauen können gut abschätzen, ob sie mit der aktuellen Dosis des Medikaments auskommen oder ob sie mehr brauchen. Da die Frauen in der Regel aus einem Verantwortungsgefühl dem Kind gegenüber so wenig wie möglich einnehmen wollen, sich aber andererseits nach entsprechender Aufklärung darüber im Klaren sind, dass ihre psychische Stabilität in der Schwangerschaft eine wichtige Voraussetzung für ein möglichst stabiles Befinden nach der Entbindung ist, profitieren sie sehr von einem gewissen Freiraum bezogen auf die Dosierung und die Möglichkeit der eigenständigen *Erhöhung der Dosis* bei einer Verschlechterung bzw. Anzeichen von Instabilität.

Beispiel: *„Wenn es Ihnen zur Zeit gut geht, können wir bei den 200 mg des Medikamentes XY retard bleiben. Falls Sie merken, dass sich Ihr Befinden ändert und Sie instabil werden, erhöhen Sie bitte selbständig auch vor dem nächsten Termin schon einmal um bis zu 100 mg. Treten Schlafstörungen auf, was vor allem in der späteren Schwangerschaft häufig ist, können Sie zusätzlich als Bedarfsmedikation 25 mg der nicht retardierten Form einnehmen."*

Bezüglich der prophylaktischen Erhöhung der Medikation direkt nach der Entbindung bei bipolaren und psychotischen Erkrankungen verweisen wir auf das entsprechende Kapitel 6.9.

9.5 Was bringen Serumspiegelkontrollen?

Das ist eine schwierige Frage! Und unseres Wissens gibt es noch keine wirkliche Evidenz dafür, wie das richtige Vorgehen hinsichtlich der Serumspiegelkontrollen in der Schwangerschaft ist. Auch die aktuellen Leitlinien empfehlen kein einheitliches Vorgehen. Während in der Leitlinie zur Bipolaren Störung [33] der Nutzen eines Drugmonitoring in der Schwangerschaft offen bleibt, empfiehlt die Leitlinie zur Unipolaren Depression [130] ein regelmäßiges Monitoring der Wirkstoffspiegel, um einen niedrigen wirksamen Wirkstoffspiegel anzustreben. Insgesamt ist zu beobachten, dass das therapeutische Drugmonitoring in der Psychopharmakotherapie zunehmend an Bedeutung gewinnt, in erster Linie aber bei Nichtansprechen.

Natürlich kann die Überprüfung des Serumspiegels immer einen Hinweis darauf geben, warum vielleicht wieder Symptome auftreten oder warum die Patientin plötzlich nicht mehr stabil ist (weil der Serumspiegel abgesunken ist; vielleicht aber auch bei gleich gebliebenem Spiegel, weil die hormonellen Veränderungen in der Schwangerschaft ihr zu schaffen machen). Und bei spiegelabhängigen Medikamenten, bei denen sich durch die Stoffwechselveränderungen erhebliche Schwankungen ergeben können, wie etwa Lithium, Lamotrigin, sind Serumspiegelkontrollen unverzichtbar.

In der Praxis nutzen wir aber in der Gynäkologischen Psychosomatik in Bonn das *Absinken des Spiegels* vor allem gegen Ende der Schwangerschaft als eine Art „natürliche" Reduktion des Medikaments (auch bei Lithium), da im Hinblick auf die Entbindung ohnehin eine Reduktion des Medikaments überlegt werden sollte (S. 56). Wir orientieren uns in erster Linie an der klinischen Symptomatik bzw. Stabilität, lassen aber trotzdem den Serumspiegel regelmäßig kontrollieren und dokumentieren. Erstaunlicherweise müssen wir übrigens immer wieder Patientinnen mit einem Lithiumpass „erst"-versorgen, die schon langjährig Lithium einnehmen.

Es gibt allerdings auch das andere Vorgehen, mit dem manche Kolleginnen und Kollegen in ihrer täglichen Praxis sehr gute Erfahrungen machen, nämlich die *regelmäßigen Spiegelkontrollen und die spiegelorientierte Anpassung der Medikation.* Das kann unter Umständen die Dosierungen in schwindelerregende Höhen bringen. Wir selbst haben eine Patientin in der Klinik betreut, bei der aufgrund der Spiegelkontrollen die Lithiumdosis auswärtig stark erhöht worden war, um den Spiegel zu halten, und die darunter einen massiven Diabetes insipidus mit einer Trinkmenge von bis zu 8 Litern pro Tag mit ständigem nächtlichen Harndrang und dadurch bedingtem Schlafmangel entwickelt hatte; erfreulicherweise bildete sich alles nach schrittweiser Dosisreduktion rasch wieder zurück.

Für welches Vorgehen man sich entscheiden sollte, hängt unseres Erachtens auch von der Grunderkrankung ab: Bei einer monopolaren Depression kann man sehr viel Gelassenheit zeigen und auch ein Absinken des Spiegels tolerieren. Anders sieht die Situation sicher bei bipolaren Störungen aus, wobei wir selbst auch ausgesprochen ungerne eine solche Patientin nur mit Lithium oder Lamotrigin durch eine Schwangerschaft bringen würden. Wenn keine komplette Umstellung gewünscht ist („never change a winning team"), würden wir zumindest für das letzte Schwangerschaftsdrittel bzw. den letzten Schwangerschaftsmonat die Zugabe eines atypischen Neuroleptikums diskutieren, mit der man dann postpartal die deutliche Erhöhung in den therapeutischen Bereich als Prophylaxe vornehmen kann.

Auf jeden Fall müssen nach der Entbindung engmaschig die Blutspiegel kontrolliert werden, vor allem wenn Erhöhungen vorgenommen worden sind und wenn die Mutter stillen will (was wir bei Lithium eher zurückhaltend sehen würden). Aufgrund der Normalisierung der Clearance nach der Geburt sollte bei vorher erfolgten Erhöhungen die Dosis rasch auf das „Vorschwangerschaftsniveau" *reduziert* werden, um toxische Symptome bei der Mutter zu vermeiden. Wenn hingegen die Lithiumdosis in der Schwangerschaft (weitgehend) gleich geblieben ist, warten wir zunächst einmal ab, wie sich der Blutspiegel entwickelt. Wir führen in den ersten Tagen, während die Patientin noch in der Geburtsklinik ist, tägliche Spiegelkontrollen durch.

Manche Kolleginnen und Kollegen führen übrigens auch bei Antidepressiva und Neuroleptika regelmäßige Spiegelkontrollen zur Dokumentation durch. Auch das kann sinnvoll sein.

> **Merke** M!
>
> Bei serumspiegelabhängigen Medikamenten, bei denen durch die Stoffwechselveränderungen in der Schwangerschaft deutliche Spiegelveränderungen zu erwarten sind (z. B. Lithium, Lamotrigin) sind regelmäßige, z. B. vierwöchentliche Spiegelkontrollen empfehlenswert – und natürlich die Dokumentation in einem „Lithiumpass". Ob Dosisanpassungen nach Spiegelkontrollen sinnvoll sind, muss im Einzelfall und in Abhängigkeit von der Erkrankung entschieden werden.

9.6 Welches Medikament ist für die Neueinstellung in der Schwangerschaft geeignet?

Wenn uns eine solche Frage gestellt wird, folgt zunächst die Gegenfrage „Auf was würden Sie denn einstellen, wenn die Patientin nicht schwanger wäre?". Die Abwägung erfolgt dann meist relativ rasch, z. B. dass die SSRI Sertralin oder Citalopram gegenüber Paroxetin, Fluoxetin und anderen, neueren Medikamenten dieser und anderer Antidepressivagruppen zu bevorzugen sind, wie es auch in der aktuellen Leitlinie zur Unipolaren Depression empfohlen wird. Im Kapitel zur speziellen Pharmakotherapie sind die aktuellen wissenschaftlichen Erkenntnisse der infrage kommenden Präparate zusammengestellt, wodurch die Orientierung erleichtert wird. Aktuelle Informationen sind auch über die Website des Instituts für Embryonaltoxikologie erhältlich (http://www.embryotox.de). Das Institut protokolliert Schwangerschaftsverläufe, um daraus weitere Schlüsse zur Arzneimittelsicherheit zu ziehen, die allen schwangeren Patientinnen zugutekommen.

Auch unter Nutzen-Risiko-Abwägung folgt also die Wahl einer Substanz den sonst gültigen Prinzipien: Zunächst ist die *Zielsymptomatik* zu klären (z. B. depressive Symptomatik mit Schlafstörungen), anschließend die *Substanzgruppe* zu überlegen (z. B. Trizyklikum oder SSRI). Für die schwangere Patientin kommt dann noch hinzu, sich zu informieren, zu welchem Medikament aus der angestrebten Gruppe die besten Erfahrungen in der Schwangerschaft vorliegen. Die vorliegenden Erfahrungen werden für jede Substanz im Kapitel „Spezielle Psychopharmaka" in einer jeweils eigenen Tabelle dargestellt (S. 109 ff.).

In ► Tab. 9.1 werden Anregungen bei Neueinstellung/Umstellung während oder vor einer Schwangerschaft oder in der Stillzeit gegeben. Diese Anregungen beruhen auf dem Erfahrungshintergrund der Autoren und setzen die Berücksichtigung der individuellen Situation und Vorgeschichte der Patientin voraus. Gegebenenfalls sollte eine zusätzliche professionelle Beratung, z. B. bei Embryotox, eingeholt werden.

9.7 Muss die Arzneimittelauswahl dokumentiert werden?

Die meisten Psychopharmaka sind für den Einsatz in der Schwangerschaft formal als kontraindiziert bzw. relativ kontraindiziert gekennzeichnet. Dies hat auch damit zu tun, dass systematische Studien, wie sie für die Zulassung eines Präparats durch die Behörden notwendig sind, aus ethischen Gründen an Schwangeren und Stillenden nicht durchgeführt werden. Eine Verordnung ist also eine Off-Label-Anwendung, was ja nicht grundsätzlich gegen die Behandlung spricht. Vor allem darf man sich nicht der Behandlungspflicht mit dem Hinweis entziehen, dass es keine Psychopharmaka

Tab. 9.1 Anregungen zur Einstellung/Umstellung in der Schwangerschaft und Stillzeit*.

Substanzgruppe	Beispiel	Anmerkungen
depressive Symptomatik mit Agitiertheit und Schlafstörungen		
Trizyklika (TZA)	Amitriptylin	• TZA seit Jahrzehnten im Einsatz (auch in der Schwangerschaft), bieten sie sich daher vor allem für Patientinnen mit hohem Sicherheitsbedürfnis an • Abwägung eventueller anticholinerger Nebenwirkungen • in der Schwangerschaft Retardpräparat bevorzugen
neuere Antidepressiva	Mirtazapin	• gute angstlösende und schlafanstoßende Wirkung • gute antiemetische Wirkung, deshalb in der Schwangerschaft bei zusätzlich vorhandener Übelkeit hilfreich • >1 500 Schwangerschaften dokumentiert, ohne Hinweis auf Teratogenität
Depressionen mit im Vordergrund stehender Antriebsminderung		
SSRI	Sertralin, Citalopram	• SSRI der ersten Wahl in der Schwangerschaft • mehrere zehntausend dokumentierte Schwangerschaften unter Seratralin und Citalopram ohne Nachweis von Teratogenität • Fluoxetin vermeiden
Trizyklika	Nortriptylin, Clomipramin, Desipramin	Alternative zu SSRI, falls ein TZA gewünscht; Abwägung eventueller anticholinerger Nebenwirkungen
Angststörungen		
SSRI	Sertralin, Citalopram	• SSRI der ersten Wahl in der Schwangerschaft • mehrere zehntausend Schwangerschaften unter SSRI ohne ernsthaften Nachweis von Teratogenität • Fluoxetin vermeiden
SNRI	Venlafaxin retard	• Alternative, wenn SSRI nicht wirksam sind • breiteres Wirkspektrum als SSRI, aber mehr Nebenwirkungen zu Beginn; deshalb beginnen mit 37,5 mg retard • >2 000 dokumentierte Schwangerschaften ohne Hinweise auf Teratogenität
Zwangssymptomatik		
SSRI	Sertralin, Citalopram	• SSRI der ersten Wahl in der Schwangerschaft • mehrere zehntausend Schwangerschaften unter SSRI ohne ernsthaften Nachweis von Teratogenität • Fluoxetin trotz guter Wirksamkeit bei Zwangsstörungen vermeiden
Trizyklika	Clomipramin	• Alternative zu SSRI, falls TZA gewünscht • in der Schwangerschaft Retardpräparat bevorzugen • Abwägung eventueller anticholinerger Nebenwirkungen
psychotische Symptome/Manie		
Atypika	Quetiapin	• besonders bei bipolaren affektiven und schizoaffektiven Störungen gut geeignet • aus Sicht der Autoren derzeit Atypikum der Wahl für die Schwangerschaft, ggf. auch für Umstellung vor geplanter Schwangerschaft • Einsatz als Retardpräparat zur Phasenprophylaxe. Nicht retardierte Form zusätzlich als Bedarfsmedikation bei Instabilität/Schlafstörungen hilfreich • mehrere Hundert dokumentierte Schwangerschaften ohne Hinweis auf Teratogenität
	Olanzapin	• in Akutsituation bei psychotischer/manischer Symptomatik in der Schwangerschaft geeignet, da schneller Wirkungseintritt • für Umstellung bzw. Neueinstellung bei geplanter Schwangerschaft eher nicht sinnvoll wegen eventueller auftretender Stoffwechselprobleme (diabetogene Stoffwechsellage) • mehrere Hundert dokumentierte Schwangerschaften ohne Hinweis auf Teratogenität

Tab. 9.1 Fortsetzung

Substanzgruppe	Beispiel	Anmerkungen
	Risperidon	• bei eher blander schizophrener/psychotischer Symptomatik auch für Neueinstellung geeignet, soweit keine sedierende Wirkung gewünscht ist • mehrere Hundert dokumentierte Schwangerschaften ohne Hinweis auf Teratogenität
typische Neuroleptika: Butyrophenone	Haloperidol	• wegen des Nebenwirkungsprofils zurückhaltend einsetzen; nur bei akuter psychotischer Symptomatik (auch im Rahmen einer Drogenmischintoxikation), wenn nebenwirkungsärmere Substanzen nicht ausreichend wirksam sind • sehr gute antipsychotische Wirkung, aber meist zusätzlich niederpotente Neuroleptika oder Tranquilizer zur Behandlung von Schlafstörungen und Ängsten erforderlich sowie Biperiden wegen EPMS • bei jahrzehntelangem Einsatz kein Hinweis auf Teratogenität
typische Neuroleptika: Phenothiazine	Flupentixol, Fluphenazin, Zuclopenthixol	• wegen geringerer Nebenwirkungen und vergleichsweise guter Dokumentation in der Schwangerschaft Mittel der Wahl, falls typisches Neuroleptika gewünscht • bessere Verträglichkeit, weniger EPMS als Butyrophenone • bei jahrzehntelangem Einsatz kein Hinweis auf Teratogenität
Schlafstörungen, Anspannung, Unruhe		
Trizyklika	Trimipramin	• zum Schlafanstoß oft nur geringe Dosis erforderlich, Gabe als Tropfen möglich
	Amitriptylin	• oft schon in niedriger Dosis (nicht redardiert) zum Schlafanstoß ausreichend, z. B. 10–50 mg
	Opipramol	• auch als Bedarfsmedikation geeignet
neuere Antidepressiva	Mirtazapin	• sehr gute schlafanstoßende Wirkung, insbesondere in niedriger Dosierung (7,5 mg), insbesondere Verbesserung des Durchschlafens
Neuroleptika	Promethazin	• Gabe als Tropfen möglich, auch als Bedarfsmedikation geeignet
	Quetiapin	• in niedriger Dosierung (retardierte Form) bei überdauernden Spannungszuständen hilfreich • nicht retardierte Form, wenn zusätzlich Schlafstörungen im Vordergrund stehen • Wirksam bei Spannungszuständen im Rahmen emotionaler Instabilität („Borderline-Patientinnen")
Schlafmittel	Zolpidem, Zopiclon	• bei ausschließlichen Einschlafstörungen für den nur kurzfristigen Einsatz
Tranquilizer	Lorazepam	• bei hochgradigen Angstzuständen (z. B. Psychose oder schwere Depression) für den vorübergehenden Einsatz • nur extrem zurückhaltend einsetzen bei Panikattacken oder anderen Angststörungen!
schweres Schwangerschaftserbrechen (Hyperemesis gravidarum)		
neuere Antidepressiva	Mirtazapin	• bei ausgeprägter Hyperemesis Einsatz auch ohne sonstige psychische Symptomatik • als Schmelztablette verwenden • Einzeldosen von 7,5 mg über den Tag verteilt bis 30, maximal 45 mg; bei Abklingen von Übelkeit/Erbrechen auch Einsatz als Bedarfsmedikation möglich

EPMS: extrapyramidalmotorische Störungen, SSRI: selektive Serotonin-Wiederaufnahmehemmer, SNRI: Serotonin-Noradrenalin-Wiederaufnahmehemmer

* Diese Anregungen ersetzen nicht die Einzelfallprüfung und ggf. professionelle Beratung, z. B. durch Embryotox

ohne Gegenanzeige in der Schwangerschaft gibt. Allerdings ist unter den kontraindizierten Mitteln im Sinne einer vergleichenden Risikobewertung jenes herauszusuchen, das vergleichsweise gut bei Schwangeren untersucht ist und sich als verträglich für das Ungeborene erwiesen hat. Dabei sollte auch immer der aktuelle Wissensstand überprüft werden (z. B. über Information bei http://www.embryotox.de). Die Patientin muss über diesen Vorgang und den scheinbaren Widerspruch zur Information des Beipackzettels aufgeklärt werden.

Empfehlenswert ist eine kurze Dokumentation zu den angesprochenen Aspekten der Nutzen-Risiko-Abwägung und vor allem zu den Gründen, die aus ärztlicher Sicht zur Medikamentengabe in der Schwangerschaft sowie für die Auswahl des Präparats ausschlaggebend waren. Auch die aktuellen Behandlungsleitlinien der DGPPN empfehlen eine solche Dokumentation. Vor allem, wenn solche Beratungsgespräche häufiger gemacht werden, kann eine strukturierte Dokumentation sinnvoll sein. Für die Patientin ist es außerdem hilfreich, wenn sie die besprochenen Aspekte zu Hause noch einmal nachlesen kann – hierzu kann sie beispielsweise eine Kopie des Arztbriefs und eine Information über das spezielle Medikament erhalten (etwa ein Ausdruck aus http://www.embryotox.de). Auch der Verweis auf weiterführende Informationsquellen (wie etwa http://www.embryotox.de) oder der Hinweis auf Selbsthilfeliteratur (wie etwa der Ratgeber der Autoren „Psychisch krank und schwanger – geht das?") ist sinnvoll.

9.8 Ist in der Schwangerschaft eine Depotmedikation zu empfehlen?

Eine Behandlung mit Depotneuroleptika wird häufig dann durchgeführt, wenn die Compliance der Patientin problematisch ist – oft bei chronisch schizophrenen Verläufen. Natürlich ist besonders dann mit Unzuverlässigkeit hinsichtlich einer verordneten Medikation zu rechnen, wenn sich die Patientin in der Schwangerschaft Sorgen um ihr ungeborenes Kind macht und dafür riskiert, die Medikamente abzusetzen. Die Fortführung einer gut eingestellten Depotmedikation ist also sinnvoll. Aus pharmakologischer Sicht bietet die Depotneurolepsie sogar Vorteile durch eine kontinuierliche Substanzfreigabe und die Vermeidung erheblicher Schwankungen der Serumkonzentration.

Andererseits macht es eine Depotapplikation unter Umständen schwierig, auf akut auftretende Probleme im Verlauf der Schwangerschaft zu reagieren – zum Beispiel auf Störungen im Leberstoffwechsel, etwa bei einem beginnenden HELLP-Syndrom. Eine Neueinstellung auf eine Depotmedikation würden wir deshalb nicht empfehlen.

9.9 Sind nicht medikamentöse Heilmethoden in der Schwangerschaft erfolgreich?

Naturgemäß empfiehlt sich immer erst die Ausschöpfung aller anderen Therapiemöglichkeiten, um eine Medikation in der Schwangerschaft zu vermeiden. Am ehesten wird sich eine solche Frage stellen, wenn in der Schwangerschaft leichte Depressionen bzw. Angst- oder Zwangssymptome auftreten, bei denen mit psychotherapeutischen Interventionen oft eine ausreichende Symptomreduktion bzw. eine psychische Stabilisierung der Patientin herbeizuführen ist. Einschränkungen ergeben sich jedoch in der Praxis oft dadurch, dass eine psychotherapeutische Betreuung nicht direkt realisierbar ist oder dass Panikattacken auftreten, die die Patientin sehr ängstigen. Zunächst kann in solchen Fällen mit einer Medikation eine rasche Stabilisierung erreicht werden; die zusätzliche Psychotherapie unterstützt dann auch die langfristige positive Entwicklung.

In solchen Fällen würden wir empfehlen, die Psychotherapie über die Entbindung hinaus fortzusetzen, da gerade Patientinnen mit Angst- und Zwangssymptomen in den ersten Wochen mit enormen Unsicherheiten zu kämpfen haben.

9.10 Helfen Entspannungsverfahren?

Auf jeden Fall, vor allem bei Depressionen sowie Angst- und Zwangsstörungen. Auch vor dem Hintergrund aktueller Befunde zu den Auswirkungen von Stress in der Schwangerschaft (S. 14) sollte die psychische Belastung in der Schwangerschaft möglichst reduziert werden. Hierzu können Entspannungsverfahren oder imaginative Übungen angewendet werden. Möglicherweise kann dadurch auch die Dosis einer notwendigen Medikation niedrig gehalten werden.

9.11 Hilft Lichttherapie in der Schwangerschaft?

Mittlerweile gibt es einige kleinere Studien zum Einsatz von Lichttherapie in der Schwangerschaft, die eine positive Wirkung belegen [32], allerdings reichen diese noch nicht aus, um eine ausreichende empirische Evidenz zu belegen. Auf jeden Fall ist ein Versuch lohnenswert, wenn es allgemeine Hinweise gibt, dass eine Lichttherapie wirken könnte (z. B. jahreszeitliche Schwankungen in der Vorgeschichte) – zumal negative Auswirkungen auf den Verlauf der Schwangerschaft und das ungeborene Kind nicht zu erwarten sind.

9.12 Helfen Akupunktur, Homöopathie oder pflanzliche Mittel?

Die Wirksamkeit solcher Verfahren ist im Einzelfall zu testen, in der Schwangerschaft ist nichts gegen mütterliche Massage, Akupunktur und Homöopathie zur Prävention und Behandlung psychischer Verstimmungen einzuwenden.

Bei nicht homöopathischen pflanzlichen Mitteln (Phytotherapeutika) sollte, wie bei jedem Arzneimittel, eine sorgfältige Indikationsstellung erfolgen. Dies betrifft auch verbreitete Mittel wie Baldrian oder Johanniskraut. Diese wurden nicht systematisch bei Schwangeren untersucht; allerdings gibt es bei diesen schon lange eingeführten Mitteln auch keine Hinweise auf negative Auswirkungen in der Schwangerschaft. Es besteht kein Einwand bei Teezubereitungen mit deklarierter Herkunft und erprobten Inhaltsstoffen, solange es bei mäßigem Konsum bleibt.

9.13 Ist Elektrokrampftherapie eine Option in der Schwangerschaft?

In den USA und den skandinavischen Ländern wird Elektrokrampftherapie bei bipolaren Störungen und schweren depressiven Episoden in der Schwangerschaft immer wieder einmal als Mittel der Wahl propagiert, auch wenn mittlerweile mehrere Publikationen zu möglichen Komplikationen vorliegen. Nach den Ausführungen in der Leitlinie für Unipolare Störungen wird der Einsatz von Elektrokrampftherapie nur noch vorsichtig für Fälle empfehlen, in denen das Leben von Mutter und Kind in Gefahr ist bzw. eine behandlungsresistente Depression, Psychose oder Suizidalität vorliegt. In Deutschland wird diese Therapieform ohnehin selten eingesetzt und ist auf therapieresistente Fälle begrenzt. In einem solchen Fall ist in die Nutzen-Risiko-Abwägung auch die erforderliche wiederholte Narkose einzubeziehen.

9.14 Welche Empfehlung kann man zum Zeitabstand zwischen Medikamenteneinnahme und Stillen geben?

Der Zeitpunkt der höchsten Konzentration eines Medikaments in der Muttermilch variiert stark, dieser Zeitpunkt kann eine Stunde nach Tabletteneinnahme sein oder auch 3 oder 8 Stunden. Daher sind für alle Medikamente gültige Empfehlungen zum Zeitabstand nach Einnahme nicht möglich. Andererseits stellt sich bei Dauertherapie bei vielen Arzneimitteln eine recht stabile Konzentration ohne starke Schwankungen ein, vor allem wenn die Halbwertszeit der Substanz mehrere Stunden beträgt.

Im Allgemeinen kann man eine einzelne Einnahme auf den Abend nach der letzten Stillmahlzeit legen, um die eventuell längere nächtliche „Stillpause" auszunutzen. Diese abendliche Einnahme sollte aber auch für die stillende Mutter therapeutisch sinnvoll sein. Allerdings zeigt die „Lebenspraxis", dass die Bedürfnisse des Kindes manches Mal ganz andere sind als die der Mutter. Insofern sollte durch bestimmte Vorgaben hinsichtlich des Zeitabstandes zwischen Medikamenteneinnahme und Stillen die Mutter nicht zusätzlich unter Stress gesetzt werden.

M!

Merke

Die zeitlichen Vorgaben hinsichtlich des Zeitabstandes zwischen der Medikamenteneinnahme und Stillen wurden aufgegeben. Die Medikamenteneinnahme sollte so erfolgen, wie sie auch ansonsten sinnvoll ist und der Stillrhythmus an die Bedürfnisse des Kindes angepasst werden.

9.15 Sollte man beim Kind den Serumspiegel routinemäßig überprüfen, wenn die Mutter mit Medikamenten stillt?

Nein, es gibt keine Argumente, um daraus ein Routineverfahren zu machen. In der Regel werden solche Blutspiegelkontrollen beim Kind empfohlen, wenn Symptome auftreten und sich die Frage des Zusammenhangs mit der Medikation stellt (z. B. Übererregbarkeit, Trinkschwäche, besondere Müdigkeit), wenn es sich um in der Stillzeit weitgehend unerprobte Medikamente handelt oder um eine Kombinationstherapie mit mehreren Psychopharmaka – Situationen also, wo man zögert, das Stillen zu befürworten.

Zur Beurteilung akuter Nebenwirkungen steht die klinische Beobachtung des Kindes ohnehin im Vordergrund. Gerade bei ungenügend untersuchten Medikamenten oder Kombinationstherapien kann der Nachweis niedriger Spiegel auch beim unauffälligen Kind zusätzliche Beruhigung geben, dass mit gutem Gewissen weiter gestillt werden kann. Generell sollte bedacht werden, dass die meisten der unter Psychopharmaka gestillten Kinder bereits in der Schwangerschaft in weit höherem Maße exponiert waren – und dies in einer Phase, in der die Blut-Hirn-Schranke noch unreifer und durchlässiger war als beim Säugling. Besorgniserregende Beobachtungen zur explizit über die Milch verursachten Beeinträchtigung der Langzeitentwicklung der Kinder gab es bisher kaum. Generell scheint für die mentale Entwicklung des Kindes eine intakte Mutter-Kind-Interaktion einflussreicher zu sein als die Medikation vor und nach der Geburt.

9.16 Was erfährt man aus dem Nabelschnurblut?

Bei wissenschaftlichem Interesse und vorhandener Infrastruktur kann nach der Geburt die gleichzeitige Entnahme von Blut bei der Mutter sowie aus der Nabelschnur sinnvoll sein. Unsere eigenen praktischen Erfahrungen haben gezeigt, dass die Befunde sehr heterogen sind: In der Regel liegen die Serumspiegel im Nabelschnurblut deutlich niedriger als bei der Mutter, manchmal ist der Spiegel aber auch in etwa gleich hoch, und es gibt auch Fälle, bei denen im Nabelschnurblut gar nichts nachweisbar ist. Falls die Durchführung eines Serumspiegels möglich ist, kann dies später im Vergleich zu Blutspiegeln beim (gestillten) Kind interessant sein, wenn Symptome beim Kind interpretiert werden sollen, z. B. ob sie toxischer Natur sind oder für Entzugssymptome sprechen. Die Untersuchung des Nabelschnurbluts in der eigenen Klinik *gehört nicht zum Routinevorgehen*.

9.17 Rechtfertigt die Gabe von Psychopharmaka einen Schwangerschaftsabbruch?

Nein, grundsätzlich zunächst nicht. Ein Schwangerschaftsabbruch kommt nur infrage, wenn durch entsprechende pränataldiagnostische Maßnahmen (qualifizierter Ultraschall, Feinultraschall) Hinweise auf Organschädigungen belegt sind; dann wäre auch in der späteren Schwangerschaft ein Abbruch aus medizinischer Indikation aufgrund der unzumutbaren Belastung für die Mutter möglich (S. 88). Davon unberührt bleibt die Möglichkeit zum Schwangerschaftsabbruch aufgrund der psychischen Erkrankung, d. h., wenn bei Fortführung der Schwangerschaft eine erhebliche psychische Destabilisierung bzw. Dekompensation der Patientin zu erwarten ist (s. nachfolgender Abschnitt).

9.18 Voraussetzungen für medizinische Indikation zum Schwangerschaftsabbruch

Bis zur 12. Woche post conceptionem (p.c.; 14. Woche post menstruationem = p.m.) ist ein Schwangerschaftsabbruch ohne Angabe von Gründen möglich, wenn eine Frau in einer anerkannten Schwangerschaftskonflikt-Beratungsstelle beraten wurde (*Schwangerschaftsabbruch nach Beratungsregelung*, früher auch soziale Indikation genannt, § 218a Abs. I StGB). Nach diesem Zeitpunkt kann ein Schwangerschaftsabbruch nur dann durchgeführt werden, wenn für die Mutter erhebliche und überdauernde gesundheitliche Probleme zu erwarten sind (§ 218a Abs. II StGB), die nicht anders abzuwenden sind. Dies kann einerseits eine *körperliche Erkrankung* sein (Beispiel aus der Praxis: Aneurysma in der Vorgeschichte mit familiärer Belastung, zu erwartende Bindegewebeschwäche in der Schwangerschaft mit erhöhtem Rezidivrisiko). Es kann aber auch eine *Gefährdung der psy-*

chischen Gesundheit der Mutter als Grund für die Stellung einer medizinischen Indikation herangezogen werden, etwa wenn eine fetale Anomalie festgestellt wird (z. B. schwerer Herzfehler) und davon auszugehen ist, dass die Mutter den Belastungen, die daraus resultieren, nicht gewachsen sein wird.

Natürlich kann auch die *psychische Erkrankung* als solche bzw. eine zu erwartende Verschlechterung der psychischen Gesundheit aufgrund der Schwangerschaft als Anlass für die medizinische Indikationsstellung herangezogen werden. Denkbar ist beispielsweise eine Vorgeschichte mit schweren psychotischen Episoden, die zu mehrmonatigen Krankenhausaufenthalten geführt haben. Mit dem Argument der postpartalen Rezidivgefahr könnte dies eventuell ein Grund für die medizinische Indikationsstellung sein. Auch eine zu erwartende psychische Belastung der Mutter bei ungewollter Schwangerschaft und ungünstigen familiären Verhältnissen oder die Befürchtung, dass das Kind wegen der Erkrankung der Mutter nicht in der Familie bleiben kann und die Mutter dadurch zusätzlich psychisch belastet sein wird, könnte die Basis für eine medizinische Indikation sein. Oft wird für solche Fälle auch die Bezeichnung *„psychiatrische Indikation"* gewählt, letzten Endes ist sie aber nur ein Sonderfall der medizinischen Indikation.

In diese Kategorie fallen auch Schwangerschaftsabbrüche, die nach der 12. Woche p.c. durchgeführt werden, wenn aufgrund einer Gewalthandlung die Schwangerschaft entstanden ist (die so genannte *kriminologische Indikation* kann nur bis zur 12. Woche p.c. gestellt werden; §218a Abs. III StGB).

Bevor wegen der psychischen Situation die Indikation zum Schwangerschaftsabbruch gestellt wird, sollte stets überprüft werden, ob alle Interventions- und Hilfsmöglichkeiten ausgeschöpft sind und ob nicht eine Adoptionsfreigabe die Alternative sein kann. Naturgemäß wird die Stellung einer Indikation zum Schwangerschaftsabbruch mit Fortschreiten der Schwangerschaft immer schwieriger. Zu berücksichtigen ist außerdem, dass neben dem Arzt, der die Indikation stellt, ein weiterer Arzt den Schwangerschaftsabbruch vornehmen muss. Wenn nach dem Gesetz Schwangerschaftsabbrüche praktisch bis zum Geburtstermin möglich sind, ist in der Praxis die *prinzipielle Grenze der Lebensfähigkeit* bei Kindern (heute schon ab der 22./23. Schwangerschaftswoche angenommen) eine Schwelle, nach der Gynäkologen bei einem gesunden Kind Probleme haben, einen Abbruch durchzuführen. In solchen Fällen ist stets auch die Alternative der Adoptionsfreigabe intensiv zu prüfen.

Hinzu kommt, dass auch ein Schwangerschaftsabbruch eine *psychische Destabilisierung* verursachen kann, selbst wenn der Schwangerschaftsabbruch in der frühen Schwangerschaft durchgeführt wird. Dabei spielen sowohl hormonelle als auch psychologische Aspekte eine Rolle.

9.19 Welche Hilfsmöglichkeiten kann man schwangeren Frauen anbieten?

Oft sind psychisch vorerkrankte Frauen in der Schwangerschaft körperlich und psychisch besonders belastet. Vor allem gegen Ende der Schwangerschaft können ein frühes Krankschreiben bzw. ein *„Beschäftigungsverbot"* sinnvoll sein, um Stress zu reduzieren und die psychische Stabilität zu erhöhen. Mithilfe des „Beschäftigungsverbots" können Frauenärzte die Frauen von der Arbeit freistellen, wenn mit der Fortführung der Tätigkeit eine massive Gesundheitsgefährdung verbunden ist (Mutterschutzgesetz § 3 MuSchG).

Insbesondere wenn bereits Kinder im Haushalt sind und die Schwangerschaft fortschreitet, kann die Schwangere oft nur mit Mühe ihre Aufgaben als Hausfrau und Mutter erfüllen. Vor allem wenn die familiären Ressourcen begrenzt sind (wenn die Primärfamilie nicht vor Ort wohnt oder der Partner beruflich sehr eingespannt ist), ist die Verordnung einer *Haushaltshilfe* zu Lasten der gesetzlichen Krankenkasse möglich. Die psychische Erkrankung mit dem drohenden Krankheitsrezidiv wird in der Regel als Grund anerkannt – wenn auch nicht immer ohne vorherigen Widerspruch.

Etwas schwieriger ist die Situation nach der Entbindung, wenn eine psychisch kranke Frau keine Krankheitssymptome aufweist, zur Unterstützung aber eine Haushaltshilfe empfohlen wird, um eine erneute Erkrankung und eine erneute stationäre Aufnahme zu verhindern. Oft hilft jedoch eine entsprechende Erläuterung der Belastungsmechanismen und der Entstehungsbedingungen von psychischen Erkrankungen durch den behandelnden Psychiater gegenüber der Krankenversicherung.

9.20 Frühe Hilfen und Familienhebammen

Gerade in den letzten Jahren haben sich zunehmend psychosoziale Netzwerke für Schwangere und Frauen direkt nach der Entbindung entwickelt, die üblicherweise unter dem Stichwort „Frühe Hilfen" im Internet zu finden sind. Auch psychosoziale Beratungsstellen sind über entsprechende Angebote gut informiert.

Dazu gehören auch die Familienhebammen, also speziell ausgebildete Hebammen, die für 1 Jahr in die Familie kommen und die Entwicklung des Kindes und der Mutter-Kind-Beziehung begleiten. Und natürlich sind sie auch Ansprechpartnerin für die Mutter und erkennen, wenn Probleme auftreten. Diese Familienhebammen gehören zum erweiterten Hilfekonzept der Jugendämter und werden auch darüber finanziert. Manches Mal muss man erst eine Frau überzeugen, dass ein Kontakt zum Jugendamt nicht bedeutet, dass ihr irgendjemand das Kind wegnehmen könnte. Unsere Erfahrungen mit Familienhebammen sind durchweg positiv; die Patientinnen erleben diese Unterstützung in der Regel als große Hilfe, die auch Sicherheit gibt, wenn die intensive Betreuung und Unterstützung in den ersten Lebenswochen des Kindes vorbei ist.

9.21 Passen psychische Vorerkrankung und Sterilitätsbehandlung zusammen?

Gelegentlich stellen sich psychisch vorerkrankte, ungewollt kinderlose Frauen vor, um eine Kinderwunschbehandlung vornehmen zu lassen. Eine solche Sterilitätstherapie kann sehr zeitaufwendig und belastend sein, wobei neben den körperlichen Belastungen durch eventuell notwendige diagnostische Eingriffe vor allem die *hormonelle Stimulation* mit der Gefahr der psychischen Destabilisierung sowie die psychische Belastung mit Erwartungsdruck und eventuellen Misserfolgen zu berücksichtigen sind. Dagegen steht jedoch die mögliche psychische Belastung bei einem ausgeprägten unerfüllten Kinderwunsch.

Letzten Endes müssen es die betroffene Frau und ihr Partner selbst entscheiden, ob sie sich einer solchen Behandlung aussetzen wollen; sie sollten jedoch ausreichend aufgeklärt werden. Zur psychosomatischen Beratung bei der Sterilitätsbehandlung gehört die Aufklärung über mögliche psychische und körperliche Belastungen der Behandlung. Bei einer psychischen Vorerkrankung sollten die Gefahren der hormonellen Stimulation angesprochen werden, beispielsweise mit Auslösung ausgeprägter depressiver Symptome oder auch Provokation manischer oder psychotischer Symptome. Vor allem solche Patientinnen benötigen dann eine gute psychiatrische bzw. psychotherapeutische Begleitung.

Ein weiterer Aspekt in diesem Zusammenhang ist die Gabe von Psychopharmaka, wenn man den genauen Konzeptionszeitpunkt kennt. Dies ermöglicht – wenn gewünscht – eine gezielte Reduktion der Medikation, zum Beispiel wenige Tage vor der erwarteten Eizellenentnahme bzw. dem Embryotransfer, und – sofern es das Störungsbild zulässt – auch für die ersten Wochen der Schwangerschaft. Ein solches Vorgehen kommt manchmal dem Sicherheitsbedürfnis der betroffenen Paare entgehen, die ja wissen, dass gerade in den ersten Wochen der Schwangerschaft Einflüsse der Medikation möglich sind. Bei solchen Überlegungen müssen aber unbedingt der bisherige Krankheitsverlauf und das Rezidivrisiko berücksichtigt werden; am ehesten ist es geeignet für Depressionen, Angst- und Zwangsstörungen.

10 Fallbeispiele aus der Praxis

10.1 Die klinische Realität

Nachfolgend sind einige Fallbeispiele aus der Praxis der Erstautorin dargestellt, die einen Einblick in die breite Variation der Betreuungsrealität bei Frauen geben. In erster Linie soll damit demonstriert werden, dass das Ziel betroffener Frauen bzw. Paare, für das Wunschkind größtmögliche Sicherheit zu erreichen, oft mit einem oder sogar mehrfachen Krankheitsrezidiven erkauft wird. Weiterhin sollen die Fallbeispiele die große Variabilität der Problematik zeigen und die unbedingte Notwendigkeit, jeweils individuell auf die Patientin und ihre Vorgeschichte einzugehen und auch ihre Ängste und Bedürfnisse zu berücksichtigen. Die Auswahl der Fälle ist mehr oder weniger willkürlich und sagt nichts aus über Präferenzen bezüglich der allgemein und speziell in der Schwangerschaft verwendeten Präparate. Weitere Fallbeispiele und vor allem subjektive Erfahrungsberichte von betroffenen Frauen und ihren Partnern finden sich im Ratgeber „Psychisch krank und schwanger – geht das?“ der Autoren.

10.2 Rezidiv einer paranoid-halluzinatorischen Psychose in der Frühschwangerschaft

Die 31-jährige Frau X. stellte sich in Begleitung von Ehemann und Mutter in der 8. Schwangerschaftswoche bei uns vor. Sie war seit 7 Jahren verheiratet, der prinzipiell vorhandene Kinderwunsch war aber wegen eines zurückliegenden Bandscheibenvorfalls zunächst aufgeschoben worden. Nach der 1 Jahr zurückliegenden Bandscheibenoperation hatte die Patientin eine psychotische Episode durchgemacht, die unter Risperidon rasch remittiert war; das Medikament war danach abgesetzt worden. In den ersten Wochen der Schwangerschaft traten erneut psychotische Symptome auf (unter anderem Beeinflussungserlebnisse, Gedankenausbreitung, Beziehungsideen, formale Denkstörungen, motorische Unruhe, Ängste, Schlafstörungen).

Bei der Patientin wurde nach gemeinsamer Nutzen-Risiko-Abwägung mit der Gabe von Risperidon (2 × 2 mg/Tag) begonnen. Wegen der guten familiären Einbindung konnte auf eine stationäre Einweisung verzichtet werden. Bereits wenige Tage später ging es Frau X. besser, sie war bald symptomfrei. Die weitere Schwangerschaft verlief unter Fortführung der Medikation unkompliziert; im weiteren Verlauf konnte Risperidon schrittweise bis auf 1 mg/Tag reduziert werden.

Die Entbindung erfolgte per sekundärer Sectio wegen Geburtsstillstand. Ab dem Tag der Entbindung wurde Risperidon auf 2 × 1 mg/Tag erhöht, unter dieser Medikation traten auch postpartal keine psychischen Auffälligkeiten auf. Frau X. stillte voll. Sowohl im abgenommenen Nabelschnurblut als auch in der Muttermilch lag Risperidon unter der Nachweisgrenze.

Das Kind ist mittlerweile 9 Jahre alt und zeigt eine unauffällige Entwicklung. Auch eine zweite Schwangerschaft unter derselben Medikation verlief unkompliziert. Dabei war Frau X. unter Risperidon schwanger geworden, und es hatte keinerlei psychische Auffälligkeiten in der Schwangerschaft gegeben. Trotzdem wurde in der Geburtsplanung wieder die postpartale prophylaktische Erhöhung des Neuroleptikums vereinbart und auch durchgeführt.

Fazit

Nach vorherigem symptomfreiem Intervall ohne Medikation Rezidiv der paranoid-halluzinatorischen Psychose in der frühen Schwangerschaft. Unter Medikation rasche Remission. Prophylaktische Erhöhung der Neuroleptikadosis ab dem Tag der Entbindung: kein postpartales Rezidiv; langfristig stabil.

10.3 Bipolare schizoaffektive Psychose – ohne Medikation postpartales Rezidiv, mit Prophylaxe postpartal stabil

Die 27-jährige Frau X. wurde in der 31. Schwangerschaftswoche (SSW) ihrer ersten Schwangerschaft wegen Wachstumsretardierung des Kindes bei Plazentainsuffizienz in der Universitätsfrauenklinik aufgenommen. Vorstellung in der Gynäkologischen Psychosomatik wegen einer psychischen Störung in der Vorgeschichte: Erstmanifestation einer paranoid-halluzinatorischen Psychose 7 Jahre zuvor, damals möglicherweise drogeninduziert. Seit zweiter psychotischer Episode vor 6 Jahren unter neuroleptischer Therapie rezidivfrei, zuletzt Risperidon 2 mg/Tag. Jetzt ungeplant schwanger, da keine Verhütung. In der 9. SSW Medikation selbständig abgesetzt, „um dem Kind nicht zu schaden". In der Schwangerschaft weitgehend stabil. Bei Aufnahme diskrete Symptome wie Unruhe, Grübeln, leichter Redefluss; 3 Tage später vorzeitige Sectio wegen Verschlechterung des kindlichen Befindens.

Postpartal zunächst Symptomatik eines „baby blues" mit affektiver Instabilität und Wechsel zwischen Weinen und Euphorie, dann sehr rasch Entwicklung einer manischen Symptomatik mit Logorrhö, Gedankendrängen, Größenideen, Schlaflosigkeit, Antriebssteigerung etc. Trotz sofortigen Beginns einer neuroleptischen Behandlung Weiterbehandlung in der Frauenklinik nicht möglich. Nach Verlegung in die psychiatrische Klinik Auftreten von akustischen Halluzinationen und Wahnsymptomen; unter Neurolepsie (Olanzapin und Risperidon) rascher Rückgang der Symptomatik. Nach Entlassung leichte depressive Symptomatik, deshalb durch behandelnden Psychiater Umstellung auf Fluoxetin und Aripiprazol.

1 Jahr später: erneute Vorstellung, hier 10. SSW; Schwangerschaft ungeplant. Keinerlei Verhütung, Ausbleiben der Periode zunächst als „Zyklusunregelmäßigkeit" interpretiert. Aripiprazol 6 Tage vor der Vorstellung wegen der Schwangerschaft abgesetzt, zunächst weitere Einnahme von Fluoxetin. Aktuell psychopathologisch unauffällig. Wegen der schlechten Steuerbarkeit von Fluoxetin in der Schwangerschaft und wegen der insgesamt im Vordergrund stehenden manisch-produktiven Symptomatik bei den vorherigen Krankheitsepisoden nach Nutzen-Risiko-Abwägung erneut Einstellung auf Risperidon, zunächst 2 × 2 mg/Tag, ab der 19. SSW 2 × 1 mg/Tag bis zur Entbindung. Im weiteren Verlauf der Schwangerschaft bis auf Müdigkeit und Erschöpfung keine psychische Symptomatik. Häufige gynäkologische Kontrollen, da wiederum Wachstumsretardierung beim Kind. In der 38. SSW Entbindung per Sectio; Kind bis auf niedriges Geburtsgewicht gesund. Primäres Abstillen, um Schlafentzug zu vermeiden. Wegen der Gefahr der psychischen Destabilisierung kein medikamentöses Abstillen mit Cabergolin; Einsatz von Globuli und konservativen Verfahren (Brustwickel, Tee etc.).

Prophylaktische Medikation: direkt ab dem Tag der Entbindung Risperidon 2 × 4 mg/Tag, etwa ab der dritten postpartalen Woche 2 × 3 mg/Tag. Unter dieser Medikation weiterer Verlauf stabil, zunächst Beibehaltung der Dosis. Später durch vorbehandelnden Psychiater schrittweise Reduktion auf eine Erhaltungsdosis. Bei der Wiedervorstellung einige Jahre später in anderem Kontext trotz psychosozialer Belastungen stabil.

Fazit

Frau X. zeigte schon in der ersten Schwangerschaft leichte hypomane Symptome, die trotz sofortigem Beginn der Medikation postpartal nicht mehr abzufangen waren. Nächste Schwangerschaft unter Medikation mit sofortiger Erhöhung des Medikaments ab dem Tag der Entbindung in einen therapeutisch wirksamen Bereich: kein erneutes Auftreten eines postpartalen Rezidivs.

10.4 Rezidiv einer „Wochenbettpsychose" trotz Medikation

Frau X., 33 Jahre, und ihr Ehemann stellten sich zur Beratung bei psychischer Vorerkrankung und Kinderwunsch in der Gynäkologischen Psychosomatik vor. Psychotische Erkrankung nach Fehlgeburt vor 10 Jahren; dann nach erster Entbindung vor 2 Jahren „Wochenbettpsychose". Aktuell Einnahme von Citalopram und Valproat. Ausführliche Beratung über hohes Rezidivrisiko einer bipolaren schizoaffektiven Psychose ohne Medikation, geringer auch mit Medikation, sowie über Probleme einer Valproatprophylaxe in der Schwangerschaft.

Wiedervorstellung 1½ Jahre später in der 14. SSW. Seit ca. ½ Jahr keine Medikamente mehr, auf eigenen Wunsch auch keine Prophylaxe. Subjektiv gutes Befinden; laut Ehemann aber deutlich gereizt.

Unter Berücksichtigung der Vorgeschichte (Symptomatik, Erfahrungen mit Medikation) und Wunsch der Patientin *in der Schwangerschaft keine weitere Medikation.* Vereinbarung, dass sofort *postpartal eine neuroleptische Prophylaxe* begonnen wird; wegen guter Vorerfahrungen Empfehlung von Risperidon 2 mg/Tag abends. Maßnahmen zur Reizabschirmung (Einzelzimmer, wenig

Besuch) und Hinweis auf Notwendigkeit ungestörten Schlafs. Spontangeburt eines gesunden Jungen.

Postpartal: in den ersten drei Tagen eher müde, subdepressiv. Am vierten Tag Bericht darüber, dass sie trotz Einnahme von Zolpidem fast nicht geschlafen habe. Vereinbarung, für die nächste Nacht das Kind im Kinderzimmer abzugeben und noch einmal ein Schlafmittel einzunehmen, Fortführung des Neuroleptikums. Psychopathologisch: weinerlich, subdepressiv, allerdings Rededrang (berichtet über Probleme einer anderen Frau, die sie im Stillzimmer getroffen habe).

Am nächsten Tag auffällig; erzählt „konfuses Zeug", antriebsgesteigert, euphorisch. Verlegung in die psychiatrische Klinik. Nach weiterer Zunahme der manischen Symptomatik dort Umstellung auf Olanzapin; erneute Umstellung, da darunter Harnverhalt. Schließlich Entlassung mit Risperidon und Valproat. Nach Angaben des Ehemanns Symptomatik nicht so ausgeprägt wie bei der ersten „Wochenbettpsychose".

Bei gemeinsamer *retrospektiver Betrachtung* des Verlaufs wurde deutlich, dass Frau X. die Reizabschirmung durch intensive Gespräche im Stillzimmer durchbrochen hatte. Sie selbst gab an, sie hätte sofort abstillen sollen, da dadurch die Gefühle für das Kind zu intensiv geworden seien: „Diese Affenliebe ging sofort in den Kopf."

Heute würden wir einer solchen Patientin noch dringender empfehlen, schon vor der Entbindung mit einer neuroleptischen Behandlung zu beginnen, mit dem Ziel, die Dosis nach der Entbindung sofort in einen sicher therapeutischen Bereich anzuheben.

Fazit

Retrospektiv reichte offensichtlich der Beginn der neuroleptischen Behandlung erst nach der Entbindung als Prophylaxe bei der bipolaren schizoaffektiven Störung mit zweifacher Vorerkrankung nicht aus. Zusätzlicher Belastungsfaktor: Möglichkeit zu intensiven Gesprächen im Stillzimmer, die bei der Besprechung der Maßnahmen zur Reizabschirmung übersehen worden waren. Beim Auftreten erster Hinweise auf eine beginnende Symptomatik (Rededrang) hätte auch die neuroleptische Dosis (trotz der zu dem Zeitpunkt im Vordergrund stehenden subdepressiven Symptomatik) weiter erhöht werden müssen.

10.5 Rezidivierende akute polymorphe Psychose in der Anamnese – unter Medikation kein postpartales Rezidiv

Die 26-jährige Frau X. wurde in der 37. SSW ihrer ersten Schwangerschaft von der Schwangerenambulanz der Frauenklinik mit der Frage der Medikation vor und nach Entbindung vorgestellt. In der Vorgeschichte insgesamt 5 Episoden einer akuten polymorphen Psychose. Unter Neuroleptikabehandlung immer rasche Remission. Wegen Kinderwunsches Medikation abgesetzt. Zuletzt im 5. Schwangerschaftsmonat erneute psychotische Episode, stationäre Behandlung. Einstellung auf Olanzapin 5 mg/Tag, seit etwa 2 Monaten 2,5 mg/Tag, darunter psychisch stabil.

Besprechung der *hohen Rezidivgefahr* nach der Entbindung, da den bisherigen Krankheitsepisoden jeweils besondere Belastungssituationen vorausgingen, und zwar sowohl negative als auch positive. Empfehlung, Olanzapin bis zur Geburt in der Höhe von 2,5 mg/Tag fortzuführen und danach sofort auf 7,5 mg/Tag zu erhöhen (nach vorliegenden Informationen Wirkdosis bei vorherigen Krankheitsepisoden). Vorplanung der postpartalen Reizabschirmung und Unterstützungsmöglichkeiten (wie etwa Mitaufnahme des Ehepartners als Begleitperson im Familienzimmer, nächtliche Abgabe des Neugeborenen ins Kinderzimmer, Verlängerung des Aufenthalts zur besseren Anpassung).

Komplikationslose Spontangeburt unter Periduralanästhesie.

Postpartal: trotz erhöhter Medikation Einschlafprobleme (einmalig Gabe von 1 mg Lorazepam) sowie leicht subdepressive Stimmungslage und Müdigkeit. Deshalb Reduktion auf 5 mg/Tag Olanzapin nach etwa 3 Wochen. Trotz regelmäßigen Stillens keine gravierenden Schlafstörungen.

4 Monate später: psychisch stabil; Rückgang der subdepressiven Verstimmung und gute Entwicklung von Muttergefühlen. Frau X. hat einen Umzug bewältigt und ihr Studium wieder aufgenommen.

2 Jahre später: erneuter Kontakt in der dritten Schwangerschaft (33. SSW). Zwischenzeitlich Fehlgeburt in der 8. SSW, zu dem Zeitpunkt keine Medikation mehr, da längere Zeit stabil. Nach Fehlgeburt depressive Episode, Einnahme eines Antidepressivums. Nach Bekanntwerden der aktuellen Schwangerschaft in Absprache mit der Psychotherapeutin Medikation recht schnell abgesetzt. Derzeit wieder in einer belastenden Situation (Referendariat); Patientin selbst merke, dass sie psychisch instabil wurde. Empfehlung, das seit einer Woche wieder eingenommene Olanzapin etwa 2 Wochen vor der Geburt von 5 mg auf 2,5 mg/Tag zu reduzieren und direkt nach der Entbindung für mindestens 6 Wochen wieder auf 5 mg/Tag zu erhöhen. Empfehlung, später mit der behandelnden Psychiaterin den Beginn einer längerfristigen Prophylaxe zu besprechen.

Fazit

Bei der akuten polymorphen Störung standen mit dem Ziel, ein postpartales Rezidiv zu verhindern, neben der medikamentösen Prophylaxe insbesondere die Reizabschirmung und die Stressreduktion im Vordergrund.

10.6 Postpartale Depression mit Zwangsgedanken – Einsatz von Antidepressiva in zweiter Schwangerschaft

Frau X., 32 Jahre, stellte sich in der 23. SSW in ihrer zweiten Schwangerschaft zur Beratung vor. Vor der ersten Schwangerschaft rezidivierende depressive Störung. In der ersten Schwangerschaft auf Anraten der Psychiaterin bis zur 18. SSW alle Medikamente abgesetzt, „psychisch fast dekompensiert". Von einer anderen Ärztin erneute Einstellung auf Nortriptylin, das 4 Wochen vor Entbindung wieder abgesetzt wurde. Anamnestisch berichtete die Patientin, dass es nach der Entbindung zunächst gut gegangen war, dann sei es nach 3 Wochen zu einem „Absturz" gekommen – Entwicklung einer depressiven Symptomatik mit schweren Zwangsgedanken. Nachdem sie auf Paroxetin und Amitriptylin eingestellt worden war, sei es ihr gut gegangen.

In der aktuellen Schwangerschaft unter 25–50 mg/Tag Amitriptylin subdepressiv, deshalb bei Vorstellung hier Empfehlung der Erhöhung auf 75 mg/Tag retard. Bei Wiedervorstellung Angabe, dass sie sich darunter viel besser und weitgehend stabil fühle, Alltag und Beruf wieder besser schaffe, auch besser schlafe. Die Psychiaterin sei anfangs völlig dagegen gewesen, jetzt sei es in Ordnung.

Empfehlung, etwa 10 Tage vor dem errechneten Entbindungstermin Amitriptylin retard auf 25 mg/Tag zu reduzieren, direkt nach der Geburt dann wieder 75 mg/Tag.

Nach der Geburt eines gesunden Jungen unkomplizierter postpartaler Verlauf; kein Rezidiv der schweren Depression.

Fazit

Frau X. war sehr verunsichert durch die Haltung ihrer Psychiaterin, die unter anderem auch die Expertise des Pharmakovigilanz- und Beratungszentrums für Embryonaltoxikologie in Zweifel zog; auf der anderen Seite hatte die Patientin selbst das Gefühl, ohne Medikamente nicht auszukommen und immer mehr in die Depression zu rutschen. Hilfreich für die Patientin war die Entlastung durch die Beratung, dass sie nicht um jeden Preis ohne Medikamente auskommen müsse. Eine leichte Dosiserhöhung genügte, um die Patientin zu stabilisieren – nach dem Prinzip „so wenig wie möglich, aber so viel wie nötig".

10.7 Erfüllung des Kinderwunsches bei rezidivierender Depression – ohne Antidepressivum nicht möglich

Frau X., 32 Jahre, stellte sich gemeinsam mit ihrem Partner zur Beratung bei ausgeprägtem Kinderwunsch vor. Innerhalb der letzten 4 Jahre drei depressive Phasen mit guter Remission unter antidepressiver Medikation; jeweils wegen aktuellen Kinderwunsches abgesetzt. Zuletzt Einnahme von Escitalopram bis 20 mg/Tag, schrittweise Reduktion bis auf 5 mg/Tag. Etwa 3 Monate nach vollständigem Absetzen erneute depressive Episode.

Ausführliche Besprechung von Für und Wider einer Antidepressivabehandlung versus Auswirkungen der depressiven Erkrankung. Aus unserer Sicht Indikation zur dauerhaften Antidepressivaprophylaxe. Wegen des Kinderwunsches Empfehlung von Sertralin, da unter Citalopram in der Vorgeschichte ausgeprägte Nebenwirkungen.

Etwa 1½ Jahre später folgte die Übersendung einer Geburtsanzeige mit folgenden Zeilen: „… Anfang vorigen Jahres waren Sie so nett, uns zu beraten, wie wir unseren großen Kinderwunsch trotz Depression erfüllen könnten, und haben uns den Wirkstoff Sertralin empfohlen. Das gesunde und muntere Ergebnis sehen Sie hier. Wir sind überglücklich …"

Fazit

Diese und ähnliche Krankengeschichten zeigen, dass der Versuch, ohne Medikamente auszukommen, um das Kind nicht zu gefährden, bei einer rezidivierenden affektiven oder schizoaffektiven Störung in der Regel zur erneuten Erkrankung führt. Manche Frauen haben bereits mehrere erfolglose Absetzversuche mit Rezidiven hinter sich. Häufig geht eine entsprechende Empfehlung durch den behandelnden Psychiater voraus („Mit diesem Medikament dürfen Sie nicht schwanger werden") oder die Patientinnen wurden durch ihr Umfeld unter Druck gesetzt. Gegen solche Ängste müssen die unter Umständen erheblichen Folgen einer unbehandelten Erkrankung abgewogen werden: beispielsweise die immer größer werdende Gefahr erneuter Krankheitsepisoden mit jedem Rezidiv; die möglichen negativen Auswirkungen bei Erkrankung in der Schwangerschaft und schließlich nach neueren Erkenntnissen auch die zu postulierenden negativen Auswirkungen auf die spätere psychische Entwicklung des Kindes bei psychischer Erkrankung der schwangeren Mutter.

10.8 Schwangerschaft und Entbindung unter Lithiumprophylaxe

Vorstellung der 40-jährigen Frau X. in der 37. SSW der ersten Schwangerschaft zur Vorbesprechung der Medikation nach der Geburt. Seit Jahren Einnahme von Lithium wegen einer rezidivierenden bipolaren Störung mit überwiegend depressiven Phasen und einzelnen hypomanen Krankheitsepisoden (Bipolar II). Unter Lithiumprophylaxe ungeplant schwanger (Partner galt als infertil). Serumspiegel immer etwa 0,6–0,7 mmol/l; durch den behandelnden Psychiater seit 30. SSW Reduktion von Lithium (aktueller Spiegel: 0,3 mmol/l). Psychisch in der Schwangerschaft im Wesentlichen stabil.

Spontane Entbindung eines gesunden Mädchens. Frau X. hatte sich wegen der geringen therapeutischen Breite von Lithium und möglicher Komplikationen beim Kind bereits vorher entschieden, nicht zu stillen. Empfehlung an die Geburtshelfer, postpartal den Lithiumspiegel täglich zu kontrollieren und rasch auf das Ursprungsniveau zurückzubringen. Für den Fall postpartaler hypomanischer oder manischer Symptome Empfehlung von Quetiapin; darauf musste die Patientin bei insgesamt guter postpartaler Stabilität jedoch nicht zurückgreifen.

Fazit

Bei Einstellung auf Lithium präpartal gegebenenfalls Reduktion, jedoch kein vollständiges Absetzen. Postpartal rasche Neueinstellung des Lithiumspiegels. Vorher Medikation für den „Eventualfall" (z. B. manische, psychotische Symptome) besprechen und vorbeugend verschreiben, so dass die Patientin die Medikamente in die Geburtsklinik selbst mitnehmen kann; hierfür eignet sich am ehesten ein atypisches Neuroleptikum.

10.9 Schwangerschaftsabbruch wegen psychischer Probleme – unter Antidepressiva Erfüllung des Kinderwunsches

Die 37-jährige Frau X. stellte sich auf Überweisung der Hormonsprechstunde der Universitätsfrauenklinik wegen Libidoverlust und Schmerzen beim Geschlechtsverkehr vor; die Patientin war deutlich übergewichtig. Diagnose einer chronifizierten depressiv-ängstlichen Symptomatik, Beginn einer Behandlung mit Fluoxetin. Im weiteren Verlauf Besprechung des bestehenden Kinderwunsches sowie der näheren Umstände der 5 Schwangerschaften in der Vorgeschichte: 2 Fehlgeburten in der Frühschwangerschaft, 1 Schwangerschaftsabbruch bei ungeplanter Schwangerschaft in der Jugend, 2 Wunschschwangerschaften während der Ehe beendet durch Schwangerschaftsabbruch wegen plötzlich aufgetretener Panik und ausgeprägtem Erbrechen (zuletzt 1½ Jahre vorher). Schuldgefühle wegen der Schwangerschaftsabbrüche. Verdacht auf damalige Zwangsgedanken („Das Kind frisst mich auf"), außerdem Bericht über kaum tolerierbare Übelkeit in den früheren Schwangerschaften. Information darüber, dass antidepressive Therapie grundsätzlich nicht gegen eine Schwangerschaft spricht; Aufklärung über Nutzen-Risiko-Abwägung.

Nach etwa ½ Jahr Wiedervorstellung der Patientin, da sie und ihr Ehemann sich mittlerweile entschieden hätten, „es doch noch einmal zu versuchen". Vergewisserung, dass für den Fall einer Schwangerschaft die Medikation bestehen bleiben kann und eine Mitbetreuung durch uns erfolgt.

Schwangerschaft: Bereits 3 Monate später meldet sich Frau X. mit der Nachricht, sie sei schwanger. Trotz Fortführung der Fluoxetintherapie in der 8. SSW Bericht über beginnende Panik, Zunahme der depressiven Symptomatik und ausgeprägte Übelkeit mit täglich mehrstündigem Erbrechen. Nach Beginn einer zusätzlichen Behandlung mit dem gut antiemetisch wirkenden Mirtazapin sofortige Verbesserung der Übelkeit, insgesamt deutliche Verbesserung des Befindens. Reduktionsversuche der Medikation in der weiteren Schwangerschaft (maximal Fluoxetin 60 mg/Tag, Mirtazapin 30 mg/Tag; Serumspiegel im oberen therapeutischen Bereich) führen zunächst jeweils zu einer sofortigen Verschlechterung der Symptomatik. Im 3. Trimenon dann Reduktion auf Fluoxetin 10 mg Tbl. alle 2 Tage möglich; Mirtazapin 7,5 mg etwa alle 2 Tage bei weiter bestehender Übelkeit und Brechreiz (Serumspiegel jetzt im unteren therapeutischen Bereich). Fluoxetin etwa 4 Wochen vor Entbindung ganz abgesetzt, Mirtazapin bis zur Geburt bei Übelkeit (etwa jeden 2. Tag).

Geburtseinleitung wegen beginnender Gestose; schließlich Entbindung per sekundärer Sectio. Überwachung des Kindes eine Woche in der Kinderklinik, da in der Schwangerschaft Toxoplasmoseinfektion und leichte Anpassungsstörungen (wie etwa Tachypnoe).

Postpartal: Nach kurzer Zeit stillte die Patientin auf eigenen Wunsch ab, da Stillprobleme auftraten, aber auch der Wunsch bestand, möglichst bald wieder Fluoxetin zu nehmen. Unter Fluoxetin 20 mg/Tag dann weiterer postpartaler Verlauf unkompliziert. Fortführung der bereits vor der Schwangerschaft begonnenen psychotherapeutischen Behandlung.

Fazit

Hier handelt es sich um einen der gar nicht so seltenen Fälle, in denen Frauen wegen psychischer Probleme in der Schwangerschaft – wie etwa die „Panik" bei dem Gedanken an das Kind im Bauch – eine gewünschte Schwangerschaft abbrechen lassen. Komplizierend war hier die ausgeprägte Übelkeit hinzugekommen, die – ebenfalls nicht ungewöhnlich – bis zur Entbindung anhielt. Trotz psychotherapeutischer Unterstützung war es nur mit vorübergehend hohen Dosierungen der antidepressiven Medikation möglich, das psychische Befinden zu stabilisieren. Der weitere Verlauf zeigte, dass für die Patientin und ihren Ehemann dennoch die Entscheidung zur Schwangerschaft richtig war: Mehrere Jahre später stellte sich Frau X. noch einmal vor und bedankte sich ausdrücklich für die Unterstützung bei der Erfüllung ihres Kinderwunsches, was sie selbst schon fast nicht mehr für möglich gehalten hatte.

10.10 Aus Sorge Antidepressiva reduziert: Exazerbation der Angststörung in der frühen Schwangerschaft

Die 25-jährige Frau X. hatte sich zur Beratung in der Gynäkologischen Psychosomatik vorgestellt. Es bestand ein intensiver Kinderwunsch bei gleichzeitiger Sorge wegen des seit 4 Jahren eingenommenen Antidepressivums Venlafaxin (bis zu 150 mg retard/Tag, aktuell 225 mg retard pro Woche; Indikation: Angststörung im Sinne einer Agoraphobie mit Panikattacken). Unter Berücksichtigung der Vorgeschichte erfolgte Unterstützung durch uns dahingehend, das Medikament in der niedrigen Dosierung weiter einzunehmen; auf Empfehlung ihrer Psychiaterin setzte die Patientin dann aber die Medikation vollständig ab. Bereits nach etwa 3 Wochen erneutes Auftreten von bis zu zwei Panikattacken pro Tag mit zunehmendem Vermeidungsverhalten.

Schwangerschaft: Durch die Psychiaterin Verordnung von Diazepam als Bedarfsmedikament, Einnahme bis in die 5. SSW hinein. Etwa in der 6. SSW erneute Kontaktaufnahme mit uns: Es gehe ihr sehr schlecht, trotz der „sehnlich gewünschten"

Schwangerschaft sei sie sehr verzweifelt über ihre ambivalenten Gefühle dem Embryo gegenüber, „würde am liebsten alles rückgängig machen", habe „fürchterliche Angst vor sich selbst und davor, was auf sie zukommt".

Erneuter Beginn mit Venlafaxin retard 75 mg/Tag sowie Empfehlung, eine ambulante Verhaltenstherapie aufzunehmen. In den nächsten Wochen langsame Stabilisierung mit Rückgang der Ängste, Panikattacken traten nicht mehr auf, die Einnahme von Diazepam wurde nicht mehr notwendig, Frau X. konnte sich auf das Kind freuen.

Entbindung: wegen ausgeprägter Geburtsängste in Absprache mit den Geburtshelfern Zusicherung, dass sie bei Bedarf auch eine Sectio bekommt. Wegen „Angst vor Angst in der Geburtssituation" unter anderem Information über Bedarfsmedikation für die Entbindung („bei Bedarf 1 mg Lorazepam") im peripartalen Managementplan für die Geburtshelfer. Durch diese beiden Maßnahmen fühlte sich Frau X. sehr entlastet und konnte sich schließlich auf eine Spontangeburt einlassen, die allerdings wegen eines Geburtsstillstands und auffälligem Kardiotokogramm in einer sekundären Sectio endete.

Fazit

An diesem Beispiel wird die Ambivalenz der behandelnden Psychiaterin sehr deutlich, die die Patientin zwar zu uns zur Beratung verwiesen hatte, sich dann aber trotz unserer schriftlichen Stellungnahme bezüglich der Medikation anders entschied. Dadurch und durch die schwere Exazerbation der Angststörung nach Absetzen von Venlafaxin war die Patientin sehr verunsichert. Die alleinige Verordnung von Diazepam als Bedarfsmedikation (und damit die Behandlung in die frühe Schwangerschaft hinein (S. 121)) war keine sinnvolle Alternative.

Postpartal: nach der Entbindung in den ersten Tagen ausgeprägte „Blues"-Symptomatik mit Affektlabilität, Weinen, Insuffizienzgefühlen und Ängsten; 10 Tage postpartal „blendendes" Befinden, auch im weiteren Verlauf kein Hinweis auf postpartale Depression. Fortführung der Venlafaxinmedikation mit 75 mg retard/Tag. Nach 7 Wochen Abstillen. In der Verhaltenstherapie schrittweises Erlernen des Umgangs mit der Angst. Einige Jahre später wurde Frau X. erneut schwanger, dieses Mal geplant unter ihrer üblichen Medikation (immer noch Venlafaxin). Verlauf von Schwangerschaft und (aus gynäkologischen Gründen) primärer Sectio war unkompliziert.

10.11 Unsicherheiten und Unterstützungsbedarf bei Kinderwunsch und psychischer Störung

Die 34-jährige Frau X. war mit ihrem Ehemann bei uns zur Beratung gewesen. Sie hatte über 2 Jahre Citalopram eingenommen, worunter es zur Remission der seit vielen Jahren bestehenden rezidivierenden depressiven Störung gekommen war. Wegen des Kinderwunsches war dies etwa 2 Monate vorher vom behandelnden Psychiater gegen Desipramin ausgetauscht worden, darunter zum Zeitpunkt der Beratung Symptomatik einer leichten depressiven Episode. Durch uns Empfehlung, auf Sertralin umzustellen.

Erfahrungsbericht

„Hallo Frau Prof. Rohde, vor fast exakt 2 Monaten waren mein Mann und ich bei Ihnen, um uns über die Möglichkeiten einer medikamentösen Behandlung von Depressionen in der Schwangerschaft beraten zu lassen, und seit gestern Abend weiß ich, dass ich schwanger bin. Wir freuen uns wahnsinnig und hätten niemals damit gerechnet, dass es so schnell klappt. Nachdem ich bei Ihnen war, habe ich Desipramin wie vereinbart abgesetzt und mit der Einnahme von Sertralin begonnen. Die Nebenwirkungen sind vernachlässigbar gering, aber die Wirkung hat nach etwa 3 Wochen tatsächlich eingesetzt. Ich habe das Gefühl, mein Leben wieder zu haben. Ich kann mich wieder freuen und fühle mehr Energie. Ich war jetzt zweimal bei Dr. Y., um die richtige Dosis herauszufinden, und denke, dass ich mit den 50 mg auskomme ...

Heute war ich bei meinem Gynäkologen Dr. Z. Die Schwangerschaft ist noch ganz am Anfang (4. oder 5. Woche), und man konnte kaum was erkennen. Deshalb muss ich am kommenden Montag noch einmal zur Kontrolle. Ich habe Dr. Z über meine Medikamenteneinnahme informiert. Er ist sehr skeptisch und hat mich gebeten, mich rückzuversichern, dass ich die Einnahme fortsetzen kann/sollte. Ich habe daraufhin Dr. Y angerufen, die mir geraten hat, mich vorsichtshalber nochmals mit Ihnen in Verbindung zu setzen. Sie haben mich ja ausführlich darüber informiert, dass eine Schwangerschaft und eine gleichzeitige Einnahme von bestimmten Antidepressiva sich nicht ausschließen, und ich hoffe inständig, dass ich das Medikament weiter nehmen kann. Natürlich möchte ich andererseits im Hinblick auf die Schwangerschaft alles richtig machen. Dr. Z. hat mich gebeten, bis Montag eine Einschätzung zur weiteren Einnahme von Medikamenten einzuholen, und ich wäre Ihnen dankbar, wenn Sie mir hierzu etwas schreiben würden.

Mit Frau D. habe ich einen Termin bei Ihnen in 4 Wochen vereinbart. Ist das früh genug? Übernächste Woche fahren wir für zweieinhalb Wochen nach Frankreich in Urlaub, und ich würde gerne mit einem guten Gefühl diese Reise antreten können. Mein letzter Urlaub liegt länger zurück, und ich fühle mich allmählich völlig ausgelaugt. Ich hoffe, ich habe Ihnen alles geschildert, was Sie im ersten Schritt wissen müssen ... Ich freue mich auf Ihre Antwort und danke Ihnen schon jetzt für Ihre weitere Bereitschaft, mir mit Ihrem Rat zur Seite zu stehen.

In der Antwort wurde Frau X. darin bestätigt, Sertralin weiter einzunehmen. Weiterer Verlauf der Schwangerschaft: unter Sertralin 50 mg/Tag psychisch stabil. In den ersten Monaten nach der Entbindung waren beide Eltern sehr belastet, da das Kind mehrfach krank war; es trat jedoch kein postpartales depressives Rezidiv auf.

Fazit

Diese E-Mail der Patientin zeigt exemplarisch, mit welchen Unsicherheiten und Ängsten Frauen und ihre Partner zu kämpfen haben. Sie möchten einerseits ihren Kinderwunsch verwirklichen, haben andererseits aber selbst viele Befürchtungen. Oft werden diese durch die Uneinigkeit der behandelnden Ärzte zum Teil noch verstärkt. Eine gute Unterstützung sowie eine differenzierte und fachkompetente Beratung (die aber nicht nur in einer Spezialambulanz möglich sein sollte) sind in dieser Situation besonders wichtig. Um solche Unsicherheiten möglichst zu vermeiden, leiten wir den schriftlichen Bericht über die erfolgte Beratung übrigens immer an *alle* behandelnden Ärzte und die Patientin weiter.

10.12 „Borderline“ und mehr

Die 43-jährige Frau X. wurde uns aus der Schwangerenambulanz zur Beratung geschickt, wo sie sich in der 10. Schwangerschaftswoche vorgestellt hatte. Sie gab an, vier verschiedene Medikamente einzunehmen wegen einer Borderline-Störung mit rezidivierenden Depressionen, posttraumatischer Belastungsstörung, Essstörungen in der Vorgeschichte und einem seit etwa 2 Jahren diagnostizierten Aufmerksamkeitsdefizitsyndrom (ADS) im Erwachsenenalter. Unter der Medikation mit Reboxetin, Aripiprazol, Promethazin und Methylphenidat sei sie stabil und leistungsfähig. Anamnestisch war zu erfahren, dass es etwa 1 Jahr vorher ein Fehlgeburt gegeben habe; mit Feststellung der ungeplanten, aber willkommenen Schwangerschaft sei ihre Kombinationsmedikation, unter der sie sich auch damals stabil gefühlt hatte, umgestellt worden auf ein Einzelpräparat. Darunter sei sie rasch in eine Depression mit ausgeprägten Stimmungsschwankungen gerutscht und habe Essattacken gehabt, so dass die Fehlgeburt fast wie eine Erleichterung gewesen sei. Sie habe danach etwa 3 Monate gebraucht, um wieder stabil zu werden. Gemeinsam mit ihrem Mann hatte sich Frau X. dann nach reiflicher Überlegung entschieden, noch einmal schwanger zu werden, dieses Mal aber ohne ihre Medikation zu verändern.

Frau X. gehört zu den Frauen, die seit frühester Jugend mit „ihrem Körper kämpfen“, an Essstörungen leiden, depressive Phasen erleiden und mit früheren traumatischen Erfahrungen mehr oder weniger gut zurechtkommen. Bei Frau X. kam noch die Diagnose ADS hinzu; diese Symptomatik hatte sich allerdings für sie sehr erfreulich verbessert, seit sie ein spezielles Medikament dagegen nahm. Die Liste ihrer Diagnosen war also lang, auf der Medikamentenverordnung standen vier Präparate in nicht gerade geringer Dosierung. Das war die Situation „auf dem Papier“, als sich Frau X. erstmals bei uns vorstellte.

Der persönliche Eindruck war ein ganz anderer: Eine „gestandene Frau“, anscheinend in sich ruhend, mit einer positiven Ausstrahlung. Wüsste man es nicht, würde man nicht denken, dass sie so viele Probleme in ihrer Vorgeschichte hatte. Umso mehr freut man sich mit ihr, dass neben Psychotherapie die medikamentöse Behandlung eine so gute Stabilität über viele Jahre gebracht hat – sieht man von der deutlichen Verschlechterung im Kontext der ersten Schwangerschaft nach Absetzen der Medikamente und Fehlgeburt ab.

„Also Vorsicht! Nicht wegen der Medikamentenliste in Panik verfallen; gut überlegen, ob eine Reduktion möglich und sinnvoll ist. Stabilität ist alles." Frau X. hatte dazu eine klare Meinung, berichtete über die negativen Erfahrungen, hatte gute Argumente. Wir einigten uns darauf, dass sie beginnt, eines der Medikamente leicht zu reduzieren. Im Verlauf der Schwangerschaft ist das dann auch bei den anderen Präparaten möglich, Reduktion insgesamt um die Hälfte der Dosierungen, aber es wurde kein Präparat ganz abgesetzt. Und schließlich kamen in der späteren Schwangerschaft wegen des ins Schwindelerregende steigenden Blutdrucks weitere Medikamente hinzu.

Trotz allem: Frau X. blieb gelassen, konnte die Schwangerschaft genießen, war noch spät berufstätig und körperlich aktiv. Zu ihrem eigenen Erleben zitieren wir am besten Frau X. selbst (Auszug aus ihrem Erfahrungsbericht im Ratgeber „Psychisch krank und schwanger" der Autoren):

Erfahrungsbericht

„Ich wurde wieder schwanger! Tagelang zog ich den Schnelltest hinaus, aus Angst vor dem Ergebnis. Aber dann – bingo. So muss ein Sechser im Lotto sein. Man wollte nie Frau sein, wird unerwartet schwanger, Risikoschwangerschaft, das hohe Alter, Medikamente, Fehlgeburt und dann das Glück, direkt wieder schwanger zu werden. Es ist unbegreiflich. Aber ruhig Blut, keine Panik. Hinsetzen, durchatmen, einen klaren Kopf bewahren. Ruhig, nur nicht hektisch das Gespräch mit der Ärztin zum erneuten Verhalten wegen der Medikamente.

Nach Rücksprache mit Embryotox in Berlin und Frau Prof. Rohde in Bonn große Erleichterung. Alle Medikamente bleiben drin. Aufatmen, entspanntes Zurücklehnen, und ich fange an zu genießen. Mit dem guten Gefühl der Sicherheit vergehen die ersten 12 Wochen wie im Fluge. Keine Angst vor der kritischen Zeitspanne, der Bauch gibt einem ein gutes Gefühl. Die ersten Bilder, das Schlagen des Herzens, ein kleines Wunder in deinem eigenen Bauch. Der Schöpfer eines eigenen kleinen Kunstwerkes lässt den Stolz in dir überschwappen. Du fühlst dich gut, wirst mutig und fängst langsam an, die Medikamente zu reduzieren. Du weißt: Du darfst reduzieren, aber du musst es nicht.

Leicht euphorisch beschwipst gehe ich meinen Weg mit der Schwangerschaft. Querschläge wie hoher Blutdruck können mich nicht bremsen. Ich höre ganz auf meinen Bauch. Ich lebe, ich genieße und genieße das Leben, das in mir wächst. Sogar der Bauch, der immer flach und unscheinbar sein musste, wird nun stolz vor sich hergetragen. Sogar der Wunsch nach einer gemalten Primel auf wohl gefülltem Bauch erfüllt man sich als frühere Magersüchtige jetzt im Traum einer Schwangerschaft!"

Zur Geburtsplanung kam der Ehemann mit; von ihm fühlte sich Frau X. gut unterstützt. Aus psychiatrischer Sicht wurde ihr Wunsch nach einem Kaiserschnitt unterstützt, um die traumatischen Erfahrungen in der Vorgeschichte nicht aufleben zu lassen.

Fazit

Der Fall von Frau X. ist einer derjenigen, bei dem man auch als in dem Bereich erfahrene Ärztin „innerlich zusammenzuckt" ob der Komplexität der Problematik, sowohl die Störungen betreffend als auch die Medikamentenkombination. Aber gerade die langjährige Erfahrung hat uns mittlerweile gezeigt, dass Ruhe und Gelassenheit oft das wichtigste Element der Betreuung solcher Patientinnen ist. Frau X. hatte große Angst vor einem erneuten vollständigen Medikamentenwechsel mit dem Ziel einer Monotherapie. Nach dem Prinzip „never change a winning team" haben wir also nicht abgesetzt oder umgestellt, sondern mit Frau X. im Sinne der partizipativen Entscheidungsfindung gemeinsam überlegt, an welcher Stelle man die Medikation etwas reduzieren kann. Sie hat sich zunächst für das Antidepressivum entschieden, später auch die Dosis der anderen Medikamente reduziert. Hier kam ein anderes unserer Prinzipien zum Tragen: „So wenig wie möglich, aber so viel wie nötig". Für sie war die Autonomie im Umgang mit den Medikamenten ein wichtiger Aspekt der Behandlung. Und trotz der gynäkologischen Komplikationen (kaum beherrschbare Blutdrucksteigerungen und schließlich dann Präeklampsie) konnte sie die Schwangerschaft positiv erleben. Geburtsplanung, Mitbetreuung während der postpartalen Tage in der Klinik und die Unterstützung durch den Ehemann in den ersten Wochen haben erheblich zur Stabilität beigetragen.

Alles ging gut, obwohl der Sohn wegen einer Präeklampsie in der 36. SSW per Kaiserschnitt geholt werden und die ersten Tage auf der Intensivstation überwacht werden musste. Nach der Entbindung gab es ein wenig Baby Blues und dann in den ersten Wochen einige Instabilitäten, die verschwanden, nachdem Frau X. zu ihren vorherigen Dosierungen zurückgekehrt war. Aus Rücksicht auf das Neugeborene hatte sie sich doch für das primäre Abstillen entschieden, was in ihrem Fall medikamentös mit Cabergolin erfolgte.

Vor kurzem besuchte uns eine strahlende Frau X., um ihren mittlerweile 8 Monate alten Sohn vorzustellen, der sich gut entwickelt. Sie machte noch einmal deutlich, wie hilfreich ihr die Unterstützung bei ihrem eigenen Weg war und wie glücklich sie und ihr Mann sind, dass sie ihren Wunsch nach einer Familie verwirklichen konnten.

11 Psychopharmaka im Einzelnen

11.1 Vorbemerkungen

11.1.1 Praxisrelevante Psychopharmaka

In diesem Kapitel werden zu den wichtigsten Psychopharmaka die wissenschaftlich aktuellen Daten zur Anwendung in Schwangerschaft und Stillzeit zusammengefasst und Empfehlungen zu ihrem Umgang gegeben. Wie in Kap. 8 dargelegt, können die von uns gemachten Empfehlungen von denen in Roter Liste und Beipackzettel abweichen.

▶ Tab. 11.1 listet die von uns besprochenen Psychopharmaka auf. Es handelt sich um eine Auswahl der heute in der Praxis relevanten Arzneimittel.

11.1.2 Tierexperimentelle Ergebnisse

Bei der Beschreibung der einzelnen Psychopharmaka und ihrer Anwendung in der Schwangerschaft werden tierexperimentelle Ergebnisse nicht immer berücksichtigt, da diese, zumal bei Vorlie-

Tab. 11.1 Psychopharmaka: relevante, in diesem Kapitel besprochene Arzneimittel.

Antidepressiva (AD)	Neuroleptika	Phasenprophylaktika (Affektstabilisatoren)
Agomelatin	Amisulprid	Carbamazepin
Amitriptylin	Aripiprazol	Gabapentin
Bupropion	Asenapin	Lamotrigin
Citalopram	Benperidol	Levetiracetam
Clomipramin	Chlorprothixen	Lithium
Desipramin	Clozapin	Topiramat
Doxepin	Flupentixol	Valproinsäure
Duloxetin	Fluphenazin	
Escitalopram	Fluspirilen	**Sedativa, Anxiolytika, Hypnotika**
Fluoxetin	Haloperidol	Alprazolam
Fluvoxamin	Levomepromazin	Buspiron
Hypericin (Johanniskraut)	Lurasidon	Clomethiazol
Maprotilin	Melperon	Diazepam
Mianserin	Olanzapin	Flunitrazepam
Mirtazapin	Paliperidon	Lorazepam
Moclobemid	Perazin	Lormetazepam
Nortriptylin	Perphenazin	Phenobarbital
Opipramol	Pimozid	Pregabalin
Paroxetin	Pipamperon	Zaleplon
Reboxetin	Promethazin	Zolpidem
Sertralin	Quetiapin	Zopiclon
Tianeptin	Risperidon	
Tranylcypromin	Sertindol	**Psychostimulanzien**
Trazodon	Sulpirid	Atomoxetin
Trimipramin	Thioridazin	Methylphenidat
Venlafaxin	Ziprasidon	
Vortioxetin	Zuclopenthixol	**Morphinantagonisten**
		Buprenorphin
		Methadon

gen von Daten beim Menschen, eine untergeordnete Bedeutung haben. Sie sind nicht ohne weiteres auf den Menschen übertragbar. Dies liegt sowohl an den verwendeten Dosen als auch an anderen Stoffwechselschritten, unterschiedlichen Rezeptoren und anderen Eigenarten der vorgeburtlichen Entwicklung.

11.1.3 Relative Dosis in der Stillzeit

Für die Stillzeit wird regelmäßig auf die relative Dosis Bezug genommen. Diese Prozentangabe ist der Anteil an der mütterlichen, gewichtsbezogenen Tagesdosis, den ein voll gestillter Säugling pro Kilogramm Körpergewicht mit der Milch in 24 Stunden erhält. Für die meisten Medikamente liegt die relative Dosis bei etwa 1–3 %. Das erscheint wenig und nicht ausreichend für toxische Wirkungen, zumal nicht bei jedem Medikament von einer vollständigen enteralen Verfügbarkeit beim Säugling auszugehen ist.

Auf der anderen Seite kann bei einer Dauertherapie der Mutter – und dies ist bei der psychopharmakologischen Behandlung eher die Regel – auch eine geringe relative Dosis in einer Anreicherung im Organismus des Säuglings aufgrund seiner noch nicht ausgereiften Metabolisierungs- und Exkretionsleistung resultieren; weiterhin kann eine neurologische Symptomatik aufgrund der noch nicht voll entwickelten Blut-Hirn-Schranke auftreten.

11.2 Antidepressiva

11.2.1 Allgemeines

- SSRI und trizyklische Antidepressiva gehören zu den Mitteln der Wahl, wenn eine Depression pharmakologisch behandelt werden muss. SSRI sind die am besten untersuchte Medikamentengruppe bei Schwangeren, die meisten positiven Erfahrungen liegen hier zu Citalopram und Sertralin vor.
- Trizyklische Antidepressiva sind deutlich weniger gut untersucht. Sie sind daher trotz länger zurückliegender Markteinführung den SSRI nicht überlegen. Ernsthafte Hinweise auf teratogene Effekte beim Menschen gibt es bisher nicht. Bei den Trizyklika liegen die meisten positiven Erfahrungen zu Amitriptylin vor. Der Einsatz der Trizyklika ist durch ihre anticholinergen Nebenwirkungen begrenzt. Außerdem muss das gegenüber SSRI höhere Risiko bei Überdosierung (in suizidaler Absicht) bedacht werden. Bei Schlafstörungen kann man beispielsweise Amitriptylin in retardierter Form mit 10–25 mg einsetzen.
- Alle anderen SSRI und Trizyklika sind Reservemittel, ebenso wie der Serotonin-Noradrenalin- Wiederaufnahmehemmer (SNRI) Venlafaxin, Bupropion, Mirtazapin und das pflanzliche Hypericin (Johanniskraut).
- Verzichtbar in der Schwangerschaft sind reversible MAO-Hemmer (Moclobemid); auf nicht reversible MAO-Hemmstoffe (Tranylcypromin) sollte wegen der möglichen Blutdruckkomplikationen völlig verzichtet werden.
- Eine unter Therapie stabile Patientin, die eine antidepressive Medikation tatsächlich braucht, soll, selbst wenn ihr Antidepressivum nicht zu den hier empfohlenen gehört, während einer Schwangerschaft die Medikation unverändert fortsetzen, um keine für Mutter und Kind bedrohlichen Krisen zu provozieren. Dies gilt insbesondere dann, wenn sich eine medikamentöse Einstellung als schwierig erwiesen hat.
- Bei Neueinstellungen sollte auch die Stillzeit berücksichtigt werden. Ungünstige Erfahrungen gibt es hier vor allem zu Fluoxetin und Doxepin, so dass diese ebenso wie nicht reversible MAO-Hemmer auch in der Schwangerschaft auf andere Antidepressiva umgestellt werden sollten.
- Die Anwendung eines der nicht empfohlenen Antidepressiva rechtfertigt weder einen risikobegründeten Schwangerschaftsabbruch noch eine invasive Diagnostik.
- Bei allen bis zur Geburt eingenommenen Antidepressiva muss mit zentralnervösen, gastrointestinalen und respiratorischen Anpassungsstörungen gerechnet werden, die bei den SSRI auch als serotoninerge Überstimulation interpretiert werden. Zu dieser SSRI-bedingten Überstimulation gehört möglicherweise auch der sehr seltene persistierende pulmonale Hochdruck beim reifen Neugeborenen.
- Auch wenn die neonatalen Anpassungsstörungen bei Antidepressiva üblicherweise auf wenige Tage begrenzt sind und selbstlimitierend verlaufen – etwa jedes 4. pränatal exponierte Kind ist davon betroffen – sollte in den ersten Lebenstagen die Beobachtung des Neugeborenen gewährleistet sein, am besten durch Entbindung in einem Perinatalzentrum.

- Soweit klinisch vertretbar, kann mit der Patientin eine Reduktion oder auch das vorübergehende Absetzen des Antidepressivums vor der Entbindung vereinbart werden; dabei richtet sich das erforderliche Zeitintervall nach der Halbwertszeit des Medikaments. Allerdings fand eine Untersuchung keine eindeutigen, von der Schwere der mütterlichen Erkrankung unabhängigen Vorteile für das Neugeborene, wenn die Mutter das Medikament 2 Wochen vor der Geburt abgesetzt hatte [155].
- Reaktive Depressionen oder Angstzustände sind nicht zwangsläufig eine Indikation zur Behandlung mit Antidepressiva. Gelegentlich werden Antidepressiva jungen Patientinnen bei Stimmungsschwankungen ohne stichhaltige Indikation verordnet und dann auch in der Schwangerschaft weiter genommen. Gerade im Bereich der Antidepressiva wird immer wieder darauf hingewiesen, dass die Wirksamkeit der Mittel durch Einflussnahme der Hersteller und selektive Publikation von klinischen Studien bewusst beschönigt wird ([77], [110]). Nicht nur deshalb sollte die Indikationsstellung einer psychopharmakologischen (antidepressiven) Therapie immer auch unter Abwägung anderer, nicht pharmakologischer, aber in ihrer Wirksamkeit geprüfter Ansätze gestellt werden. Hierzu gehören die verschiedenen psychotherapeutischen Methoden, soziale Unterstützung, Lichttherapie [159] und Akupunktur [96].

11.2.2 Selektive Serotonin-Wiederaufnahmehemmer (SSRI)

Zu den SSRI gehören Citalopram, Escitalopram, aktives Isomer des Citaloprams, Fluoxetin, Fluvoxamin, Paroxetin und Sertralin. Sie sind chemisch heterogen und strukturell nicht mit den trizyklischen Antidepressiva verwandt. Sie hemmen selektiv die Wiederaufnahme (engl. reuptake) von Serotonin aus dem synaptischen Spalt und besitzen eine erheblich geringere anticholinerge Wirkung als trizyklische Antidepressiva. Im Tierversuch haben sich bei den SSRI keine eindeutigen Hinweise auf Teratogenese ergeben.

Fehlbildungsrisiko

Die SSRI Citalopram, Fluoxetin, Paroxetin und Sertralin gehören zu den Arzneimitteln mit den umfangreichsten epidemiologischen Daten in der Schwangerschaft. Die meisten Studien zu den SSRI konnten keine erhöhte Gesamtfehlbildungsrate nachweisen (Übersicht in [43], [94], [127]). Andererseits wurde ein Zusammenhang zwischen speziellen Fehlbildungen und einer SSRI-Einnahme im 1. Trimenon beobachtet ([1], [91]). Insbesondere wurde in einigen Arbeiten ein gering erhöhtes Risiko für Herzfehlbildungen diskutiert, vor allem Septumdefekte ([27], [82]). Reis und Källén fanden in schwedischen Gesundheitsdatenbanken bei 10 000 im 1. Trimenon exponierten Schwangeren weder eine erhöhte Gesamtrate an größeren Fehlbildungen noch eine höhere Rate an Herzfehlbildungen [127]. Lediglich bei Paroxetin gab es ein schwach signifikantes Ergebnis für Herzfehlbildungen auf der Basis von 1 200 Schwangeren, die eine entsprechende Medikation angaben.

Zusammengefasst ist nicht auszuschließen, dass bei einer SSRI-Anwendung im 1. Trimenon, insbesondere bei Paroxetin und Fluoxetin, ein geringes Risiko für Herzfehlbildungen, insbesondere von *Septumdefekten*, besteht. Dieses relative Risiko (RR) liegt allenfalls in einer Größenordnung von RR = 1,5–2,0. Das bedeutet, dass maximal 1 von 100 im 1. Trimenon exponierten Kindern eine Herzfehlbildung durch das Medikament entwickelt. Alle anderen in einzelnen Studien diskutierten Zusammenhänge zwischen einem SSRI und einem bestimmten Fehlbildungstyp sind heterogen und konnten bisher nicht bestätigt werden. Letztlich ist das teratogene Risiko der SSRI trotz der umfangreichen Datenlage bis heute nicht belegt [53].

Frühgeburtlichkeit, intrauterine Wachstumsretardierung und Fehlgeburten

Widersprüchliche Ergebnisse aus zahlreichen Studien liegen zur Frage eines erhöhten Risikos für Frühgeburtlichkeit, vermindertes Geburtsgewicht und intrauterine Wachstumsretardierung vor (Übersicht in [43]). Letztlich lässt sich eine spezifische Wirkung von SSRI nicht sicher nachweisen [160], da auch Trizyklika [127] und zum Teil auch unbehandelte depressive Erkrankungen zu den angesprochenen Auffälligkeiten führten. Ebenso unbestätigt ist die Spezifität eines leicht erhöhten Spontanabortrisikos.

Anpassungsstörungen nach Geburt

Bei etwa jedem 3. Neugeborenen, dessen Mutter bis zur Geburt mit SSRI behandelt wurde, muss mit zentralnervösen, gastrointestinalen und respiratorischen Anpassungsstörungen gerechnet werden, die auch als serotoninerge Überstimulation interpretiert wurden. Hierzu zählen Übererregbarkeit, Zittern, Atemnotsyndrom, auffälliges Schlafverhalten mit vermehrten Schreckreaktionen (Übersicht in [109]). Die klinische Symptomatik beim Neugeborenen gibt allein keinen Aufschluss darüber, ob eine Serotonintoxizität oder ein Entzug vorliegen. Aufgrund der besonders langen Halbwertszeit von Fluoxetin und seinen aktiven Metaboliten (bis zu 9 Tagen) können bei diesem SSRI die Anpassungsschwierigkeiten für das Neugeborene besonders lang und ausgeprägt sein, insbesondere bei Frühgeborenen.

Kontrovers wurde diskutiert, ob neben diesen meist milde verlaufenden Symptomen auch der persistierende *pulmonale Hochdruck* beim Neugeborenen eine sehr seltene SSRI-Folge sein kann. Eine Metaanalyse zu 7 Studien ergab ein signifikant erhöhtes Risiko (OR 2,5; 1,32–4,73); das absolute Risiko für einen persistierenden pulmonalen Hochdruck nach mütterlicher SSRI-Therapie in der Spätschwangerschaft ist allerdings sehr gering [54]. Eine erhöhte *Blutungsbereitschaft* beim Neugeborenen nach Behandlung der Mutter mit SSRI wurde diskutiert [105]. Eine Studie an 27 reif geborenen Kindern und ihren Müttern fand jedoch weder laborchemische noch klinische Hinweise auf Thrombozytenfunktionsstörungen nach mütterlicher SSRI-Therapie [92]. Eine andere Untersuchung fand bei SSRI keine höhere neonatale Blutungshäufigkeit im Vergleich zu anderen Antidepressiva [133].

Langzeitentwicklung

In der Studie von Pedersen et al., die rund 400 pränatal exponierte Kinder mit einer ähnlich großen Kontrollgruppe verglich, in der die Mütter zwar eine Depression, aber keine Antidepressiva angaben, konnten die exponierten Kinder durchschnittlich 2 Wochen später frei sitzen und 4 Wochen später laufen [121]. Beides bewegte sich aber noch im normalen Rahmen. Mit 19 Monaten konnte sich in der exponierten Gruppe eine geringere Zahl der Kinder selbst beschäftigen. Bei anderen Untersuchungen wurden keine in das 2. Lebensjahr anhaltende Entwicklungsunterschiede festgestellt [117], [134].

In einer weiteren Untersuchung an 75 Kindern wurde festgestellt, dass *ängstliches oder aggressives Verhalten* im Alter von 3 Jahren mit der Stimmung der Mutter im letzten Trimenon, post partum und im Untersuchungszeitraum des Kindes sowie mit dem Serotonin-Transporter-Promoter-SLC 6A4-Genotyp beim Kind korrelierte [118]). In weiteren Veröffentlichungen wurden SSRI im Zusammenhang mit der Entwicklung *autistischer Symptome* beim Kind diskutiert ([59], [65], [144]). Die Ergebnisse sind kontrovers und unterstützen in der Zusammenschau nicht eindeutig eine SSRI-Therapie als unabhängige Ursache für autistische Symptome.

11.2.3 Tri- und tetrazyklische Antidepressiva

Trizyklische Antidepressiva blockieren die Wiederaufnahme von Überträgerstoffen (z. B. Noradrenalin und Serotonin) an adrenergen Nervenendigungen. Eine Wirkungsverstärkung bei gleichzeitiger Einnahme oraler Kontrazeptiva ist durch Hemmung der Metabolisierung in der Leber möglich [83]. Eine Wirkungsabschwächung oraler Kontrazeptiva ist beispielsweise beim gut untersuchten Amitriptylin bisher nicht bekannt. Bei suizidaler Überdosis sind trizyklische Antidepressiva aufgrund der kardialen Nebenwirkungen (Erregungsleitungsstörungen) riskanter als die SSRI. Prototyp der trizyklischen Antidepressiva ist Imipramin; diesem recht ähnlich ist Clomipramin. Bei einigen Derivaten überwiegen die antriebssteigernden Eigenschaften, z. B. bei Desipramin (aktiver Metabolit des Imipramins) und Nortriptylin (aktiver Metabolit des Amitriptylins). Bei anderen sind die dämpfenden Eigenschaften stärker ausgeprägt, so z. B. bei Amitriptylin, Dosulepin, Doxepin und dem chemisch verwandten Opipramol, dem eine Mittelstellung zwischen Antidepressiva und Neuroleptika zugeschrieben wird.

Maprotilin und Mianserin gehören zur Gruppe der *tetrazyklischen* Antidepressiva. Maprotilin hemmt vor allem die Wiederaufnahme von Noradrenalin an der Synapse und wirkt vorwiegend stimmungsaufhellend. Im Gegensatz zu Maprotilin und den trizyklischen Antidepressiva besitzt Mianserin kaum anticholinerge Wirkungen.

Bei manchen Tierspezies erwiesen sich trizyklische Antidepressiva als teratogen. In den 1970er-

und 1980er-Jahren wurden den trizyklischen Antidepressiva auch beim Menschen Fehlbildungen zugeordnet, darunter Extremitätenanomalien, Herzfehler und Hypospadien. Eine erhöhte *Fehlbildungsrate* konnte später aber nicht nachgewiesen werden ([31], [101], [120], [142]). Reis und Källén erörtern hingegen auf der Basis schwedischer Gesundheitsdatenbanken, die etwa 1600 im 1. Trimenon mit Trizyklika exponierte Schwangere umfassen, davon etwa 1 200 mit Clomipramin, ein gering erhöhtes Risiko für Herzseptumfehlbildungen bei Clomipramin [127]. Wie bei den SSRI wurde auch bei den Trizyklika ein erhöhtes Risiko für *Frühgeburtlichkeit* diskutiert, das aber offenbar unspezifisch und möglicherweise mit der Grunderkrankung assoziiert ist (s. weiter oben bei SSRI).

Funktionelle Störungen nach Geburt

Nach Exposition bis zur Geburt wurden bei Neugeborenen Entzugssymptome wie Zittrigkeit, Übererregbarkeit, Atemnotsyndrom und vereinzelt auch Krämpfe beobachtet ([17], [31], [72], [137]). Källen ([72]) sieht im Gegensatz zu anderen Untersuchern ein höheres Risiko für neonatale Anpassungsstörungen bei trizyklischen Antidepressiva als bei den SSRI [72]. Er hat in seiner Studie mit annähernd 1 000 Schwangeren in der Trizyklikagruppe vor allem Clomipramin (n = 353) untersucht. Diese und andere Studien [45] haben auch ein etwas höheres Geburtsgewicht nach Trizyklikaexposition beobachtet als bei den SSRI. Dieses Phänomen wird mit einem diabetogenen Effekt und einer intrauterinen Hyperglykämie erklärt.

Langzeitentwicklung

Bei 80 Kindern, die vorwiegend im 1. Trimenon mit Trizyklika exponiert waren, zeigten sich im Vorschulalter gegenüber einer Kontrollgruppe keine Abweichungen bei Intelligenzentwicklung, Verhalten und Sprachentwicklung [115]. Eine spätere prospektive Untersuchung derselben Autorengruppe findet auch bei jenen Kindern, deren Mütter während der gesamten Schwangerschaft Trizyklika genommen hatten (46 Mutter-Kind-Paare; davon 36 bereits in der Studie von 1997 erfasst), keine arzneispezifischen Auffälligkeiten in der Entwicklung der Kinder im Alter zwischen 15 und 71 Monaten. Die Dauer der Depression hatte jedoch Auswirkungen auf den Intelligenzquotienten und die Häufigkeit depressiver Episoden auf die Sprachentwicklung. Die Autoren leiten daraus die Notwendigkeit einer Therapie bei Schwangeren ab [116].

11.2.4 Monoaminoxidase-Hemmer (MAO-Hemmer)

Die Monoaminoxidase-Hemmer (Moclobemid, Tranylcypromin) sind unzureichend in der Schwangerschaft untersucht, können einen Hypertonus in der Schwangerschaft verstärken und die Plazentaperfusion mindern mit negativen Auswirkungen auf die fetale Entwicklung. Außerdem können sie eine Tokolyse mit Betarezeptorenblockern aufheben und unter der Geburt mit Narkotika interagieren. Gut untersuchte SSRI (z. B. Sertralin, Citalopram) oder trizyklische Antidepressiva sind bei der Neueinstellung Mittel der ersten Wahl.

11.2.5 Andere Antidepressiva

Bupropion kann zur Behandlung depressiver Störungen in der Schwangerschaft und Stillzeit eingesetzt werden. Eine teratogene Wirkung konnte nicht nachgewiesen werden. Jedoch sind gut untersuchte SSRI (z. B. Sertralin, Citalopram) oder trizyklische Antidepressiva bei der Neueinstellung Mittel der ersten Wahl.

Agomelatin wurde als Melatoninagonist mit völlig neuem antidepressivem Wirkprinzip beworben, aber hinsichtlich der Risiko-Nutzen-Bewertung sehr kritisch eingestuft. *Tianeptin* soll die Wiederaufnahme von Serotonin erhöhen, *Vortioxetin* soll als ein so genannter Serotoninmodulator und -stimulator ein neues Therapieprinzip verkörpern. *Trazodon* besitzt sedative Eigenschaften und unterscheidet sich von den anderen Antidepressivagruppen; es wird auch als Hypnotikum verschrieben. Klinische Vorteile gegenüber etablierten Mitteln sind bei diesen Wirkstoffen bisher nicht erwiesen. Die Datenlage zu Schwangerschaft und Stillzeit ist unzureichend. Erprobte Mittel sind bei der Neueinstellung unbedingt zu bevorzugen.

Johanniskraut und andere gut erprobte *Phytopharmaka* wie z. B. Lavendelöl (Lasea) sowie *Homöopathika* wie z. B. Neurexan können ebenfalls zur Behandlung depressiver Störungen in der Schwangerschaft und Stillzeit eingesetzt werden. Eine teratogene Wirkung ist wenig wahrscheinlich, jedoch liegen keine systematischen Studien vor.

11.3 Neuroleptika

11.3.1 Allgemeines

- Sowohl klassische als auch atypische Neuroleptika können zur Behandlung einer psychotischen Symptomatik in der Schwangerschaft eingesetzt werden, wobei die Präferenz heute klar bei den atypischen Neuroleptika liegt. Eine Monotherapie ist anzustreben. Mittel der ersten Wahl sind bei Neueinstellung aufgrund des Erfahrungsumfangs die Atypika Quetiapin, Risperidon und in der Akutsituation Olanzapin. Aus der Gruppe der Phenothiazine/Thioxanthene sind Flupentixol und Fluphenazin Mittel der Wahl. Bei hoch akuter Symptomatik kann auch Haloperidol aus der Gruppe der Butyrophenone eingesetzt werden.
- Bei einer gut eingestellten Patientin sollte die Medikation nicht abgesetzt oder gewechselt werden, um keine für Mutter und Kind bedrohliche Krise zu provozieren!
- Im Falle extrapyramidaler Nebenwirkungen einer neuroleptischen Behandlung darf auch zusätzlich Biperiden gegeben werden.
- Generell sind eine sorgfältige Schwangerschaftsüberwachung und engmaschige psychiatrische Kontakte unerlässlich, um Krisen bei der Mutter und Entwicklungskomplikationen beim Feten (Frühgeburtsbestrebungen, Wachstumsretardierung) rechtzeitig begegnen zu können. Da Makrosomien im Zusammenhang mit atypischer neuroleptischer Behandlung beobachtet wurden, sollte, insbesondere bei der Gabe von Clozapin und Olanzapin, eine diabetische Stoffwechsellage bei der Schwangeren ausgeschlossen werden [143].
- Nach Exposition im 1. Trimenon sollte die normale Entwicklung des Fetus mittels weiterführender Ultraschalldiagnostik („Organultraschall") bestätigt werden. Die Einnahme eines Neuroleptikums rechtfertigt keinen risikobegründeten Schwangerschaftsabbruch.
- Bei Therapie im letzten Schwangerschaftsdrittel sollte, wenn das Krankheitsbild und der Verlauf in der Schwangerschaft es zulassen, die Dosis in den Tagen vor der Geburt reduziert werden, um Anpassungssymptome beim Neugeborenen möglichst zu vermeiden (S. 56).
- Eine zuverlässige Beobachtung des Neugeborenen sollte in den ersten beiden Lebenstagen, bei Medikamenten mit langer Halbwertszeit oder Polytherapie auch länger, gewährleistet sein. Die Entbindung in einem Perinatalzentrum, das eine ggf. notwendige Intensivüberwachung des Neugeborenen ermöglicht, gehört deshalb zu den Empfehlungen.
- Bei Erkrankungen mit hoher Rezidivgefahr (z. B. bipolaren Störungen) sollte bedacht werden, dass eine zu rasche Dosisreduktion vor Geburt in dieser für die Mutter vulnerablen Phase problematisch sein kann und postpartal das höchste Risiko für ein Rezidiv besteht. Die Notwendigkeit einer postpartalen Dosiserhöhung in therapeutische bzw. hochtherapeutische Bereiche muss frühzeitig besprochen werden (S. 57).
- Wenn bei einer Frau unter Therapie mit einem klassischen Neuroleptikum ein (unerfüllter) Kinderwunsch besteht, sollte sie zur Verbesserung ihrer Fertilität auf ein atypisches Neuroleptikum umgestellt werden. Umgekehrt ist eine wirksame Kontrazeption sicherzustellen, wenn keine Schwangerschaft geplant ist, vor allem wenn von klassischen auf atypische Neuroleptika umgestellt wird.

11.3.2 Atypische und klassische Neuroleptika

- *Atypische* Neuroleptika, auch als Neuroleptika der 2. Generation bezeichnet, sind Amisulprid, Aripiprazol, Clozapin, Olanzapin, Paliperidon, Quetiapin, Risperidon, Sertindol, Sulpirid, Ziprasidon. Zu den *klassischen* Neuroleptika, die auch typische Neuroleptika oder Neuroleptika der 1. Generation genannt werden, zählen die Phenothiazine Chlorpromazin, Fluphenazin, Levomepromazin, Perazin, Perphenazin, Promethazin, Prothipendyl, Thioridazin, Zuclopenthixol, die Thioxanthene Chlorprothixen, Flupentixol und die Butyrophenone Haloperidol, Benperidol, Bromperidol, Melperon, Pimozid, Pipamperon sowie das strukturell verwandte Fluspirilen.
- Unabhängig von einer Schwangerschaft sind atypische Neuroleptika im Allgemeinen besser verträglich als klassische Neuroleptika, können aber auch erhebliche Nebenwirkungen verursachen. In einer Metaanalyse zur Behandlung der Schizophrenie haben sich nicht immer Vorteile für die in sich sehr heterogene Gruppe der Atypika ergeben, weshalb die Autoren der Studie dafür plädieren, immer eine individuelle Entscheidung für ein typisches oder atypisches Neuroleptikum vorzunehmen ([87], [148]).

- Hinweise auf eine teratogene Wirkung der Neuroleptika gibt es bisher nicht, der Erfahrungsumfang ist allerdings recht heterogen und deutlich geringer als z. B. bei den SSRI-Antidepressiva. Bei den einzelnen Atypika existieren Erfahrungen bei maximal 1 000 Schwangerschaften, die bisher ausgewertet wurden (z. B. [57]). Zur Gruppe der Phenothiazine insgesamt wurden weit mehr als 5 000 Schwangerschaftsverläufe ausgewertet, viele davon jedoch nur mit vorübergehender Behandlung wegen Schwangerschaftserbrechen [51]. Bei diesen recht heterogenen Daten ergab sich kein Hinweis auf ein erhöhtes Fehlbildungsrisiko.
- Frühgeburtlichkeit und intrauterine Wachstumsverzögerung wurden im Zusammenhang mit einigen Neuroleptika beobachtet. Da diese Effekte aber unspezifisch bei verschiedenen Substanzen und auch bei antidepressiver Behandlung beobachtet wurden, ist unklar, ob dies eher Folge der mütterlichen Erkrankung ist.
- Beim Neugeborenen können typische und atypische Neuroleptika zu zentralnervösen, gastrointestinalen und respiratorischen Anpassungsstörungen als Zeichen der Toxizität oder des Entzugs führen. Dies gilt insbesondere für Kombinationstherapien mit mehreren Psychopharmaka. Im Allgemeinen sind die Anpassungsstörungen selbstlimitierend und ohne Folgen für die weitere Kindesentwicklung.
- Bei typischen Neuroleptika, vor allem bei Haloperidol, wurden auch ggf. über Wochen anhaltende Extrapyramidalsymptome und bei Atypika vereinzelt Krampfanfälle beim Neugeborenen beobachtet. Langzeitfolgen wie z. B. Spätdyskinesien nach pränataler Exposition wurden bisher nicht beschrieben. Allerdings gibt es bisher keine Langzeitstudien, die spätere Symptome nach typischen oder atypischen Neuroleptika ausschließen.
- Bei Clozapin und Olanzapin wurde eine Hyperglykämie bzw. Glukoseintoleranz bei Schwangeren beschrieben. Bei diesen beiden Substanzen sowie bei Quetiapin und Risperidon wurde eine Gewichtszunahme beobachtet (Überblick in [51]).
- Klassische Neuroleptika, d. h. Butyrophenone wie Haloperidol und Phenothiazine/Thioxanthene, setzen die Fertilität durch deutliche Prolaktinerhöhung herab. Zyklusstörungen und Amenorrhoe sind häufig. Dies darf aber nicht als ausreichender kontrazeptiver Schutz verstanden werden. Mit Ausnahme von Amisulprid und Sulpirid erhöhen atypische Neuroleptika die Prolaktinkonzentration nicht oder nur in geringerem Maße oder – wie Risperidon – oft nur vorübergehend. Der geringere prolaktinämische Effekt birgt das Risiko ungewollter Schwangerschaften, wenn von klassischen Neuroleptika auf atypische Neuroleptika umgestellt wird und die prolaktinbedingte Fertilitätsminderung wegfällt. Soweit bekannt, ist bei den Neuroleptika nicht mit einer nennenswerten Interaktion mit hormonellen Kontrazeptiva zu rechnen; Ausnahmen bestehen bei einzelnen Phenothiazinen (Promethazin).

11.4 Phasenprophylaktika (Affektstabilisatoren)

- Aus der Gruppe der Phasenprophylaktika soll bei Schwangeren bzw. bei der Planung einer Schwangerschaft möglichst *nur Lithium oder Lamotrigin* gewählt werden, da hier das teratogene Risiko am geringsten bzw. vernachlässigbar ist. Bei beiden Mitteln ist jedoch eine ausgeprägte Clearancesteigerung in der Schwangerschaft mit Dosisanpassung zu beachten.
- *Valproinsäure* ist bei Frauen im reproduktionsfähigen Alter wenn irgend möglich zu vermeiden!
- Ist eine Schwangerschaft (ungeplant) unter Phasenprophylaktika entstanden, darf *kein unbedachtes Absetzen* bei einer gut eingestellten Patientin erfolgen!
- Bestimmte Antikonvulsiva führen zum *„Pillenversagen"*. Die auch bei der Behandlung psychischer Erkrankungen eingesetzten Substanzen Carbamazepin und mit dosisabhängigen Einschränkungen auch Oxcarbazepin und Topiramat können das Zytochrom-P_{450}-Enzymsystem induzieren und über den verstärkten Abbau oraler Kontrazeptiva zu unerwünschten Schwangerschaften führen [83]. Es empfiehlt sich daher, in erster Linie keine systemische Hormontherapie, also auch keine oralen Kontrazeptiva vorzusehen, da selbst die gelegentlich empfohlene Verdoppelung der Dosis nicht die gewünschte Sicherheit garantiert. Ein Intrauterinsystem mit lokaler Gestagenabgabe (Mirena) oder bei etwas geringerer Sicherheit ein Intrauterinpessar (Spirale) ist zu bevorzugen. Nur wenn diese Methoden nicht vertragen werden, ist eine höher do-

sierte hormonelle Kontrazeption – eventuell mit Einschränkungen der Verlässlichkeit – in Betracht zu ziehen. Hierfür kommt eine durchgehende Einnahme von täglich 2 Dosen eines niedrig dosierten monophasischen Präparats infrage – und zwar im Langzyklus durchgehend für 3–9 Monate. Andere Empfehlungen zielen auf „Pillen" mit einer höheren ovulationshemmenden Dosis ab. Bei Benzodiazepinen, Gabapentin, Lamotrigin, Levetiracetam und Valproinsäure sind keine Wirkungsverluste bei gleichzeitig eingenommenen hormonellen Kontrazeptiva bekannt ([25], [28]).

- Phasenprophylaktika können zu zentralnervösen, gastrointestinalen und respiratorischen *Anpassungsstörungen* beim Neugeborenen führen. Im Allgemeinen sind diese Störungen selbstlimitierend und ohne Folgen für die weitere Kindesentwicklung.

11.5 Sedativa, Anxiolytika, Hypnotika

- Benzodiazepine können zur kurzfristigen Behandlung in Schwangerschaft und Stillzeit eingesetzt werden und sollten bei der Therapie des Alkoholentzugs Clomethiazol gegenüber bevorzugt werden. Eine teratogene Wirkung konnte nicht sicher nachgewiesen werden.
- Dauertherapie mit diesen Mitteln vermeiden, gegebenenfalls sind Antidepressiva oder niederpotente Neuroleptika (z. B. Promethazin) als Alternative zu prüfen.
- Auch zu den Benzodiazepinagonisten liegen bisher keine Hinweise auf vorgeburtliche Entwicklungsstörungen vor, der Erfahrungsumfang ist jedoch noch nicht ausreichend.
- Clomethiazol wird bei akuten Entzugserscheinungen nach chronischem Alkoholabusus eingesetzt. Zwar gibt es keine ernsthaften Hinweise auf Teratogenese, die Erfahrungen sind aber für eine differenzierte Bewertung unzureichend. Unter Umständen sollten besser untersuchte Mittel wie z. B. Benzodiazepine eingesetzt werden. Bei der Alkoholkrankheit steht allerdings ohnehin die stark teratogene und fetotoxische Wirkung des Alkohols im Vordergrund.
- Beim Drogenentzug können auch Buprenorphin und Methadon zur Substitution in der Schwangerschaft verwendet werden. Teratogene Wirkungen sind nicht bekannt. Alle morphinähnlichen Opiate können aber abhängig von Behandlungsintervall und Dosis zur Atemdepression beim Neugeborenen und zu Entzugserscheinungen führen. Dies gilt insbesondere für die Substitution nach Drogenabusus.
- Alle Sedativa können zu Anpassungsstörungen und Atemdepression beim Neugeborenen führen.

11.6 Psychostimulanzien

Zunehmend häufiger werden Frauen wegen eines ADHS im Erwachsenenalter mit Atomoxetin oder Methylphenidat behandelt. Insbesondere zu Atomoxetin liegen kaum Erfahrungen vor. In der Schwangerschaft sollte die Indikation zur Behandlung noch einmal besonders streng überprüft werden.

11.7 Opiat-Substitutionstherapie

Bei der Notwendigkeit einer Substitutionsbehandlung stehen weniger die möglicherweise auftretenden direkten Auswirkungen der Substanzen (Buprenorphin, Methadon) im Vordergrund, sondern vielmehr die Gesamtsituation mit der Opiatabhängigkeit bzw. polyvalenten Sucht. Die Betreuung einer opiatabhängigen bzw. polyvalent abhängigen Schwangeren gehört immer in die Zuständigkeit einer Spezialambulanz für Suchterkrankungen.

11.8 Einzelsubstanzen

Bei den einzelnen Medikamenten wird angegeben, auf wie vielen Schwangerschaften bzw. stillenden Müttern der Kenntnisstand basiert. Die dort angegebenen Zahlen geben einen Eindruck vom Umfang des Erfahrungsschatzes über das Medikament zum Zeitpunkt der Manuskripterstellung. Sie bedeuten nicht, dass bei der Gesamtzahl aller angegebenen Schwangerschaften alle potenziellen Risiken im Detail ausgewertet wurden und dass bei der Gesamtzahl der stillenden Mütter sowohl Medikamentenspiegel als auch klinische Auswirkungen beim Kind untersucht wurden. Bei einigen Studien wurden also nur Teilaspekte untersucht.

Vor allem bei neuen Medikamenten empfiehlt sich deshalb immer auch eine Nachfrage bei Embryotox bzw. ein Blick auf die Internetseite (http://

www.embryotox.de), um festzustellen, ob es neue Erkenntnisse gibt. Dort finden sich auch Informationen über neu aufgetretene negative Auswirkungen, aber auch über deutlich gewachsene Zahlen ausgewerteter Schwangerschaften mit positiven Ergebnissen.

Merke

M!

Die in den folgenden Tabellen gegebenen Empfehlungen und Bewertungen sind kurz gefasst und beschränken sich auf die wesentlichen Aspekte. Sie basieren auf der Erfahrung der Autoren zum Zeitpunkt der Drucklegung. Sie ersetzen nicht die Einzelfallprüfung und bei Unsicherheiten die Kontaktaufnahme mit Embryotox.

Tab. 11.2 Agomelatin

Agomelatin	
Präparate	Valdoxan
Charakteristika	Soll als ein Antidepressivum mit hoher Affinität zu den Melatoninrezeptoren ein neues Therapieprinzip verkörpern. Erhebliche hepatische und andere Nebenwirkungen sollen andererseits den nicht belegten Nutzen dieses Medikaments überwiegen [2].
Menstruationszyklus und Fertilität	Unzureichende Datenlage.
Verhütung	Hormonelle Kontrazeptiva können Agomelatinspiegel erhöhen.
Auswirkungen auf die vorgeburtliche Entwicklung	Unzureichende Datenlage.
Anpassungsstörungen nach der Geburt	Anpassungsstörungen postpartal möglich (zentralnervös, gastrointestinal, respiratorisch).
Empfohlene Maßnahmen während der Schwangerschaft	• Sonografische Feindiagnostik bei Exposition im 1. Trimenon. • „Organultraschall“ ca. 20. SSW. • Sorgfältige Schwangerschaftsüberwachung, auch hinsichtlich Frühgeburtsbestrebungen.
Stillzeit	Basierend auf einer Milchprobe M/P-Quotient etwa 0,3.
Zusammenfassende Bewertung*	• Bei Neueinstellung in der Schwangerschaft und Stillzeit unbedingt besser erprobte Antidepressiva bevorzugen. Bei erfolgter Behandlung in der Frühschwangerschaft ist ein Schwangerschaftsabbruch ohne Hinweis auf konkrete Schädigungen nicht indiziert. • Sorgfältige Schwangerschaftsüberwachung inkl. Ultraschallfeindiagnostik. • In den Tagen nach der Geburt auf Anpassungsstörungen beim Kind achten.

* Ersetzt nicht die Einzelfallprüfung bzw. individuelle Beratung, z. B. durch Embryotox

Tab. 11.3 Alprazolam

Alprazolam	
Präparate	Tafil, Xanax, Generika
Charakteristika	Sehr gut wirksames Anxiolytikum, z. B. bei schweren Panikattacken. Wegen der guten angstlösenden Wirkung hohes Suchtpotenzial; deshalb kein längerfristiger Einsatz. Alternativen (z. B. Antidepressiva oder niederpotente Neuroleptika) ausschöpfen. Bei Angststörungen immer Kombination mit Verhaltenstherapie.
Menstruationszyklus und Fertilität	Keine nennenswerten Auswirkungen bekannt.

Tab. 11.3 Fortsetzung

Alprazolam	
Verhütung	Beeinträchtigung oraler Kontrazeptiva durch Zytochrom-P_{450}-Enzyminduktion möglich [83]. Gegebenenfalls kontrazeptive Wirkung verstärken mittels durchgehender Einnahme monophasischer, niedrig dosierter oraler Kontrazeptiva oder Intrauterinpessar (Spirale). Orale Kontrazeptiva können durch Hemmung des Metabolismus die Alprazolamkonzentration erhöhen. Außerdem kann durch Kontrazeptiva die enterale Absorption von Benzodiazepinen verändert werden.
Auswirkungen auf die vorgeburtliche Entwicklung	Auf Basis einiger Tausend Schwangerschaften mit einem Benzodiazepin kein eindeutiger Nachweis von Teratogenität, aber geringes Risiko, z. B. für Mundspaltbildungen nicht auszuschließen. Speziell zu Alprazolam bislang keine ernsthaften Hinweise auf Teratogenität. Nach Überdosis in suizidaler Absicht bei 10 Frauen ein Kind mit Gastroschisis.
Anpassungsstörungen nach der Geburt	Bei regelmäßiger Einnahme im letzten Trimenon schwerwiegende Symptome beim Neugeborenen möglich. Diese sind dosisabhängig und reichen von postpartaler Atemdepression über Anpassungsstörungen wie Muskelhypertonie, Hyperreflexie, Tremor bis zum wochenlang anhaltenden „Floppy-Infant-Syndrom“ mit Lethargie, Trinkschwäche, Tachypnoe, Tachykardie, Zyanose, Temperaturregulationsstörung und Muskelhypotonie. Neugeborene metabolisieren Benzodiazepine wesentlich langsamer als Erwachsene.
Empfohlene Maßnahmen während der Schwangerschaft	• Sonografische Feindiagnostik bei Exposition im 1. Trimenon. • „Organultraschall“ ca. 20. SSW. • Sorgfältige Schwangerschaftsüberwachung, auch hinsichtlich Frühgeburtsbestrebungen.
Stillzeit	Basierend auf 8 Mutter-Kind-Paaren relative Dosis durchschnittlich 3 % und maximal 6,7 %. Fallbericht mit Schläfrigkeit bei einem Säugling, die sich trotz Fortsetzung des Stillens normalisierte.
Zusammenfassende Bewertung*	• Gabe auch in der Schwangerschaft nur nach strenger Indikationsstellung bei schwerer Angstsymptomatik. Bei Ausschöpfung aller nicht medikamentösen Behandlungsmöglichkeiten immer nur kurzzeitig verordnen. Medikamentöse Alternativen prüfen. Wegen möglicher neonataler Komplikationen keine Dauertherapie im letzten Trimenon. • Stillen unter Monotherapie und sehr moderater Dosierung bei guter Beobachtung des Kindes akzeptabel. • Sorgfältige Schwangerschaftsüberwachung bei längerfristiger Einnahme inkl. Ultraschallfeindiagnostik. • In den Tagen nach der Geburt auf Anpassungsstörungen beim Kind achten.

* Ersetzt nicht die Einzelfallprüfung bzw. individuelle Beratung, z. B. durch Embryotox

Tab. 11.4 Amisulprid

Amisulprid	
Präparate	Solian, Generika
Charakteristika	Atypisches Neuroleptikum; wegen der teils erheblichen Prolaktinerhöhung nicht geeignet für Frauen mit konkretem Kinderwunsch.
Menstruationszyklus und Fertilität	Ausgeprägte Prolaktinerhöhung kann Fertilität herabsetzen, eventuell Zyklusstörungen.
Verhütung	Trotz der oft deutlichen Prolaktinerhöhung Gefahr der ungeplanten Schwangerschaft. Daher an verlässliche Kontrazeption denken. Bisher keine Wechselwirkung mit Kontrazeptiva bekannt.
Auswirkungen auf die vorgeburtliche Entwicklung	Nur Einzelfallberichte, bisher keine Teratogenität berichtet, aber unzureichend für differenzierte Risikobewertung. Keine Teratogenität im Tierversuch.

Tab. 11.4 Fortsetzung

Amisulprid	
Anpassungsstörungen nach der Geburt	Anpassungsstörungen postpartal möglich (zentralnervös, gastrointestinal, respiratorisch), selten auch Krampfanfälle.
Empfohlene Maßnahmen während der Schwangerschaft	• Sonografische Feindiagnostik bei Exposition im 1. Trimenon. • „Organultraschall" ca. 20. SSW. • Sorgfältige Schwangerschaftsüberwachung, auch hinsichtlich Frühgeburtsbestrebungen.
Stillzeit	Auf Basis von 2 Fallberichten relative Dosis: 6–11 %. Bei einem der beiden Kinder, teilgestillt, Plasmakonzentration 4 % des mütterlichen Spiegels. Klinisch unauffällig.
Zusammenfassende Bewertung*	• Bei Neueinstellung besser erprobte Neuroleptika vorziehen, vor allem bei geplanter Schwangerschaft. Bei stabil eingestellter Patientin, die bereits schwanger ist, Fortführung akzeptabel. • Stillen bei Monotherapie und guter Beobachtung des Kindes akzeptabel. • Sorgfältige Schwangerschaftsüberwachung inkl. Ultraschallfeindiagnostik • In den Tagen nach der Geburt auf Anpassungsstörungen beim Kind achten.

* Ersetzt nicht die Einzelfallprüfung bzw. individuelle Beratung, z. B. durch Embryotox

Tab. 11.5 Amitriptylin

Amitriptylin	
Präparate	Saroten, Amineurin, Syneudon, Generika
Charakteristika	Bewährtes trizyklisches Antidepressivum; wegen des allgemeinen Nebenwirkungsprofils allerdings heute eher seltener angewendet. In der Schwangerschaft dann gut geeignet, wenn schlafanstoßende Wirkung erwünscht. Dann oft bereits in niedriger Dosierung wirksam (10–50 mg, auch als retardierte Form). Einsatz in der Schmerztherapie.
Menstruationszyklus und Fertilität	Mäßige Erhöhung des Prolaktinspiegels möglich, klinisch selten relevant.
Verhütung	Wirkungsverstärkung bei gleichzeitiger Einnahme oraler Kontrazeptiva durch Hemmung der Metabolisierung möglich [83]. Wirkungsabschwächung oraler Kontrazeptiva unter Amitriptylin bisher nicht bekannt.
Auswirkungen auf die vorgeburtliche Entwicklung	Bei den seit über 50 Jahren gebräuchlichen trizyklischen Antidepressiva mit mehreren Tausend ausgewerteten Schwangerschaftsverläufen (z. B. [101], [127]) bisher kein ernsthafter Verdacht auf teratogene Effekte, insbesondere nicht bei Amitriptylin.
Anpassungsstörungen nach der Geburt	Anpassungsstörungen postpartal möglich (zentralnervös, gastrointestinal, respiratorisch).
Empfohlene Maßnahmen während der Schwangerschaft	• Sonografische Feindiagnostik bei Exposition im 1. Trimenon. • „Organultraschall" ca. 20. SSW. • Sorgfältige Schwangerschaftsüberwachung, auch hinsichtlich Frühgeburtsbestrebungen.
Stillzeit	Auf der Basis von rund 20 Mutter-Kind-Paaren relative Dosis: 1,9–2,5 %; M/P-Quotient: 1; weder Amitriptylin noch der Metabolit Nortriptylin im Plasma des Kindes nachgewiesen. Bisher keine Symptome bei gestillten Kindern beschrieben.
Zusammenfassende Bewertung*	• In Schwangerschaft und Stillzeit akzeptabel. • Sorgfältige Schwangerschaftsüberwachung inkl. Ultraschallfeindiagnostik. • In den Tagen nach der Geburt auf Anpassungsstörungen beim Kind achten.

* Ersetzt nicht die Einzelfallprüfung bzw. individuelle Beratung, z. B. durch Embryotox

Tab. 11.6 Aripiprazol

Aripiprazol	
Präparate	Abilify, Abilify Maintena
Charakteristika	Atypisches Neuroleptikum. Zugelassen für schizophrene Psychosen und manische Episoden bereits bei Jugendlichen, zunehmend bei jungen Patienten eingesetzt, da wenig Sedierung und wenig Gewichtszunahme.
Menstruationszyklus und Fertilität	Nach bisherigen Erfahrungen tendenziell Prolaktinabnahme, daher keine prolaktinerge Fertilitätseinschränkung zu erwarten.
Verhütung	Besonders beim Umsetzen von Neuroleptika mit Prolaktinerhöhung muss mit ungeplanter Schwangerschaft gerechnet werden, da durch geringeren Einfluss auf Prolaktinspiegel die Fertilität steigen kann; daher an Kontrazeption denken. Bisher keine Wechselwirkung mit Kontrazeptiva bekannt.
Auswirkungen auf die vorgeburtliche Entwicklung	Bisher vorliegende rund 200 Schwangerschaftsverläufe in verschiedenen Studien (z. B. [44], [57]) ohne Hinweise auf Teratogenität. Tierexperimentell bei Ratten Zwerchfellhernien, bei Kaninchen kleinere Skelettanomalien.
Anpassungsstörungen nach der Geburt	Anpassungsstörungen postpartal möglich (zentralnervös, gastrointestinal, respiratorisch), sehr selten auch Krampfanfälle.
Empfohlene Maßnahmen während der Schwangerschaft	• Sonografische Feindiagnostik bei Exposition im 1. Trimenon. • „Organultraschall" ca. 20. SSW. • Sorgfältige Schwangerschaftsüberwachung, auch hinsichtlich Frühgeburtsbestrebungen.
Stillzeit	Auf Basis von 2 Fallberichten relative Dosis: 0,7–3 %; M/P-Quotient: 0,2.
Zusammenfassende Bewertung*	• Wegen Hinweisen auf Teratogenität im Tierexperiment bei Neueinstellung besser erprobte Neuroleptika vorziehen. Im Fall einer stabilen Einstellung und Exposition in der Frühgravidität sind weder Therapiewechsel noch Schwangerschaftsabbruch indiziert. • Stillen bei Monotherapie und guter Beobachtung des Kindes akzeptabel. • Sorgfältige Schwangerschaftsüberwachung inkl. Ultraschallfeindiagnostik • In den Tagen nach der Geburt auf Anpassungsstörungen beim Kind achten.

* Ersetzt nicht die Einzelfallprüfung bzw. individuelle Beratung, z. B. durch Embryotox

Tab. 11.7 Asenapin

Asenapin	
Präparate	Sycrest
Charakteristika	Atypisches Neuroleptikum, Dopaminrezeptorantagonist
Menstruationszyklus und Fertilität	Prolaktinerhöhung kann Fertilität herabsetzen
Verhütung	Trotz der oft deutlichen Prolaktinerhöhung Gefahr der ungeplanten Schwangerschaft. Daher an verlässliche Kontrazeption denken.
Auswirkungen auf die vorgeburtliche Entwicklung	Bisher keine Teratogenität berichtet, aber unzureichend für differenzierte Risikobewertung. Keine Teratogenität im Tierversuch.
Anpassungsstörungen nach der Geburt	Unzureichende Datenlage. Wie bei anderen Neuroleptika muss mit Anpassungsstörungen beim Neugeborenen (zentralnervös, gastrointestinal, respiratorisch) gerechnet werden, ggf. auch mit extrapyramidalmotorischen Störungen und sehr selten mit Krampfanfällen.
Empfohlene Maßnahmen während der Schwangerschaft	• Sonografische Feindiagnostik bei Exposition im 1. Trimenon. • „Organultraschall" ca. 20. SSW. • Sorgfältige Schwangerschaftsüberwachung, auch hinsichtlich Frühgeburtsbestrebungen.
Stillzeit	Unzureichende Datenlage.

Tab. 11.7 Fortsetzung

Asenapin	
Zusammenfassende Bewertung*	• Bei Neueinstellung besser erprobte Neuroleptika vorziehen. Im Falle einer stabilen Einstellung und Exposition in der Frühgravidität sind weder Therapiewechsel noch Schwangerschaftsabbruch indiziert. • Stillen bei Monotherapie und guter Beobachtung des Kindes unter Vorbehalt akzeptabel. • Sorgfältige Schwangerschaftsüberwachung inkl. Ultraschallfeindiagnostik. • In den Tagen nach der Geburt auf Anpassungsstörungen beim Kind achten.

* Ersetzt nicht die Einzelfallprüfung bzw. individuelle Beratung, z. B. durch Embryotox

Tab. 11.8 Atomoxetin

Atomoxetin	
Präparate	Strattera
Charakteristika	Selektiver Noradrenalin-Wiederaufnahmehemmer. Zulassung als Psychoanaleptikum zur Behandlung der Aufmerksamkeitsdefizit-Hyperaktivitäts-Störung (ADHS) bei Kindern und Jugendlichen sowie im Erwachsenenalter.
Menstruationszyklus und Fertilität	Menstruationsstörungen bei jeder 10.–100. Patientin möglich.
Verhütung	Wirkungsverstärkung bei gleichzeitiger Einnahme oraler Kontrazeptiva durch Hemmung der Metabolisierung nicht auszuschließen.
Auswirkungen auf die vorgeburtliche Entwicklung	Auf Basis von 25 Schwangerschaften keine Teratogenität erkennbar, Daten unzureichend für differenzierte Bewertung. Tierexperimentell Gefäßfehlbildungen bei Kaninchen.
Anpassungsstörungen nach der Geburt	Keine ausreichenden Erfahrungen. Wie bei allen psychotropen Medikamenten muss mit Anpassungsstörungen beim Neugeborenen gerechnet werden (zentralnervös, gastrointestinal, respiratorisch).
Empfohlene Maßnahmen während der Schwangerschaft	• Sonografische Feindiagnostik bei Exposition im 1. Trimenon. • „Organultraschall" ca. 20. SSW. • Sorgfältige Schwangerschaftsüberwachung, auch hinsichtlich Frühgeburtsbestrebungen.
Stillzeit	Keine ausreichenden Erfahrungen.
Zusammenfassende Bewertung*	• Notwendigkeit der Neueinstellung in der Schwangerschaft streng überprüfen. Bei stabiler Einstellung kein Umsetzen. Behandlungsindikation überprüfen. • Stillen bei Monotherapie und guter Beobachtung des Kindes unter Vorbehalt akzeptabel. • Sorgfältige Schwangerschaftsüberwachung inkl. Ultraschallfeindiagnostik. • In den Tagen nach der Geburt auf Anpassungsstörungen beim Kind achten.

* Ersetzt nicht die Einzelfallprüfung bzw. individuelle Beratung, z. B. durch Embryotox

Tab. 11.9 Benperidol

Benperidol	
Präparate	Glianimon, Generika
Charakteristika	Butyrophenon mit der höchsten neuroleptischen Potenz, aber auch starken Nebenwirkungen (extrapyramidalmotorische Störungen), die in der Regel den Einsatz von Biperiden erforderlich machen. Deshalb Einsatz heute nur noch bei ansonsten therapieresistenten Fällen.
Menstruationszyklus und Fertilität	Prolaktinerhöhung kann Fertilität herabsetzen, dies ist aber kein kontrazeptiver Schutz! Zyklusstörungen sind möglich.

Tab. 11.9 Fortsetzung

Benperidol	
Verhütung	Keine nennenswerte Interaktion bekannt.
Auswirkungen auf die vorgeburtliche Entwicklung	Unzureichende Datenlage, möglicherweise analog Haloperidol zu bewerten.
Anpassungsstörungen nach der Geburt	Anpassungsstörungen postpartal möglich (zentralnervös, gastrointestinal, respiratorisch), auch extrapyramidalmotorische Störungen.
Empfohlene Maßnahmen während der Schwangerschaft	• Sonografische Feindiagnostik bei Exposition im 1. Trimenon. • „Organultraschall" ca. 20. SSW. • Sorgfältige Schwangerschaftsüberwachung, auch hinsichtlich Frühgeburtsbestrebungen
Stillzeit	Unzureichende Datenlage.
Zusammenfassende Bewertung*	• Bei Neueinstellung besser verträgliche Neuroleptika bevorzugen. Nach Möglichkeit – auch in der späteren Schwangerschaft – Umstellung auf ein weniger nebenwirkungsreiches Neuroleptikum. Beim Auftreten von extrapyramidalmotorischen Störungen (EPMS) Kombination mit Biperiden möglich. • Stillen bei Monotherapie und guter Beobachtung des Kindes akzeptabel, aber auf EPMS beim Kind achten. • Sorgfältige Schwangerschaftsüberwachung inkl. Ultraschallfeindiagnostik • In den Tagen nach der Geburt auf Anpassungsstörungen sowie EPMS beim Kind achten.

* Ersetzt nicht die Einzelfallprüfung bzw. individuelle Beratung, z. B. durch Embryotox

Tab. 11.10 Buprenorphin

Buprenorphin	
Präparate	Norspan, Subutex, Temgesic, Transtec Pro, Generika (BTM)
Charakteristika	Einsatz beim Opiatentzug (Substitutionsbehandlung).
Menstruationszyklus und Fertilität	Kein Nachweis von Fertilitätsstörungen.
Verhütung	Unzureichende Datenlage.
Auswirkungen auf die vorgeburtliche Entwicklung	Studien mit vielen Hundert Schwangerschaften erbrachten keine Hinweise auf Teratogenität.
Anpassungsstörungen nach der Geburt	Ausgeprägte Entzugssymptome postpartal möglich (zentralnervös, gastrointestinal, respiratorisch), auch Krampfanfälle möglich.
Empfohlene Maßnahmen während der Schwangerschaft	• Sonografische Feindiagnostik bei Exposition im 1. Trimenon. • „Organultraschall" ca. 20. SSW. • Sorgfältige Schwangerschaftsüberwachung, auch hinsichtlich Frühgeburtsbestrebungen.
Stillzeit	Basierend auf 6 Mutter-Kind-Paaren M/P-Quotient: 1–3; relative Dosis: 0,3 %. Im Plasma eines klinisch unauffälligen gestillten Kindes 5 % der mütterlichen Konzentration.
Zusammenfassende Bewertung*	• Einsatz in der Schwangerschaft zur Substitutionsbehandlung bei Opiatabhängigkeit. • Stillen bei Monotherapie, Ausschluss unkontrollierten Beigebrauchs anderer Drogen, das Stillen einschränkenden Infektionen und guter Beobachtung des Kindes akzeptabel. • Sorgfältige Schwangerschaftsüberwachung inkl. Ultraschallfeindiagnostik. • In den Tagen nach der Geburt auf Anpassungsstörungen beim Kind achten.

* Ersetzt nicht die Einzelfallprüfung bzw. individuelle Beratung, z. B. durch Embryotox

Tab. 11.11 Bupropion

Bupropion	
Präparate	Elontril, Zyban
Charakteristika	Atypisches Antidepressivum mit überwiegender Hemmung der Wiederaufnahme von Noradrenalin und geringer von Dopamin. Unter dem Handelsnamen Elontril als Antidepressivum, unter Zyban zur Raucherentwöhnung zugelassen.
Menstruationszyklus und Fertilität	Unzureichende Datenlage.
Verhütung	Unzureichende Datenlage.
Auswirkungen auf die vorgeburtliche Entwicklung	In einer Fall-Kontroll-Studie bisher nicht bestätigter Zusammenhang mit Obstruktionen des linksventrikulären Ausflusstrakts (z. B. Aortenisthmusstenose) nach Einnahme im 1. Trimenon; jedoch Risiko als gering eingestuft [1]. Andere Studien mit insgesamt mehreren Tausend Schwangerschaften ohne Hinweise auf Teratogenität (z. B. [41], [41]).
Anpassungsstörungen nach der Geburt	Anpassungsstörungen postpartal möglich (zentralnervös, gastrointestinal, respiratorisch).
Empfohlene Maßnahmen während der Schwangerschaft	• Sonografische Feindiagnostik inkl. Echokardiografie bei Exposition im 1. Trimenon. • „Organultraschall" ca. 20. SSW. • Sorgfältige Schwangerschaftsüberwachung, auch hinsichtlich Frühgeburtsbestrebungen.
Stillzeit	Relative Dosis: 1–3 %; M/P-Quotient: 8. Im Plasma gestillter Kinder weder Bupropion noch seine Metaboliten. Bei etwa 20 gestillten Kindern keine Auffälligkeiten. Ein Fallbericht mit fraglichem Krampfanfall, kausaler Zusammenhang unwahrscheinlich.
Zusammenfassende Bewertung*	• Bei klarer Indikation für eine Behandlung mit Bupropion Anwendung in Schwangerschaft und Stillzeit akzeptabel. • Sorgfältige Schwangerschaftsüberwachung inkl. Ultraschallfeindiagnostik. • In den Tagen nach der Geburt auf Anpassungsstörungen beim Kind achten.

* Ersetzt nicht die Einzelfallprüfung bzw. individuelle Beratung, z. B. durch Embryotox

Tab. 11.12 Buspiron

Buspiron	
Präparate	Anxut, Busp
Charakteristikum	Anxiolytikum, Serotoninagonist (kein Benzodiazepin). Eher seltener Einsatz bei Angst- und Unruhezuständen.
Menstruationszyklus und Fertilität	Selten Prolaktinerhöhung und Menstruationsstörungen möglich.
Verhütung	Unzureichende Datenlage.
Auswirkungen auf die vorgeburtliche Entwicklung	Nur Einzelfallberichte vorhanden, die bisher keine spezifische Teratogenität erkennen lassen, aber unzureichend für differenzierte Risikobewertung sind.
Auswirkungen um die Geburt herum	Unzureichende Datenlage, Anpassungsstörungen nicht auszuschließen (zentralnervös, gastrointestinal, respiratorisch).
Empfohlene Maßnahmen während der Schwangerschaft	• Sonografische Feindiagnostik bei Exposition im 1. Trimenon. • „Organultraschall" ca. 20. SSW. • Sorgfältige Schwangerschaftsüberwachung, auch hinsichtlich Frühgeburtsbestrebungen.
Stillzeit	Kein Nachweis im Blut eines gestillten Kindes, das zweimalig krampfartige Symptome zeigte, mit einem Jahr aber völlig normal entwickelt war. Zweiter Fallbericht mit unauffälligem Kind. Noch unzureichende Datenlage.

Tab. 11.12 Fortsetzung

Buspiron	
Zusammenfassende Bewertung*	• Bei Neueinstellung Antidepressiva bevorzugen. Bei erfolgter Behandlung in der Frühschwangerschaft ist ein Schwangerschaftsabbruch ohne weitere Diagnostik nicht indiziert. Individuelle Entscheidung, ob Fortführung der Medikation oder Umstellung. • Stillen bei Monotherapie und guter Beobachtung des Kindes unter Vorbehalt akzeptabel. • Sorgfältige Schwangerschaftsüberwachung inkl. Ultraschallfeindiagnostik. • Bei Gabe bis zur Geburt in den folgenden Tagen auf Anpassungsstörungen beim Kind achten.

* Ersetzt nicht die Einzelfallprüfung bzw. individuelle Beratung, z. B. durch Embryotox

Tab. 11.13 Carbamazepin

Carbamazepin	
Präparate	Tegretal, Timonil, Finlepsin, Generika
Charakteristika	Primär Antikonvulsivum und Einsatz bei der Schmerztherapie; mittlerweile auch zugelassen zur Prophylaxe affektiver Störungen. Wegen des Fehlbildungsrisikos bei Frauen im gebärfähigen Alter vermeiden.
Menstruationszyklus und Fertilität	Bisher keine Hinweise auf nennenswerte Störwirkungen.
Verhütung	Beeinträchtigung oraler Kontrazeptiva durch Zytochrom-P_{450}-Enzyminduktion möglich [83]. Eventuell kontrazeptive Wirkung verstärken mittels durchgehender Einnahme monophasischer, niedrig dosierter oraler Kontrazeptiva oder Intrauterinpessar (Spirale).
Auswirkungen auf die vorgeburtliche Entwicklung	Carbamazepin verdoppelt das Risiko großer Fehlbildungen von 2 auf 4–5 % [25]. Kombinationen mit anderen Antikonvulsiva können Fehlbildungsrate weiter erhöhen. Neuralrohrdefekte (Spina bifida) 5- bis 10-mal häufiger als spontan, also etwa bei einer von 150 exponierten Feten. Außerdem Herzfehlbildungen, Gaumenspalten, Harnwegsanomalien, Extremitätenfehlbildungen, Dysmorphien des Gesichts und der Finger. Auch im Tierversuch teratogen.
Anpassungsstörungen nach der Geburt	Anpassungsstörungen postpartal möglich (zentralnervös, gastrointestinal, respiratorisch). Durch Vitamin-K-Mangel bedingt erhöhte Blutungsgefahr möglich.
Empfohlene Maßnahmen während der Schwangerschaft	• Folsäureprophylaxe 0,8 mg/Tag ab Planung der Schwangerschaft bis 10. Woche. • Sonografische Feindiagnostik bei Exposition im 1. Trimenon. • „Organultraschall" ca. 20. SSW. • Sorgfältige Schwangerschaftsüberwachung, auch hinsichtlich Frühgeburtsbestrebungen.
Stillzeit	Auf Basis von mehreren Dutzend Mutter-Kind-Paaren relative Dosis: 3 – 8 %, in einem Einzelfall: 15 %, M/P-Quotient: 0,5. ZNS-Symptome bei einzelnen Kindern bei Kombinationstherapien, sonst gute Verträglichkeit trotz teilweise Plasmakonzentrationen im subtherapeutischen Bereich.
Zusammenfassende Bewertung*	• Kein Carbamazepin für psychiatrische Indikationen bei Frauen im gebärfähigen Alter; falls Einsatz nicht vermeidbar, sichere Kontrazeption (nicht hormonelle Methode, z. B. Spirale). Bei geplanter Schwangerschaft Umstellung ernsthaft erwägen, z. B. auf Atypikum. Im Fall erfolgter Behandlung in der Frühgravidität Schwangerschaftsabbruch nicht indiziert. • Stillen bei Monotherapie und guter Beobachtung des Kindes akzeptabel. • Sorgfältige Schwangerschaftsüberwachung inkl. Ultraschallfeindiagnostik; Folsäureprophylaxe. • In den Tagen nach der Geburt auf Anpassungsstörungen beim Kind achten. Unmittelbar nach der Geburt Vitamin K parenteral (i. m.) verabreichen.

* Ersetzt nicht die Einzelfallprüfung bzw. individuelle Beratung, z. B. durch Embryotox

Tab. 11.14 Chlorprothixen

Chlorprothixen	
Präparate	Truxal, Generika
Charakteristika	Thioxanthen, niederpotentes Neuroleptikum, in der Regel zur Sedierung und Angstlösung eingesetzt; oft zusätzlich zu anderen Medikamenten, z. B. hochpotenten Neuroleptika.
Menstruationszyklus und Fertilität	Prolaktinerhöhung kann Fertilität herabsetzen, dies ist aber kein kontrazeptiver Schutz! Zyklusstörungen sind möglich.
Verhütung	Keine nennenswerte Interaktion bekannt.
Auswirkungen auf die vorgeburtliche Entwicklung	Bei den seit Jahrzehnten gebräuchlichen Phenothiazinen mit einigen Tausend ausgewerteten Schwangerschaftsverläufen bisher kein ernsthafter Verdacht auf teratogene Effekte, speziell zu Chlorprothixen nur wenige Schwangerschaftsverläufe publiziert [126].
Anpassungsstörungen nach der Geburt	Anpassungsstörungen postpartal möglich (zentralnervös, gastrointestinal, respiratorisch, auch extrapyramidalmotorische Störungen möglich.
Empfohlene Maßnahmen während der Schwangerschaft	• Sonografische Feindiagnostik bei Exposition im 1. Trimenon. • „Organultraschall" ca. 20. SSW. • Sorgfältige Schwangerschaftsüberwachung, auch hinsichtlich Frühgeburtsbestrebungen.
Stillzeit	Auf Basis von 2 Mutter-Kind-Paaren relative Dosis: 0,2 %, keines der Kinder war auffällig.
Zusammenfassende Bewertung*	• Bei Neueinstellung auf besser dokumentierte niederpotente Neuroleptika ausweichen (z. B. Promethazin). Bei stabiler Einstellung Fortführung der Medikation. • Stillen bei Monotherapie akzeptabel. • Sorgfältige Schwangerschaftsüberwachung inkl. Ultraschallfeindiagnostik • In den Tagen nach der Geburt auf Anpassungsstörungen beim Kind achten.

* Ersetzt nicht die Einzelfallprüfung bzw. individuelle Beratung, z. B. durch Embryotox

Tab. 11.15 Citalopram

Citalopram	
Präparate	Cipramil, Generika
Charakteristika	Antidepressivum vom SSRI-Typ. Einsatz insbesondere bei Depressionen und Angststörungen, bei denen Schlafstörungen nicht im Vordergrund stehen.
Menstruationszyklus und Fertilität	Keine nennenswerten Auswirkungen bekannt.
Verhütung	Keine nennenswerte Interaktion bekannt.
Auswirkungen auf die vorgeburtliche Entwicklung	Bei weit über 100 000 in verschiedenen Studien oder Fallserien ausgewerteten Schwangerschaftsverläufen zu SSRI überwiegend keine Hinweise auf erhöhte Fehlbildungsraten. Zu Citalopram mehrere Zehntausend dokumentierte Schwangerschaften.
Anpassungsstörungen nach der Geburt	Anpassungsstörungen postpartal möglich (zentralnervös, gastrointestinal, respiratorisch.
Empfohlene Maßnahmen während der Schwangerschaft	• Sonografische Feindiagnostik bei Exposition im 1. Trimenon • „Organultraschall" ca. 20. SSW • Sorgfältige Schwangerschaftsüberwachung, auch hinsichtlich Frühgeburtsbestrebungen

Tab. 11.15 Fortsetzung

Citalopram	
Stillzeit	Auf der Basis von über 60 Mutter-Kind-Paaren relative Dosis: 3–5 %, maximal 10 %; M/P-Quotient: 1,2–3. Im Blut gestillter Kinder allenfalls Spuren des Medikaments bis maximal 1/15 der therapeutischen Konzentration der Mutter. Vereinzelt Unruhe oder Somnolenz bei gestillten Kindern mit Besserung nach Zufütterung von Flaschennahrung. Die meisten Säuglinge waren unauffällig.
Zusammenfassende Bewertung *	• Gehört zu den SSRI der ersten Wahl in Schwangerschaft und Stillzeit. • Sorgfältige Schwangerschaftsüberwachung inkl. Ultraschallfeindiagnostik. • In den Tagen nach der Geburt auf Anpassungsstörungen beim Kind achten.

* Ersetzt nicht die Einzelfallprüfung bzw. individuelle Beratung, z. B. durch Embryotox

Tab. 11.16 Clomethiazol

Clomethiazol	
Präparate	Distraneurin, Generika
Charakteristika	Einsatz beim Alkoholentzugssyndrom.
Menstruationszyklus und Fertilität	Unzureichende Datenlage.
Verhütung	Unzureichende Datenlage.
Auswirkungen auf die vorgeburtliche Entwicklung	Soweit bekannt, keine teratogene Wirkung. Hauptproblem ist Rückfall der Alkoholkrankheit mit hohem teratogenem und fetotoxischem Schädigungsrisiko („fetal alcohol spectrum disorder“)
Anpassungsstörungen nach der Geburt	Anpassungsstörungen postpartal möglich (zentralnervös, gastrointestinal, respiratorisch), hier allerdings auch etwaigen Alkoholkonsum berücksichtigen.
Empfohlene Maßnahmen während der Schwangerschaft	• Sonografische Feindiagnostik. • „Organultraschall“ ca. 20. SSW. • Vor allem aufgrund der Alkoholproblematik sorgfältige und sehr engmaschige, auch die psychosoziale Situation umfassende Schwangerschaftsüberwachung, auch hinsichtlich Frühgeburtsbestrebungen und Wachstumsretardierung
Stillzeit	Basierend auf 5 Mutter-Kind-Paaren relative Dosis: 1,6 %, M/P-Quotient: 0,9. In wenigen Plasmaproben gestillter Kinder Spuren des Wirkstoffs nachgewiesen.
Zusammenfassende Bewertung*	• Das teratogene und fetotoxische Problem ist der Alkohol, nicht dessen (medikamentöse) Behandlung. Bei der akuten Alkoholentgiftung in der Schwangerschaft Benzodiazepine bevorzugen. • Gestillt werden sollte bei akuter Alkoholproblematik nicht. Sorgfältige und sehr engmaschige, auch die psychosoziale Situation umfassende Schwangerschaftsüberwachung inkl. Ultraschallfeindiagnostik. • Falls Gabe kurz vor der Geburt, auf Anpassungsstörungen beim Kind achten.

* Ersetzt nicht die Einzelfallprüfung bzw. individuelle Beratung, z. B. durch Embryotox

Tab. 11.17 Clomipramin

Clomipramin	
Präparate	Anafranil, Generika
Charakteristika	Trizyklisches Antidepressivum mit guter serotoninerger Wirkung. Von den Trizyklika (TZA) eines der in der Schwangerschaft empfohlenen Präparate, auch für Zwangsstörungen, mittlerweile aber weitestgehend verdrängt durch SSRI. Bei höherer Dosierung oft störende anticholinerge Nebenwirkungen.

Tab. 11.17 Fortsetzung

Clomipramin	
Menstruationszyklus und Fertilität	Mäßige Erhöhung des Prolaktinspiegels möglich, klinisch selten relevant.
Verhütung	Wirkungsverstärkung bei gleichzeitiger Einnahme oraler Kontrazeptiva möglich durch Hemmung der Metabolisierung [83].
Auswirkungen auf die vorgeburtliche Entwicklung	In einer schwedischen Auswertung von rund 1400 Schwangeren mit Clomipramin gering erhöhtes Risiko für Herzfehlbildungen (Septumdefekte) [73]. Im Übrigen bisher kein ernsthafter Verdacht auf teratogene Effekte bei mehreren Tausend ausgewerteten Schwangerschaftsverläufen der seit über 50 Jahren gebräuchlichen Gruppe TZA (z. B. [127]).
Anpassungsstörungen nach der Geburt	Anpassungsstörungen postpartal möglich (zentralnervös, gastrointestinal, respiratorisch).
Empfohlene Maßnahmen während der Schwangerschaft	• Sonografische Feindiagnostik inkl. Echokardiografie bei Exposition im 1. Trimenon. • „Organultraschall" ca. 20. SSW. • Sorgfältige Schwangerschaftsüberwachung, auch hinsichtlich Frühgeburtsbestrebungen.
Stillzeit	Auf Basis von über 10 publizierten Mutter-Kind-Paaren relative Dosis: 1,3–4 %, keine nennenswerten Plasmaspiegel und keine Symptome bei gestillten Kindern.
Zusammenfassende Bewertung*	• In Schwangerschaft und Stillzeit akzeptabel. • Sorgfältige Schwangerschaftsüberwachung inkl. Ultraschallfeindiagnostik. • In den Tagen nach der Geburt auf Anpassungsstörungen beim Kind achten.

* Ersetzt nicht die Einzelfallprüfung bzw. individuelle Beratung, z. B. durch Embryotox

Tab. 11.18 Clozapin

Clozapin	
Präparate	Leponex, Generika
Charakteristika	Ältestes atypisches Neuroleptikum. Anwendung erfordert regelmäßige Blutbildkontrollen wegen Gefahr der Leukopenie bis zur Agranulozytose. Bisher keine konkreten Hinweise auf spezielle diesbezügliche Gefährdung des Kindes.
Menstruationszyklus und Fertilität	Menstruationszyklus und Fertilität sind im Gegensatz zu den klassischen Neuroleptika kaum beeinträchtigt, weil Clozapin den Prolaktinspiegel kaum und wenn dann nur vorübergehend erhöht.
Verhütung	Besonders beim Umsetzen von klassischen Neuroleptika verlässliche Kontrazeption, da durch geringeren Prolaktinspiegel die Fertilität steigen kann. Bisher keine Wechselwirkung mit Kontrazeptiva bekannt.
Auswirkungen auf die vorgeburtliche Entwicklung	Keine Hinweise auf Teratogenität aus bisher publizierten über 400 Schwangerschaften [57] noch aus rund 500 beim Hersteller gesammelten Fallberichten. Auch im Tierversuch keine Teratogenität. Erhöhtes Risiko für Gestationsdiabetes. Ein Fall schwerer Neutropenie beim Neugeborenen [15]. Sonst keine Hinweise auf Beeinträchtigungen der Blutbildung oder gar Agranulozytose beim Feten/Neugeborenen.
Anpassungsstörungen nach der Geburt	Es ist nicht auszuschließen, dass Clozapin wie beim Erwachsenen auch beim Feten die Blutbildung beeinträchtigen kann. Allerdings bisher keine substanziellen Hinweise auf pränatal induzierte Agranulozytose bzw. postnatal erhöhtes Infektionsrisiko. Ein Fallbericht beschreibt eingeschränkte fetale Herzfrequenzvariabilität am Schwangerschaftsende [161]. Wie bei anderen atypischen Neuroleptika Anpassungsstörungen beim Neugeborenen, sehr selten auch mit Krampfanfällen, möglich.

Tab. 11.18 Fortsetzung

Clozapin	
Empfohlene Maßnahmen während der Schwangerschaft	• Sonografische Feindiagnostik bei Exposition im 1. Trimenon. • „Organultraschall" ca. 20. SSW. • Sorgfältige Schwangerschaftsüberwachung, auch hinsichtlich Frühgeburtsbestrebungen.
Stillzeit	Fallbericht mit relativer Dosis von 1 %; M/P-Quotient: 2,8. Symptome beim Säugling sind möglich, in zwei vom Hersteller gesammelten Fallberichten Schläfrigkeit der gestillten Kinder.
Zusammenfassende Bewertung*	• Bei Neueinstellung besser verträgliche Neuroleptika vorziehen. Im Fall einer Gravidität bei gut eingestellter Patientin ist kein Therapiewechsel indiziert, jedoch sorgfältige Blutbildkontrollen. • Stillen bei Monotherapie und guter Beobachtung des Kindes akzeptabel. • Sorgfältige Schwangerschaftsüberwachung inkl. Ultraschallfeindiagnostik und Untersuchung bezüglich Gestationsdiabetes • In den Tagen nach der Geburt auf Anpassungsstörungen beim Kind achten. Beim Kind ggf. Kontrolle der Leukozyten zum Ausschluss erhöhter Infektanfälligkeit [66].

* Ersetzt nicht die Einzelfallprüfung bzw. individuelle Beratung, z. B. durch Embryotox

Tab. 11.19 Desipramin

Desipramin	
Präparate	Pertofran, Petylyl
Charakteristika	Trizyklisches Antidepressivum mit antriebssteigernder Wirkung; hat in der Praxis an Bedeutung verloren. Alternative, wenn SSRI vermieden werden sollen.
Menstruationszyklus und Fertilität	Mäßige Erhöhung des Prolaktinspiegels möglich, klinisch selten relevant.
Verhütung	Keine nennenswerte Interaktion bekannt.
Auswirkungen auf die vorgeburtliche Entwicklung	Bei den seit über 50 Jahren gebräuchlichen Trizyklika mit mehreren Tausend ausgewerteten Schwangerschaftsverläufen (z. B. [101]), [127]) bisher kein ernsthafter Verdacht auf teratogene Effekte, insbesondere nicht bei Desipramin.
Anpassungsstörungen nach der Geburt	Anpassungsstörungen postpartal möglich (zentralnervös, gastrointestinal, respiratorisch).
Empfohlene Maßnahmen während der Schwangerschaft	• Sonografische Feindiagnostik bei Exposition im 1. Trimenon. • „Organultraschall" ca. 20. SSW. • Sorgfältige Schwangerschaftsüberwachung, auch hinsichtlich Frühgeburtsbestrebungen.
Stillzeit	Auf Basis von 5 Mutter-Kind-Paaren relative Dosis: 1,6 % und keine Symptome bei gestillten Kindern.
Zusammenfassende Bewertung*	• In Schwangerschaft und Stillzeit akzeptabel. • Sorgfältige Schwangerschaftsüberwachung inkl. Ultraschallfeindiagnostik. • In den ersten Tagen nach der Geburt auf Anpassungsstörungen beim Kind achten.

* Ersetzt nicht die Einzelfallprüfung bzw. individuelle Beratung, z. B. durch Embryotox

Tab. 11.20 Diazepam

Diazepam	
Präparate	Valium, Faustan, Generika
Charakteristika	„Der" Vertreter der Benzodiazepine mit guter schlafanstoßender und relaxierender Wirkung; keine spezifische angstlösende Wirkung. In der Geburtshilfe auch vorübergehender Einsatz zur Wehenhemmung. Suchtpotenzial beachten.
Menstruationszyklus und Fertilität	Keine nennenswerten Auswirkungen bekannt.
Verhütung	Beeinträchtigung oraler Kontrazeptiva durch Zytochrom-P_{450}-Enzyminduktion möglich [83]. Bei Bedarf kontrazeptive Wirkung verstärken mittels durchgehender Einnahme monophasischer, niedrig dosierter oraler Kontrazeptiva oder Intrauterinpessar (Spirale). Orale Kontrazeptiva können durch Hemmung des Metabolismus die Diazepamkonzentration erhöhen. Außerdem kann durch Kontrazeptiva die enterale Absorption von Benzodiazepinen verändert werden.
Auswirkungen auf die vorgeburtliche Entwicklung	Auf Basis einiger Tausend Schwangerschaften mit einem Benzodiazepin kein eindeutiger Nachweis von Teratogenität, aber geringes Risiko, z. B. für Mundspaltbildungen nicht auszuschließen. Speziell zu Diazepam bislang keine ernsthaften Hinweise auf Teratogenität, auch nach Überdosis in suizidaler Absicht bei 37 Frauen keine Hinweise auf teratogene Schäden.
Anpassungsstörungen nach der Geburt	Bei regelmäßiger Einnahme im letzten Trimenon schwerwiegende Symptome beim Neugeborenen möglich. Diese sind dosisabhängig und reichen von postpartaler Atemdepression über Anpassungsstörungen wie Muskelhypertonie, Hyperreflexie, Tremor bis zum wochenlang anhaltenden „Floppy-Infant-Syndrom" mit Lethargie, Trinkschwäche, Tachypnoe, Tachykardie, Zyanose, Temperaturregulationsstörung und Muskelhypotonie. Neugeborene metabolisieren Benzodiazepine wesentlich langsamer als Erwachsene.
Empfohlene Maßnahmen während der Schwangerschaft	• Sonografische Feindiagnostik bei Exposition im 1. Trimenon. • „Organultraschall" ca. 20. SSW. • Sorgfältige Schwangerschaftsüberwachung, auch hinsichtlich Frühgeburtsbestrebungen.
Stillzeit	Halbwertszeit des aktiven Metaboliten Desmethyldiazepam: 30–90 Stunden! Bei 11 Frauen relative Dosis 3 bis maximal 13 %. Im Plasma gestillter Kinder nur Spuren von Diazepam, jedoch bis 46 mg/l Desmethyldiazepam. Wenige Fallbeschreibungen zu Symptomen wie Lethargie, Trinkunlust, Schläfrigkeit oder EEG-Auffälligkeiten vermitteln den Eindruck, dass nur wiederholte höhere Dosen von mindestens 30 mg/Tag zu Auffälligkeiten beim Säugling führen. Niedrige mütterliche Einzeldosen scheinen verträglich.
Zusammenfassende Bewertung*	• Bei strenger Indikationsstellung Einsatz zur Muskelrelaxation. Wegen der Suchtgefahr nur kurzzeitig verordnen. Medikamentöse Alternativen prüfen. Dauertherapie im letzten Trimenon, z. B. als Zusatzmedikation zur Wehenhemmung, wegen möglicher neonataler Komplikationen besonders kritisch prüfen. • Stillen unter Monotherapie und moderater Dosierung bei guter Beobachtung des Kindes akzeptabel. • Sorgfältige Schwangerschaftsüberwachung; bei längerfristiger Einnahme inkl. Ultraschallfeindiagnostik. • In den Tagen nach der Geburt auf ggf. anhaltende Anpassungsstörungen beim Kind achten.

* Ersetzt nicht die Einzelfallprüfung bzw. individuelle Beratung, z. B. durch Embryotox

Tab. 11.21 Doxepin

Doxepin	
Präparate	Aponal, Doneurin, Mareen, Generika
Charakteristika	Trizyklisches Antidepressivum mit guter angstlösender und schlafanstoßender Wirkung. Einsatz auch in der Suchttherapie. Wegen nicht auszuschließender Probleme in der Stillzeit nicht Mittel der Wahl bei Neueinstellung in der Schwangerschaft.
Menstruationszyklus und Fertilität	Mäßige Erhöhung des Prolaktinspiegels möglich, klinisch selten relevant.
Verhütung	Keine nennenswerte Interaktion bekannt.
Auswirkungen auf die vorgeburtliche Entwicklung	Bei den seit über 50 Jahren gebräuchlichen Trizyklika mit mehreren Tausend ausgewerteten Schwangerschaftsverläufen (z. B. (z. B. [101]), [127]) bisher kein ernsthafter Verdacht auf teratogene Effekte, insbesondere nicht speziell bei Doxepin.
Anpassungsstörungen nach der Geburt	Anpassungsstörungen postpartal möglich (zentralnervös, gastrointestinal, respiratorisch).
Empfohlene Maßnahmen während der Schwangerschaft	• Sonografische Feindiagnostik bei Exposition im 1. Trimenon. • „Organultraschall“ ca. 20. SSW. • Sorgfältige Schwangerschaftsüberwachung, auch hinsichtlich Frühgeburtsbestrebungen.
Stillzeit	Symptome wie Trinkschwäche, muskuläre Hypotonie, Erbrechen sowie in einem Fall Atemdepression und Sedierung bei einzelnen gestillten Kindern beschrieben, obwohl relative Dosis nur bis 2,5 %. Vergleichsweise geringe Plasmaeiweißbindung bis zu 80 % und lange Halbwertszeit des aktiven Metaboliten N-Desmethyldoxepin bis 81 Stunden begünstigen offenbar die Anreicherung bei manchen Kindern.
Zusammenfassende Bewertung*	• Doxepin sollte nur dann in Schwangerschaft und Stillzeit verordnet werden, wenn besser erprobte Antidepressiva nicht ausreichend wirken. Jedoch kein Therapiewechsel bei stabil eingestellter Patientin. • Sorgfältige Schwangerschaftsüberwachung inkl. Ultraschallfeindiagnostik. • Auf Anpassungsstörungen beim Neugeborenen und Nebenwirkungen beim gestillten Kind achten.

* Ersetzt nicht die Einzelfallprüfung bzw. individuelle Beratung, z. B. durch Embryotox

Tab. 11.22 Duloxetin

Duloxetin	
Präparate	Cymbalta, Xeristar, Ariclaim,Yentreve, Generika
Charakteristika	Serotonin-Noradrenalin-Wiederaufnahmehemmer. Als Cymbalta/Xeristar zur Behandlung von Depressionen und Angsterkrankungen, als Yentreve zur Therapie der Belastungsinkontinenz, als Ariclaim zur Behandlung von Schmerzen bei diabetischer Neuropathie zugelassen.
Menstruationszyklus und Fertilität	Keine nennenswerten Auswirkungen bekannt.
Verhütung	Bisherige experimentelle Ergebnisse deuten nicht auf eine Induktion der katalytischen Aktivität des CYP3A-Enzymsystems hin. Klinisch-pharmakologische Daten erlauben noch keine Beurteilung etwaiger Interaktionen mit hormonellen Kontrazeptiva.
Auswirkungen auf die vorgeburtliche Entwicklung	Bei einigen Hundert Schwangerschaftsverläufen, davon über 200 aus einem Herstellerregister, keine Hinweise auf Teratogenität ([60], [127]). Tierexperimentell bei Kaninchen kardiovaskuläre und Skelettfehlbildungen.

Tab. 11.22 Fortsetzung

Duloxetin	
Anpassungsstörungen nach der Geburt	Anpassungsstörungen postpartal möglich (zentralnervös, gastrointestinal, respiratorisch).
Empfohlene Maßnahmen während der Schwangerschaft	• Sonografische Feindiagnostik bei Exposition im 1. Trimenon. • „Organultraschall“ ca. 20. SSW. • Sorgfältige Schwangerschaftsüberwachung, auch hinsichtlich Frühgeburtsbestrebungen.
Stillzeit	Auf Basis von 8 Mutter-Kind Paaren relative Dosis: 0,3–1 %, M/P-Quotient: 0,3. Bei einem Kind niedrige Plasmaspiegel nachweisbar (0,8 % des mütterlichen Plasmaspiegels).
Zusammenfassende Bewertung*	• Bei Neueinstellung in der Schwangerschaft besser erprobte Antidepressiva, z. B. die SSRI Sertralin oder Citalopram, bevorzugen. Bei stabiler Einstellung kein Umsetzen. • Stillen bei Monotherapie und guter Beobachtung des Kindes akzeptabel. • Sorgfältige Schwangerschaftsüberwachung inkl. Ultraschallfeindiagnostik. • In den Tagen nach der Geburt auf Anpassungsstörungen beim Kind achten.

* Ersetzt nicht die Einzelfallprüfung bzw. individuelle Beratung, z. B. durch Embryotox

Tab. 11.23 Escitalopram

Escitalopram	
Präparate	Cipralex, Generika
Charakteristika	SSRI (aktives Isomer von Citalopram). Gut verträgliches Antidepressivum zur Behandlung von Depressionen, Angst- und Zwangsstörungen.
Menstruationszyklus und Fertilität	Unzureichende Datenlage beim Menschen.
Verhütung	Unzureichende Datenlage beim Menschen.
Auswirkungen auf die vorgeburtliche Entwicklung	Bei weit über 100 000 in verschiedenen Studien oder Fallserien ausgewerteten Schwangerschaftsverläufen zu SSRI, vor allem zu Fluoxetin, Paroxetin, Citalopram und Sertralin, überwiegend keine Hinweise auf erhöhte Fehlbildungsraten. Speziell zu Escitalopram bei mehreren Hundert Schwangerschaften keine Hinweise auf Teratogenität (z. B. [78]) Verträglichkeit wahrscheinlich analog zu Citalopram.
Anpassungsstörungen nach der Geburt	Anpassungsstörungen postpartal möglich (zentralnervös, gastrointestinal, respiratorisch).
Empfohlene Maßnahmen während der Schwangerschaft	• Sonografische Feindiagnostik bei Exposition im 1. Trimenon. • „Organultraschall“ ca. 20. SSW. • Sorgfältige Schwangerschaftsüberwachung, auch hinsichtlich Frühgeburtsbestrebungen.
Stillzeit	Auf Basis von 8 Mutter-Kind-Paaren relative Dosis einschließlich aktivem Metaboliten Demethylescitalopram von 5 %. Wirkstoff im Plasma fünf untersuchter Säuglinge unter der Nachweisgrenze (< 3 µg/l). Zwei Fallberichte hyperirritabler Kinder, eines mit Transaminasenerhöhung, Besserung nach Zufütterung (Flaschennahrung).
Zusammenfassende Bewertung*	• Bei Neueinstellung in Schwangerschaft und Stillzeit SSRI Sertralin oder Citalopram bevorzugen. Jedoch kein Therapiewechsel bei stabil eingestellter Patientin, weil Verträglichkeit wie beim verwandten Citalopram anzunehmen. • Stillen bei Monotherapie und guter Beobachtung des Kindes akzeptabel. • Sorgfältige Schwangerschaftsüberwachung inkl. Ultraschallfeindiagnostik. • In den Tagen nach der Geburt auf Anpassungsstörungen beim Kind achten.

* Ersetzt nicht die Einzelfallprüfung bzw. individuelle Beratung, z. B. durch Embryotox

Tab. 11.24 Flunitrazepam

Flunitrazepam	
Präparate	Rohypnol, Fluninoc, Generika
Charakteristikum	Das am stärksten schlafanstoßende Benzodiazepin (meist in der OP-Vorbereitung verwendet) mit hohem Suchtpotenzial. In der Praxis wird es von abhängigen Patientinnen oft auch in Kombination mit anderen Suchtstoffen (z. B. Morphine) eingenommen.
Menstruationszyklus und Fertilität	Keine nennenswerten Auswirkungen bekannt.
Verhütung	Keine nennenswerten Auswirkungen bekannt.
Auswirkungen auf die vorgeburtliche Entwicklung	Auf Basis einiger Tausend Schwangerschaften mit einem Benzodiazepin kein eindeutiger Nachweis von Teratogenität, aber geringes Risiko, z. B. für Mundspaltbildungen nicht auszuschließen. Speziell zu Flunitrazepam unzureichende Datenlage.
Anpassungsstörungen nach der Geburt	Bei regelmäßiger Einnahme im letzten Trimenon schwerwiegende Symptome beim Neugeborenen möglich. Diese sind dosisabhängig und reichen von postpartaler Atemdepression über Anpassungsstörungen wie Muskelhypertonie, Hyperreflexie, Tremor bis zum wochenlang anhaltenden „Floppy-Infant-Syndrom" mit Lethargie, Trinkschwäche, Tachypnoe, Tachykardie, Zyanose, Temperaturregulationsstörung und Muskelhypotonie. Neugeborene metabolisieren Benzodiazepine wesentlich langsamer als Erwachsene.
Empfohlene Maßnahmen während der Schwangerschaft	• Sonografische Feindiagnostik bei Exposition im 1. Trimenon. • „Organultraschall" ca. 20. SSW. • Sorgfältige Schwangerschaftsüberwachung, auch hinsichtlich Frühgeburtsbestrebungen.
Stillzeit	Auf Basis von 10 Frauen nach einer Einzeldosis Flunitrazepam relative Dosis ohne Metaboliten: 2,5 %, unter Steady-State-Bedingungen ggf. deutlich höher zu erwarten. Unzureichende Datenlage.
Zusammenfassende Bewertung*	• Die wegen des hohen Suchtpotenzials erforderliche strenge Indikationsstellung bei Flunitrazepam in der Schwangerschaft und Stillzeit noch ernster nehmen. Bis auf seltene Ausnahmefälle (z. B. bei bereits bestehender Abhängigkeit, da dann kein abruptes Absetzen möglich) Flunitrazepam in Schwangerschaft und Stillzeit verzichtbar. Insbesondere im letzten Trimenon ernsthaft Alternativen bedenken, um dem Kind Anpassungsstörungen zu ersparen. • Stillen: unzureichende Datenlage; bei polyvalenter Sucht sowieso zu vermeiden. • Sorgfältige Schwangerschaftsüberwachung bei längerfristiger Einnahme inkl. Ultraschallfeindiagnostik. • In den Tagen nach der Geburt auf ggf. lang anhaltende Anpassungsstörungen beim Kind achten.

* Ersetzt nicht die Einzelfallprüfung bzw. individuelle Beratung, z. B. durch Embryotox

Tab. 11.25 Fluoxetin

Fluoxetin	
Präparate	Generika
Charakteristika	SSRI mit antriebssteigernder Wirkung, gut geeignet zur Behandlung von Zwangsstörungen. Einsatz zur Reduktion von Essattacken und induziertem Erbrechen bei Bulimie. Wegen der vergleichsweise langen Halbwertszeit des aktiven Metaboliten (bis 9 Tage) trotz guter Datenlage in der Schwangerschaft und Stillzeit nicht Mittel der ersten Wahl.
Menstruationszyklus und Fertilität	Keine nennenswerten Auswirkungen bekannt.

Tab. 11.25 Fortsetzung

Fluoxetin	
Verhütung	Wirkungsverstärkung bei gleichzeitiger Einnahme oraler Kontrazeptiva möglich durch Hemmung der Metabolisierung [83]. Wirkungsabschwächung oraler Kontrazeptiva unter Fluoxetin bisher nicht bekannt.
Auswirkungen auf die vorgeburtliche Entwicklung	Bei weit über 100 000 in verschiedenen Studien oder Fallserien ausgewerteten Schwangerschaftsverläufen zu SSRI, vor allem zu Fluoxetin, Paroxetin, Citalopram und Sertralin, überwiegend keine Hinweise auf erhöhte Fehlbildungsraten. In einzelnen Studien jedoch schwache Assoziationen bestimmter Fehlbildungen, z. B. Herzseptumdefekte bei Paroxetin und Fluoxetin.
Anpassungsstörungen nach der Geburt	Anpassungsstörungen postpartal möglich (zentralnervös, gastrointestinal, respiratorisch). Wegen langer Halbwertszeit eher zu erwarten als bei anderen SSRI.
Empfohlene Maßnahmen während der Schwangerschaft	• Sonografische Feindiagnostik inkl. Echokardiografie bei Exposition im 1. Trimenon. • „Organultraschall" ca. 20. SSW. • Sorgfältige Schwangerschaftsüberwachung, auch hinsichtlich Frühgeburtsbestrebungen.
Stillzeit	Auf Basis von über 80 Mutter-Kind-Paaren relative Dosis einschließlich aktivem Metaboliten Norfluoxetin: 6,5 % bis maximal 17 %. Lange Halbwertszeit begünstigt Anreicherung im Kind. Sowohl unauffällige als auch symptomatische Säuglinge beschrieben, z. B. Kind mit therapeutischen Plasmakonzentrationen, Schreiattacken, wässriger Stuhlkonsistenz, Erbrechen, dessen Symptome mit Umstellung auf Flaschennahrung verschwanden. Weiterer Fallbericht beschreibt Säugling mit fraglichen Krampfäquivalenten, Zyanoseattacke, danach normale Entwicklung, Mutter nahm zusätzlich Carbamazepin und Buspiron. Andere Studie fand Verringerung der Gewichtszunahme.
Zusammenfassende Bewertung*	• Bei Neueinstellung auf SSRI Sertralin oder Citalopram bevorzugen. Therapiewechsel auch bei stabil eingestellter Patientin in Erwägung ziehen, insbesondere wenn diese stillen möchte. Wegen der langen Halbwertszeit von Fluoxetin rechtzeitige Reduktion des Präparats vor der Geburt. • Stillen unter Fluoxetin ist wegen der langen Halbwertszeit und aktiver Metaboliten nicht zu empfehlen. • Sorgfältige Schwangerschaftsüberwachung inkl. Ultraschallfeindiagnostik mit Echokardiografie nach Anwendung im 1. Trimenon, bei Gabe in der späteren Schwangerschaft Überwachung auch hinsichtlich Frühgeburtsbestrebungen. • In den ersten 2 Wochen besonders gut auf Anpassungsstörungen beim Kind achten.

* Ersetzt nicht die Einzelfallprüfung bzw. individuelle Beratung, z. B. durch Embryotox

Tab. 11.26 Flupentixol

Flupentixol	
Präparate	Fluanxol, Generika
Charakteristika	Thioxanthen, in der Regel gut verträglich und gerne als Depotmedikation eingesetzt.
Menstruationszyklus und Fertilität	Prolaktinerhöhung kann Fertilität herabsetzen, dies ist aber kein kontrazeptiver Schutz! Zyklusstörungen sind möglich.
Verhütung	Keine nennenswerte Interaktion bekannt.
Auswirkungen auf die vorgeburtliche Entwicklung	Bei den seit Jahrzehnten gebräuchlichen Phenothiazinen mit einigen Tausend ausgewerteten Schwangerschaftsverläufen bisher kein ernsthafter Verdacht auf teratogene Effekte, speziell zu Flupentixol etwa 100 Schwangerschaftsverläufe publiziert ohne Hinweis auf Teratogenität [126].

Tab. 11.26 Fortsetzung

Flupentixol	
Anpassungsstörungen nach der Geburt	Anpassungsstörungen postpartal möglich (zentralnervös, gastrointestinal, respiratorisch), auch extrapyramidalmotorische Störungen.
Empfohlene Maßnahmen während der Schwangerschaft	• Sonografische Feindiagnostik bei Exposition im 1. Trimenon. • „Organultraschall“ ca. 20. SSW. • Sorgfältige Schwangerschaftsüberwachung, auch hinsichtlich Frühgeburtsbestrebungen.
Stillzeit	Auf Basis von 4 Mutter-Kind-Paaren relative Dosis: 0,8 %, keines der Kinder war auffällig.
Zusammenfassende Bewertung*	• Kann indikationsgerecht in der Schwangerschaft verwendet werden. • Stillen bei Monotherapie akzeptabel. • Sorgfältige Schwangerschaftsüberwachung inkl. Ultraschallfeindiagnostik. • In den Tagen nach der Geburt auf Anpassungsstörungen beim Kind achten.

* Ersetzt nicht die Einzelfallprüfung bzw. individuelle Beratung, z. B. durch Embryotox

Tab. 11.27 Fluphenazin

Fluphenazin	
Präparate	Dapotum, Lyogen, Generika
Charakteristika	Phenothiazin; gehört bei den klassischen Neuroleptika in der Schwangerschaft zu den Mitteln der Wahl.
Menstruationszyklus und Fertilität	Prolaktinerhöhung kann Fertilität herabsetzen, dies ist aber kein kontrazeptiver Schutz! Zyklusstörungen sind möglich.
Verhütung	Keine nennenswerte Interaktion bekannt.
Auswirkungen auf die vorgeburtliche Entwicklung	Bei den seit Jahrzehnten gebräuchlichen Phenothiazinen mit einigen Tausend ausgewerteten Schwangerschaftsverläufen bisher kein ernsthafter Verdacht auf teratogene Effekte, speziell zu Fluphenazin etwa 200 Schwangerschaftsverläufe publiziert ohne Hinweis auf Teratogenität [126].
Anpassungsstörungen nach der Geburt	Anpassungsstörungen postpartal möglich (zentralnervös, gastrointestinal, respiratorisch), auch extrapyramidalmotorische Störungen.
Empfohlene Maßnahmen während der Schwangerschaft	• Sonografische Feindiagnostik bei Exposition im 1. Trimenon. • „Organultraschall“ ca. 20. SSW. • Sorgfältige Schwangerschaftsüberwachung, auch hinsichtlich Frühgeburtsbestrebungen.
Stillzeit	Keine Daten, aufgrund hoher Eiweißbindung geringer Übergang der Phenothiazine in die Milch anzunehmen.
Zusammenfassende Bewertung*	• Fluphenazin kann bei entsprechender Indikation in der Schwangerschaft verordnet werden. • Stillen bei Monotherapie akzeptabel. • Sorgfältige Schwangerschaftsüberwachung inkl. Ultraschallfeindiagnostik. • In den Tagen nach der Geburt auf Anpassungsstörungen beim Kind achten.

* Ersetzt nicht die Einzelfallprüfung bzw. individuelle Beratung, z. B. durch Embryotox

Tab. 11.28 Fluspirilen

Fluspirilen	
Präparate	Imap, Generika
Charakteristika	Diphenylbutylpiperidin (mit ähnlichen Eigenschaften wie Butyrophenone). Als Injektion einmal wöchentlich am ehesten eingesetzt bei unspezifischen Angst- und Unruhezuständen, oft außerhalb fachpsychiatrischer Behandlung.
Menstruationszyklus und Fertilität	Prolaktinerhöhung kann Fertilität herabsetzen, dies ist aber kein kontrazeptiver Schutz. Zyklusstörungen sind möglich.
Verhütung	Keine nennenswerte Interaktion bekannt.
Auswirkungen auf die vorgeburtliche Entwicklung	Knapp 50 Schwangerschaften, bisher ohne Hinweis auf Teratogenität [39].
Anpassungsstörungen nach der Geburt	Anpassungsstörungen postpartal möglich (zentralnervös, gastrointestinal, respiratorisch), auch extrapyramidalmotorische Störungen.
Empfohlene Maßnahmen während der Schwangerschaft	• Sonografische Feindiagnostik bei Exposition im 1. Trimenon. • „Organultraschall" ca. 20. SSW. • Sorgfältige Schwangerschaftsüberwachung, auch hinsichtlich Frühgeburtsbestrebungen.
Stillzeit	Unzureichende Datenlage.
Zusammenfassende Bewertung*	• Bei Neueinstellung besser erprobte Substanzen bevorzugen. Im Fall einer erfolgten Behandlung in der Frühschwangerschaft überprüfen, ob längerfristig Medikation erforderlich ist; falls ja, über Umstellung auf bewährtes Antidepressivum oder Neuroleptikum nachdenken. • Stillen bei Monotherapie und guter Beobachtung des Kindes akzeptabel. • Sorgfältige Schwangerschaftsüberwachung inkl. Ultraschallfeindiagnostik. • Falls Gabe bis zur Geburt, in den ersten Tagen auf Anpassungsstörungen beim Kind achten.

* Ersetzt nicht die Einzelfallprüfung bzw. individuelle Beratung, z. B. durch Embryotox

Tab. 11.29 Fluvoxamin

Fluvoxamin	
Präparate	Fevarin, Generika
Charakteristika	SSRI, der gegenüber neueren Antidepressiva in den Hintergrund getreten ist.
Menstruationszyklus und Fertilität	Keine nennenswerten Auswirkungen bekannt.
Verhütung	Keine nennenswerte Interaktion bekannt.
Auswirkungen auf die vorgeburtliche Entwicklung	Bei weit über 100 000 in verschiedenen Studien oder Fallserien ausgewerteten Schwangerschaftsverläufen zu SSRI, vor allem zu Fluoxetin, Paroxetin, Citalopram und Sertralin, überwiegend keine Hinweise auf erhöhte Fehlbildungsraten. Speziell bei Fluvoxamin mit einigen Hundert Schwangerschaftsverläufen keine Hinweise auf Teratogenität (z. B. [127]).
Anpassungsstörungen nach der Geburt	Anpassungsstörungen postpartal möglich (zentralnervös, gastrointestinal, respiratorisch).
Empfohlene Maßnahmen während der Schwangerschaft	• Sonografische Feindiagnostik bei Exposition im 1. Trimenon. • „Organultraschall" ca. 20. SSW. • Sorgfältige Schwangerschaftsüberwachung, auch hinsichtlich Frühgeburtsbestrebungen.
Stillzeit	Auf Basis von rund 10 Mutter-Kind-Paaren relative Dosis: ca. 1 %, bisher keine Auffälligkeiten bei den gestillten Kindern.
Zusammenfassende Bewertung*	• Anwendung in Schwangerschaft und Stillzeit akzeptabel. Bei Neueinstellung Sertralin oder Citalopram bevorzugen. • Sorgfältige Schwangerschaftsüberwachung inkl. Ultraschallfeindiagnostik. • In den Tagen nach der Geburt auf Anpassungsstörungen beim Kind achten.

* Ersetzt nicht die Einzelfallprüfung bzw. individuelle Beratung, z. B. durch Embryotox

Tab. 11.30 Gabapentin

Gabapentin	
Präparate	Neurontin, Generika
Charakteristika	Primär Antikonvulsivum und gelegentlich Einsatz in der Therapie neuropathischer Schmerzen.
Menstruationszyklus und Fertilität	Keine erheblichen Auswirkungen bekannt.
Verhütung	Keine Beeinträchtigung oraler Kontrazeptiva bekannt [132].
Auswirkungen auf die vorgeburtliche Entwicklung	Auf Basis von etwa 1 000 Schwangerschaftsverläufen bisher kein Nachweis von Teratogenität bei Monotherapie. Im Tierversuch bei Mäusen zum Teil Kiefer-anomalien.
Erforderliche Maßnahmen während der Schwangerschaft	Nach Exposition im 1. Trimenon weiterführende Ultraschalldiagnostik. Sorgfältige Schwangerschaftsüberwachung.
Anpassungsstörungen nach der Geburt	Anpassungsstörungen postpartal möglich (zentralnervös, gastrointestinal, respiratorisch).
Empfohlene Maßnahmen während der Schwangerschaft	• Sonografische Feindiagnostik bei Exposition im 1. Trimenon. • „Organultraschall“ ca. 20. SSW. • Sorgfältige Schwangerschaftsüberwachung, auch hinsichtlich Frühgeburtsbestrebungen.
Stillzeit	Auf Basis von über 10 Mutter-Kind-Paaren relative Dosis bis 4 %, Plasmakonzentration bis 12 % der mütterlichen Spiegel, bisher keine Auffälligkeiten.
Zusammenfassende Bewertung*	• Kein Gabapentin für nicht epileptische Indikationen, falls Schwangerschaft nicht auszuschließen bzw. falls keine sichere Kontrazeption. Im Fall erfolgter Behandlung in der Frühgravidität Schwangerschaftsabbruch nicht indiziert. • Stillen bei Monotherapie und guter Beobachtung des Kindes akzeptabel. • Sorgfältige Schwangerschaftsüberwachung inkl. Ultraschallfeindiagnostik. • In den Tagen nach der Geburt auf Anpassungsstörungen beim Kind achten.

* Ersetzt nicht die Einzelfallprüfung bzw. individuelle Beratung, z. B. durch Embryotox

Tab. 11.31 Haloperidol

Haloperidol	
Präparate	Haldol, Generika
Charakteristika	Butyrophenon mit hoher neuroleptischer Potenz bzw. guter antipsychotischer Wirkung. Da praktisch keine sedierende Wirkung, oft Kombination mit niederpotentem Neuroleptikum oder Tranquilizer. Wegen extrapyramidalmotorischer Störungen (EPMS) meist Kombination mit Biperiden erforderlich.
Menstruationszyklus und Fertilität	Deutliche Prolaktinerhöhung setzt Fertilität herab, dies ist aber kein kontrazeptiver Schutz! Häufig Zyklusstörungen und Amenorrhoe.
Verhütung	Keine nennenswerte Interaktion bekannt.
Auswirkungen auf die vorgeburtliche Entwicklung	Ältere Fallberichte mit Fehlbildungen, z. B. Extremitätenanomalien. Keine Bestätigung teratogener Effekte in Fallserien und Studien mit insgesamt etwa 400 Schwangerschaften ([51], [57]). Tierexperimentell nach hohen Dosen bei Mäusen orale Spaltbildungen und Neuralrohrdefekte und bei Ratten verringertes Hirnwachstum. Langzeituntersuchungen zum Risiko von Spätdyskinesien bei den Kindern liegen nicht vor.
Anpassungsstörungen nach der Geburt	Anpassungsstörungen postpartal möglich (zentralnervös, gastrointestinal, respiratorisch), auch EPMS.
Empfohlene Maßnahmen während der Schwangerschaft	• Sonografische Feindiagnostik bei Exposition im 1. Trimenon. • „Organultraschall“ ca. 20. SSW. • Sorgfältige Schwangerschaftsüberwachung, auch hinsichtlich Frühgeburtsbestrebungen.

Tab. 11.31 Fortsetzung

Haloperidol	
Stillzeit	Auf Basis von 16 Mutter-Kind-Paaren relative Dosis durchschnittlich etwa 1 %, im Extremfall auch 10 %. Zumindest bei Kombination mit anderen ZNS-aktiven Medikamenten Symptome nicht auszuschließen.
Zusammenfassende Bewertung*	• Haloperidol kann bei entsprechender Indikation in der Schwangerschaft verordnet werden, bei EPMS auch in Kombination mit Biperiden. • Stillen bei Monotherapie und guter Überwachung des Kindes akzeptabel. • Sorgfältige Schwangerschaftsüberwachung inkl. Ultraschallfeindiagnostik. • In den Tagen nach der Geburt auf Anpassungsstörungen sowie EPMS beim Kind achten.

* Ersetzt nicht die Einzelfallprüfung bzw. individuelle Beratung, z. B. durch Embryotox

Tab. 11.32 Johanniskraut (Hypericin)

Johanniskraut (Hypericin)	
Präparate	Esbericum, Felis, Hyperforat, Jarsin, Laif, Neuroplant, Generika
Charakteristika	Pflanzliches Antidepressivum, gute Alternative bei leichten bis mittelschweren Depressionen. Oft als vermeintlich „ungefährlichere" Alternative zu anderen Antidepressiva in der Schwangerschaft ins Spiel gebracht, obwohl Datenlage eine solche Schlussfolgerung nicht zulässt.
Menstruationszyklus und Fertilität	Zyklusstörungen und Zwischenblutungen können auftreten.
Verhütung	Hypericin kann die Serumkonzentrationen oraler Kontrazeptiva verringern sowie zu Zwischenblutungen und Menstruationsunregelmäßigkeiten führen [162]. Gegebenenfalls kontrazeptive Wirkung verstärken mittels durchgehender Einnahme monophasischer, niedrig dosierter oraler Kontrazeptiva oder Intrauterinpessar.
Auswirkungen auf die vorgeburtliche Entwicklung	Formal unzureichende Datenlage, keine systematischen Untersuchungen, jedoch bei langer Markteinführung keine Hinweise auf Teratogenität beim Menschen.
Anpassungsstörungen nach der Geburt	Formal unzureichende Datenlage; bisher vorliegende Einzelfallberichte ohne Hinweise auf funktionelle Auffälligkeiten [56].
Empfohlene Maßnahmen während der Schwangerschaft	• Sonografische Feindiagnostik bei Exposition im 1. Trimenon. • „Organultraschall" ca. 20. SSW. • Sorgfältige Schwangerschaftsüberwachung, auch hinsichtlich Frühgeburtsbestrebungen.
Stillzeit	In Untersuchung an 33 Mutter-Kind-Paaren bei 5 Kindern (häufiger als in Kontrollgruppe) leichte, nicht behandlungsbedürftige Symptome wie Bauchkolik, Lethargie, Schläfrigkeit beobachtet. Einfluss anderer Faktoren wie zusätzliche Antidepressiva nicht auszuschließen. Gewichtszunahme der Kinder unauffällig. Bei einem Fallbericht lediglich minimale Mengen in der Milch und keine Substanz im Säuglingsserum nachweisbar [135].
Zusammenfassende Bewertung*	• In Schwangerschaft und Stillzeit akzeptabel. • Im Vergleich zu Trizyklika und SSRI zumindest im 3. Trimenon vorteilhaft hinsichtlich offenbar geringerer Neigung zu Anpassungsstörungen beim Neugeborenen. • Sorgfältige Schwangerschaftsüberwachung inkl. Ultraschallfeindiagnostik.

* Ersetzt nicht die Einzelfallprüfung bzw. individuelle Beratung, z. B. durch Embryotox

Tab. 11.33 Lamotrigin

Lamotrigin	
Präparate	Elmendos, Lamictal, Generika
Charakteristika	Primär Antikonvulsivum (Lamictal), später Zulassung zur Prophylaxe depressiver Episoden bei bipolaren Störungen (Elmendos).
Menstruationszyklus und Fertilität	Bisher keine Hinweise auf nennenswerte Störwirkungen. Nach Umstellung von Valproinsäure auf Lamotrigin bei Frauen mit polyzystischem Ovarialsyndrom besserte sich Symptomatik [68].
Verhütung	Keine nennenswerte Beeinträchtigung oraler Kontrazeptiva durch Enzyminduktion. Jedoch Abnahme der Lamotriginkonzentration mit erhöhter Krampfbereitschaft bei gleichzeitiger Einnahme der Pille beobachtet bzw. Konzentrationsanstieg nach Absetzen der Pille ([119], [131]).
Auswirkungen auf die vorgeburtliche Entwicklung	Auf Basis mehrerer tausend Schwangerschaften keine Teratogenität unter Monotherapie bestätigt. Keine Teratogenität im Tierversuch.
Anpassungsstörungen nach der Geburt	Anpassungsstörungen postpartal möglich (zentralnervös, gastrointestinal, respiratorisch).
Empfohlene Maßnahmen während der Schwangerschaft	• Monatliche Serumkonzentrationsbestimmung, da erhebliche Clearancesteigerung während der Schwangerschaft ab 2. Trimenon. • Sonografische Feindiagnostik bei Exposition im 1. Trimenon. • „Organultraschall" ca. 20. SSW. • Sorgfältige Schwangerschaftsüberwachung, auch hinsichtlich Frühgeburtsbestrebungen.
Stillzeit	Auf Basis von rund 100 Mutter-Kind-Paaren relative Dosis: 9–20 %, M/P-Quotient < 1; therapeutische Plasmakonzentrationen beim gestillten Kind möglich. In Einzelfällen leichte Thrombozytose, Transaminasenanstieg, ZNS-Symptome. Überwiegend jedoch gute Verträglichkeit bei Monotherapie.
Zusammenfassende Bewertung*	• Bei antiepileptischer Behandlung in der Schwangerschaft ist Lamotrigin für den Embryo das am besten verträgliche Mittel. Auch als Prophylaktikum für bipolare Störung akzeptabel, wenn Monotherapie möglich ist. Auch andere Alternativen bedenken (z. B. Atypikum). Die generell erforderliche langsame Aufdosierung bei Lamotrigin macht dieses für Akutsituationen wenig praktikabel, dann Antipsychotika bevorzugen. • Stillen bei Monotherapie und guter Beobachtung des Kindes akzeptabel. • Sorgfältige Schwangerschaftsüberwachung inkl. Ultraschallfeindiagnostik. Wegen erheblicher Clearancesteigerung im 2. und 3. Trimenon um das 2- bis 3fache während und unmittelbar nach Schwangerschaft regelmäßige Spiegelkontrollen und bei Bedarf Dosisanpassung zur Vermeidung von Untertherapie (insbesondere bei Gabe als Antiepileptikum) bzw. Toxizität nach Entbindung [122]. • In den Tagen nach der Geburt auf Anpassungsstörungen beim Kind achten.

* Ersetzt nicht die Einzelfallprüfung bzw. individuelle Beratung, z. B. durch Embryotox

Tab. 11.34 Levetiracetam

Levetiracetam	
Präparate	Keppra, Generika
Charakteristika	Antikonvulsivum, Off-Label-Einsatz bei verschiedenen psychischen Störungen eher selten (z. B. Alkoholabhängigkeit).
Menstruationszyklus und Fertilität	Keine erheblichen Auswirkungen bekannt.
Verhütung	Keine Beeinträchtigung oraler Kontrazeptiva bekannt [132].

Tab. 11.34 Fortsetzung

Levetiracetam	
Auswirkungen auf die vorgeburtliche Entwicklung	Auf Basis von etwa 1 000 Schwangerschaftsverläufen bisher kein Nachweis von Teratogenität bei Monotherapie. Im Tierversuch Skelettanomalien.
Anpassungsstörungen nach der Geburt	Anpassungsstörungen postpartal möglich (zentralnervös, gastrointestinal, respiratorisch)
Empfohlene Maßnahmen während der Schwangerschaft	• Sonografische Feindiagnostik bei Exposition im 1. Trimenon. • „Organultraschall" ca. 20. SSW. • Sorgfältige Schwangerschaftsüberwachung, auch hinsichtlich Frühgeburtsbestrebungen.
Stillzeit	Bei rund 20 Mutter-Kind-Paaren relative Dosis: 8 %; M/P-Quotient: 1. Plasmakonzentration beim gestillten Kind 13 % der mütterlichen Werte, offenbar gute Verträglichkeit.
Zusammenfassende Bewertung*	• Nach Lamotrigin das am besten für die Schwangerschaft geeignete Antiepileptikum. Im psychiatrische Kontext Einsatz nur off-label; Alternativen bevorzugen. • Stillen bei Monotherapie und guter Beobachtung des Kindes akzeptabel. • Sorgfältige Schwangerschaftsüberwachung inkl. Ultraschallfeindiagnostik. Deutlicher Clearanceanstieg während Schwangerschaft erfordert Kontrollen im mütterlichen Plasma mit Dosisanpassung während Schwangerschaft und unmittelbar nach Geburt [146]. • In den Tagen nach der Geburt auf Anpassungsstörungen beim Kind achten.

* Ersetzt nicht die Einzelfallprüfung bzw. individuelle Beratung, z. B. durch Embryotox

Tab. 11.35 Levomepromazin

Levomepromazin	
Präparate	Levium, Neurocil, Generika
Charakteristika	Phenothiazin. Niederpotentes Neuroleptikum mit ausgeprägter sedierender und blutdrucksenkender Wirkung bereits in niedriger Dosierung.
Menstruationszyklus und Fertilität	Prolaktinerhöhung kann Fertilität herabsetzen, dies ist aber kein kontrazeptiver Schutz! Zyklusstörungen sind möglich.
Verhütung	Keine nennenswerte Interaktion bekannt.
Auswirkungen auf die vorgeburtliche Entwicklung	Bei den seit Jahrzehnten gebräuchlichen Phenothiazinen mit einigen Tausend ausgewerteten Schwangerschaftsverläufen bisher kein ernsthafter Verdacht auf teratogene Effekte, speziell zu Levomepromazin etwa 50 Schwangerschaftsverläufe publiziert [126]).
Anpassungsstörungen nach der Geburt	Anpassungsstörungen postpartal möglich (zentralnervös, gastrointestinal, respiratorisch), auch EPMS.
Empfohlene Maßnahmen während der Schwangerschaft	• Sonografische Feindiagnostik bei Exposition im 1. Trimenon. • „Organultraschall" ca. 20. SSW. • Sorgfältige Schwangerschaftsüberwachung, auch hinsichtlich Frühgeburtsbestrebungen.
Stillzeit	In einem Fallbericht relative Dosis: 0,8 %.
Zusammenfassende Bewertung*	• Levomepromazin wegen der möglichen Blutdrucksenkung in Schwangerschaft und Stillzeit nur verordnen, wenn besser verträgliche Präparate wirkungslos sind. • Sorgfältige Schwangerschaftsüberwachung inkl. Ultraschallfeindiagnostik. • Bei Gabe bis zur Geburt auf Anpassungsstörungen beim Kind achten.

* Ersetzt nicht die Einzelfallprüfung bzw. individuelle Beratung, z. B. durch Embryotox

Tab. 11.36 Lithium

Lithium	
Präparate	Hypnorex, Quilonum, Lithium apogepha, Generika
Menstruationszyklus und Fertilität	Keine nennenswerten Auswirkungen bekannt.
Charakteristika	Gut bewährtes Phasenprophylaktikum für affektive und schizoaffektive Störungen, das zu Unrecht immer noch als hoch teratogen bewertet wird. Geringe therapeutische Breite mit Abhängigkeit vom Flüssigkeitsstoffwechsel; wenig Nebenwirkungen, wenn Patientin compliant. Kann wegen guter Wirksamkeit der Prophylaxe häufig in Monotherapie gegeben werden.
Verhütung	Keine nennenswerte Interaktion bekannt.
Auswirkungen auf die vorgeburtliche Entwicklung	Nach heutigem Wissen teratogenes Risiko (Herzfehlbildungen) gering, z. B. Ebstein-Anomalie bei etwa 1 auf 1 000 exponierte Embryonen.
Auswirkungen um die Geburt herum	Unter Lithium soll es häufiger zu Frühgeburten kommen, und die Kinder sollen ein erhöhtes Geburtsgewicht aufweisen (Troyer 1993). Da unter der Geburt die Clearance sinkt und das therapeutische Dosisintervall bei Lithium sehr schmal ist, sind toxische Symptome bei Mutter und Kind nicht ungewöhnlich. „Floppy-Infant-Syndrom" beschrieben mit Lethargie, Trinkschwäche, Tachypnoe, Tachykardie, Zyanose, Temperaturregulationsstörung und Muskelhypotonie. In einzelnen Fällen außerdem funktionelle kardiale Störungen, Diabetes insipidus, Krampfanfälle und Hypothyreose mit Struma bei den Neugeborenen (z. B. [48], [89], [95]), [163]). Diese toxischen Effekte des Lithiums besserten sich meist innerhalb von 1–2 Wochen nach der Geburt. Bei ausgeprägter Hypothyreose mit konnataler Struma wurde jedoch auch über wochenlange Thyroxinsubstitution berichtet [48].
Anpassungsstörungen nach der Geburt	Anpassungsstörungen postpartal möglich (zentralnervös, gastrointestinal, respiratorisch), auch Schilddrüsenunterfunktion beim Kind.
Empfohlene Maßnahmen während der Schwangerschaft	• Gleich bleibend niedrige Serumkonzentrationen insbesondere im 1. Trimenon anstreben. Tagesdosis auf mehrere (kleine) Einzeldosen verteilen und Retardpräparate verwenden. Wegen erhöhter Clearance während Schwangerschaft häufige Spiegelkontrollen (Lithiumpass!); bei Bedarf muss Dosis erhöht werden. Falls in der Schwangerschaft Dosisanpassungen stattgefunden haben, in der Woche vor der Geburt, wenn möglich, Dosis um 30 – 50 % herabsetzen, um sofort nach der Entbindung die vor der Schwangerschaft üblichen Dosen wieder aufzunehmen. Auch nach der Geburt engmaschige Spiegelkontrollen bei der Mutter (wiederum Veränderung des Flüssigkeitshaushalts, dann bei Bedarf Dosisanpassung nach unten; cave: verändertes Flüssigkeitsvolumen, Gefahr der Intoxikation). • Sonografische Feindiagnostik inkl. Echokardiografie bei Exposition im 1. Trimenon. • „Organultraschall" ca. 20. SSW. • Sorgfältige Schwangerschaftsüberwachung, auch hinsichtlich Frühgeburtsbestrebungen.
Stillzeit	Auf Basis von 30 Mutter-Kind-Paaren relative Dosis meist < 10 %, ggf. aber bis 30 %, M/P-Quotient: 0,3–1,7. Plasmakonzentration gestillter Säuglinge 10–24 %, im Extremfall 56 % der mütterlichen Werte. Bei einem 2 Monate alten Säugling mit Tremor und abnormem Bewegungsmuster Plasmakonzentration doppelt so hoch wie die der Mutter. Sonst meist gute Verträglichkeit.

Tab. 11.36 Fortsetzung

Lithium	
Zusammenfassende Bewertung*	• Bei Neueinstellung in der Schwangerschaft alternative Strategien bevorzugen (z. B. Gabe eines atypischen Neuroleptikums). Bei stabiler Einstellung und Fortführung der Medikation in der Schwangerschaft sollten gleich bleibend niedrige Serumkonzentrationen insbesondere im 1. Trimenon angestrebt werden (Verteilung auf mehrere Dosen, Retardpräparate). Die Gabe von Lithium ist keine Indikation für Erörterung eines Schwangerschaftsabbruchs. • Bei genauer Beobachtung des Säuglings (Muskeltonus, Tremor, unwillkürliche Bewegungen, Zyanose, Dehydratation) und möglichst niedriger mütterlicher Lithiumdosis kann Stillen im Einzelfall erlaubt werden. Dabei muss aber berücksichtigt werden, dass Säuglinge besonders gefährdet sind zu dehydrieren (z. B. Fieber, Trinkschwäche). Gegebenenfalls muss bei neu auftretender verdächtiger Symptomatik die Lithiumkonzentration im Serum des Säuglings bestimmt werden. • Sorgfältige Schwangerschaftsüberwachung inkl. Ultraschallfeindiagnostik mit Echokardiografie. • In den Tagen nach der Geburt auf Anpassungsstörungen beim Kind achten, Hypothyreose ausschließen.

* Ersetzt nicht die Einzelfallprüfung bzw. individuelle Beratung, z. B. durch Embryotox

Tab. 11.37 Lorazepam

Lorazepam	
Präparate	Tavor, Generika
Charakteristika	Schnell wirksames Anxiolytikum, z. B. bei Panikstörungen. Gut geeignet für kurzfristige Behandlung situativer Ängste (insbesondere in der Expidetform = Schmelztablette). Nach Nutzen-Risiko-Abwägung auch in Schwangerschaft und peripartal (z. B. in Geburtssituation) einsetzbar, da vergleichsweise geringe sedierende und muskelrelaxierende Wirkung. Wegen guter anxiolytischer Wirkung hohes Suchtpotenzial; deshalb Einsatz nur kurzzeitig. Bei Angststörungen neben zielorientiertem Antidepressivum (SSRI) medikamentöse Alternativen zur Angstlösung einsetzen (z. B. Mirtazapin, Opipramol, Promethazin). Nicht medikamentöse Strategien (z. B. Entspannungstraining) ausschöpfen. Auch während der Schwangerschaft Verhaltenstherapie einleiten.
Menstruationszyklus und Fertilität	Keine nennenswerten Auswirkungen bekannt.
Verhütung	Orale Kontrazeptiva können die enterale Absorption von Benzodiazepinen verändern. Gegebenenfalls Wirkungsabschwächung von Lorazepam durch Einwirkung auf dessen Kinetik.
Auswirkungen auf die vorgeburtliche Entwicklung	Auf Basis einiger Tausend Schwangerschaften mit einem Benzodiazepin kein eindeutiger Nachweis von Teratogenität, aber geringes Risiko, z. B. für Mundspaltbildungen nicht auszuschließen. Speziell zu Lorazepam weniger Daten, Verdacht einer französischen Studie auf Zusammenhang mit Analatresie bisher nicht von anderen Studien bestätigt.
Anpassungsstörungen nach der Geburt	Bei regelmäßiger Einnahme im letzten Trimenon schwerwiegende Symptome beim Neugeborenen möglich. Diese sind dosisabhängig und reichen von postpartaler Atemdepression über Anpassungsstörungen wie Muskelhypertonie, Hyperreflexie, Tremor bis zum wochenlang anhaltenden „Floppy-Infant-Syndrom“ mit Lethargie, Trinkschwäche, Tachypnoe, Tachykardie, Zyanose, Temperaturregulationsstörung und Muskelhypotonie. Neugeborene metabolisieren Benzodiazepine wesentlich langsamer als Erwachsene.

Tab. 11.37 Fortsetzung

Lorazepam	
Empfohlene Maßnahmen während der Schwangerschaft	• Sonografische Feindiagnostik bei Exposition im 1. Trimenon. • „Organultraschall“ ca. 20. SSW. • Sorgfältige Schwangerschaftsüberwachung, auch hinsichtlich Frühgeburtsbestrebungen.
Stillzeit	Relative Dosis: 5 bis maximal 10 %; M/P-Quotient: 0,2.
Zusammenfassende Bewertung*	• Bei strenger Indikationsstellung Mittel zur Behandlung akuter situativer Angstsymptome (z. B. bei ausgeprägten Ängsten vor einer Untersuchung, wie etwa MRT) und auch in der Geburtssituation. Bei Angststörungen medikamentöse und nicht medikamentöse Alternativen einsetzen. • Stillen bei guter Beobachtung des Kindes und moderater Dosierung akzeptabel. • Sorgfältige Schwangerschaftsüberwachung; bei Einnahme im 1. Trimenon Ultraschallfeindiagnostik. • In den Tagen nach der Geburt auf Anpassungsstörungen beim Kind achten.

* Ersetzt nicht die Einzelfallprüfung bzw. individuelle Beratung, z. B. durch Embryotox

Tab. 11.38 Lormetazepam

Lormetazepam	
Präparate	Ergocalm, Loretam, Noctamid, Generika
Charakteristikum	Mittellang wirksames Schlafmittel aus der Benzodiazepingruppe. Soweit möglich, alternative schlafanstoßende Medikation ohne Suchtpotenzial (z. B. Antidepressiva, Promethazin) oder Schlafmittel mit geringerem Abhängigkeitspotenzial (z. B. Zolpidem) einsetzen.
Menstruationszyklus und Fertilität	Keine nennenswerten Auswirkungen bekannt.
Verhütung	Keine nennenswerten Auswirkungen bekannt.
Auswirkungen auf die vorgeburtliche Entwicklung	Auf Basis einiger Tausend Schwangerschaften mit einem Benzodiazepin kein eindeutiger Nachweis von Teratogenität, aber geringes Risiko, z. B. für Mundspaltbildungen nicht auszuschließen. Speziell zu Lormetazepam unzureichende Datenlage.
Anpassungsstörungen nach der Geburt	Bei regelmäßiger Einnahme im letzten Trimenon schwerwiegende Symptome beim Neugeborenen möglich. Diese sind dosisabhängig und reichen von postpartaler Atemdepression über Anpassungsstörungen wie Muskelhypertonie, Hyperreflexie, Tremor bis zum wochenlang anhaltenden „Floppy-Infant-Syndrom“ mit Lethargie, Trinkschwäche, Tachypnoe, Tachykardie, Zyanose, Temperaturregulationsstörung und Muskelhypotonie. Neugeborene metabolisieren Benzodiazepine wesentlich langsamer als Erwachsene.
Empfohlene Maßnahmen während der Schwangerschaft	• Sonografische Feindiagnostik bei Exposition im 1. Trimenon. • „Organultraschall“ ca. 20. SSW. • Sorgfältige Schwangerschaftsüberwachung, auch hinsichtlich Frühgeburtsbestrebungen.
Stillzeit	Basierend auf 5 Frauen relative Dosis unter 1 %, M/P-Quotient: 0,05.
Zusammenfassende Bewertung*	• Bei strenger Indikationsstellung und ausgeprägten Schlafstörungen vorübergehender bzw. punktueller Einsatz während Schwangerschaft möglich, sofern alternative Medikation nicht wirksam. Nicht medikamentöse Strategien (z. B. Entspannungstraining) ausnutzen. • Stillen bei guter Beobachtung des Kindes und moderater Dosierung akzeptabel. • Sorgfältige Schwangerschaftsüberwachung; bei Einnahme im 1. Trimenon Ultraschallfeindiagnostik. • In den Tagen nach der Geburt auf Anpassungsstörungen beim Kind achten.

* Ersetzt nicht die Einzelfallprüfung bzw. individuelle Beratung, z. B. durch Embryotox

Tab. 11.39 Loxapin

Loxapin	
Präparate	ADASUVE
Charakteristika	Atypisches Neuroleptikum zur Inhalation.
Menstruationszyklus und Fertilität	Unzureichende Datenlage.
Verhütung	Unzureichende Datenlage.
Auswirkungen auf die vorgeburtliche Entwicklung	Unzureichende Datenlage. Tierexperimentell bei Mäusen verschiedene angeborene Fehlbildungen
Anpassungsstörungen nach der Geburt	Anpassungsstörungen postpartal möglich (zentralnervös, gastrointestinal, respiratorisch),extrapyramidalmotorische Störungen.
Empfohlene Maßnahmen während der Schwangerschaft	• Sonografische Feindiagnostik bei Exposition im 1. Trimenon. • „Organultraschall“ ca. 20. SSW. • Sorgfältige Schwangerschaftsüberwachung, auch hinsichtlich Frühgeburtsbestrebungen
Stillzeit	Unzureichende Datenlage.
Zusammenfassende Bewertung*	• Bei Neueinstellung in der Schwangerschaft und Stillzeit unbedingt besser erprobte Mittel bevorzugen. Bei erfolgter Behandlung in der Frühschwangerschaft ist ein Schwangerschaftsabbruch ohne Hinweis auf konkrete Schädigungen nicht indiziert. • Sorgfältige Schwangerschaftsüberwachung inkl. Ultraschallfeindiagnostik. • In den Tagen nach der Geburt auf Anpassungsstörungen beim Kind achten.

* Ersetzt nicht die Einzelfallprüfung bzw. individuelle Beratung, z. B. durch Embryotox

Tab. 11.40 Lurasidon

Lurasidon	
Präparate	Latuda
Charakteristika	Neues nicht trizyklisches atypisches Neuroleptikum.
Menstruationszyklus und Fertilität	Keine ausreichenden Erfahrungen.
Verhütung	Keine nennenswerte Interaktion bekannt.
Auswirkungen auf die vorgeburtliche Entwicklung	Keine ausreichenden Erfahrungen.
Anpassungsstörungen nach der Geburt	Wie bei anderen Neuroleptika ist mit Anpassungsstörungen postpartal zu rechnen (zentralnervös, gastrointestinal, respiratorisch), auch extrapyramidalmotorische Störungen.
Empfohlene Maßnahmen während der Schwangerschaft	• Sonografische Feindiagnostik bei Exposition im 1. Trimenon. • „Organultraschall“ ca. 20. SSW. • Sorgfältige Schwangerschaftsüberwachung, auch hinsichtlich Frühgeburtsbestrebungen
Stillzeit	Keine ausreichenden Erfahrungen.
Zusammenfassende Bewertung*	• Bei Neueinstellung in der Schwangerschaft und Stillzeit besser erprobte Neuroleptika bevorzugen. Im Fall einer erfolgten Behandlung in der Frühgravidität und stabiler Einstellung weder Umstellung noch Schwangerschaftsabbruch indiziert. • Stillen bei Monotherapie und guter Überwachung des Kindes unter Vorbehalt akzeptabel. • Sorgfältige Schwangerschaftsüberwachung inkl. Ultraschallfeindiagnostik. • In den Tagen nach der Geburt auf Anpassungsstörungen beim Kind achten.

* Ersetzt nicht die Einzelfallprüfung bzw. individuelle Beratung, z. B. durch Embryotox

Tab. 11.41 Maprotilin

Maprotilin	
Präparate	Ludiomil, Generika
Charakteristika	Tetrazyklisches Antidepressivum.
Menstruationszyklus und Fertilität	Mäßige Erhöhung des Prolaktinspiegels möglich, klinisch selten relevant.
Verhütung	Keine nennenswerten Auswirkungen bekannt.
Auswirkungen auf die vorgeburtliche Entwicklung	Bei rund 100 ausgewerteten Schwangerschaftsverläufen unter Maprotilin kein Hinweis auf teratogene Effekte (z. B. [101], [127]).
Anpassungsstörungen nach der Geburt	Anpassungsstörungen postpartal möglich (zentralnervös, gastrointestinal, respiratorisch).
Empfohlene Maßnahmen während der Schwangerschaft	• Sonografische Feindiagnostik bei Exposition im 1. Trimenon. • „Organultraschall“ ca. 20. SSW. • Sorgfältige Schwangerschaftsüberwachung, auch hinsichtlich Frühgeburtsbestrebungen.
Stillzeit	Relative Dosis ohne Metaboliten maximal 1,6 %, unzureichende Erfahrungen.
Zusammenfassende Bewertung*	• Bei stabiler Einstellung Weiterführung in Schwangerschaft und Stillzeit akzeptabel. Bei Neueinstellung besser erprobte Antidepressiva bevorzugen. • Sorgfältige Schwangerschaftsüberwachung inkl. Ultraschallfeindiagnostik. • In den Tagen nach der Geburt auf Anpassungsstörungen beim Kind achten.

* Ersetzt nicht die Einzelfallprüfung bzw. individuelle Beratung, z. B. durch Embryotox

Tab. 11.42 Maprotilin

Melperon	
Präparate	Eunerpan, Melneurin, Generika
Charakteristika	Butyrophenon; niederpotentes Neuroleptikum, das am ehesten zur Sedierung und zum Schlafanstoß eingesetzt wird. Deutlich geringere extrapyramidale Nebenwirkungen als Haloperidol.
Menstruationszyklus und Fertilität	Prolaktinerhöhung kann Fertilität herabsetzen, dies ist aber kein kontrazeptiver Schutz! Zyklusstörungen sind möglich.
Verhütung	Keine nennenswerte Interaktion bekannt.
Auswirkungen auf die vorgeburtliche Entwicklung	Unzureichende Datenlage. Gehört zu den Butyrophenonen, s. Haloperidol.
Anpassungsstörungen nach der Geburt	Anpassungsstörungen postpartal möglich (zentralnervös, gastrointestinal, respiratorisch), auch extrapyramidalmotorische Störungen möglich.
Empfohlene Maßnahmen während der Schwangerschaft	• Sonografische Feindiagnostik bei Exposition im 1. Trimenon. • „Organultraschall“ ca. 20. SSW. • Sorgfältige Schwangerschaftsüberwachung, auch hinsichtlich Frühgeburtsbestrebungen.
Stillzeit	Unzureichende Datenlage.
Zusammenfassende Bewertung*	• In der Schwangerschaft möglichst auf besser erprobte Neuroleptika bzw. Mittel zur Sedierung ausweichen (z. B. Promethazin). • Stillen bei Monotherapie und guter Beobachtung des Kindes akzeptabel. • Sorgfältige Schwangerschaftsüberwachung inkl. Ultraschallfeindiagnostik. • Bei Gabe bis zur Geburt in den folgenden Tagen auf Anpassungsstörungen beim Kind achten.

* Ersetzt nicht die Einzelfallprüfung bzw. individuelle Beratung, z. B. durch Embryotox

Tab. 11.43 Methadon

Methadon	
Präparate	Eptadone
Charakteristika	Einsatz beim Opiatentzug (Substitutionsbehandlung).
Menstruationszyklus und Fertilität	Kein Nachweis von Fertilitätsstörungen.
Verhütung	Unzureichende Datenlage.
Auswirkungen auf die vorgeburtliche Entwicklung	Studien mit vielen Hundert Schwangerschaften erbrachten keine Hinweise auf Teratogenität.
Anpassungsstörungen nach der Geburt	Ausgeprägte Entzugssymptome postpartal möglich (zentralnervös, gastrointestinal, respiratorisch), auch Krampfanfälle möglich.
Empfohlene Maßnahmen während der Schwangerschaft	• Sonografische Feindiagnostik bei Exposition im 1. Trimenon. • „Organultraschall" ca. 20. SSW. • Sorgfältige Schwangerschaftsüberwachung, auch hinsichtlich Frühgeburtsbestrebungen.
Stillzeit	Basierend auf mehreren Hundert Mutter-Kind-Paaren im Allgemeinen gute Verträglichkeit und geringere Entzugssymptomatik gestillter Kinder gegenüber nicht gestillten, die bis zur Geburt intrauterin exponiert waren. Relative Dosis bis 6 %, M/P-Quotient < 1.
Zusammenfassende Bewertung*	• Einsatz in der Schwangerschaft zur Substitutionsbehandlung bei Opiatabhängigkeit. • Stillen bei Monotherapie, Ausschluss unkontrollierten Beigebrauchs anderer Drogen, das Stillen einschränkenden Infektionen und guter Beobachtung des Kindes akzeptabel. • Sorgfältige Schwangerschaftsüberwachung inkl. Ultraschallfeindiagnostik. • In den Tagen nach der Geburt auf Anpassungsstörungen beim Kind achten.

* Ersetzt nicht die Einzelfallprüfung bzw. individuelle Beratung, z. B. durch Embryotox

Tab. 11.44 Methylphenidat

Methylphenidat	
Präparate	Concerta, Ritalin, Generika
Charakteristika	Psychostimulans (Btm). Hemmt die präsynaptischen Dopamin- und Noradrenalintransporter. Zur Behandlung der Aufmerksamkeitsdefizit-Hyperaktivitäts-Störung (ADHS) bei Kindern und Jugendlichen sowie zur Fortführung der Therapie im Erwachsenenalter.
Menstruationszyklus und Fertilität	Unzureichende Datenlage.
Verhütung	Unzureichende Datenlage.
Auswirkungen auf die vorgeburtliche Entwicklung	Auf Basis von 200 Schwangerschaften keine eindeutigen Hinweise auf Teratogenität. Allerdings reichen Daten für differenzierte Bewertung nicht aus. Soweit untersucht, tierexperimentell keine Hinweise auf Teratogenität.
Anpassungsstörungen nach der Geburt	Keine ausreichenden Erfahrungen. Wie bei allen psychotropen Substanzen muss mit Anpassungsstörungen beim Neugeborenen gerechnet werden (zentralnervös, gastrointestinal, respiratorisch).
Empfohlene Maßnahmen während der Schwangerschaft	• Sonografische Feindiagnostik bei Exposition im 1. Trimenon. • „Organultraschall" ca. 20. SSW. • Sorgfältige Schwangerschaftsüberwachung, auch hinsichtlich Frühgeburtsbestrebungen.
Stillzeit	Auf Basis von 5 Mutter-Kind-Paaren relative Dosis unter 1 %. Keine Hinweise bisher auf klinische Auffälligkeiten, kein Nachweis des Medikaments im Plasma gestillter Kinder, jedoch Datenlage noch ungenügend.

Tab. 11.44 Fortsetzung

Methylphenidat	
Zusammenfassende Bewertung*	• Notwendigkeit der Neueinstellung und Fortsetzung einer Therapie in der Schwangerschaft streng überprüfen. • Stillen bei Monotherapie und guter Beobachtung des Kindes akzeptabel. • Sorgfältige Schwangerschaftsüberwachung inkl. Ultraschallfeindiagnostik. • In den Tagen nach der Geburt auf Anpassungsstörungen beim Kind achten.

* Ersetzt nicht die Einzelfallprüfung bzw. individuelle Beratung, z. B. durch Embryotox

Tab. 11.45 Mianserin

Mianserin	
Präparate	Tolvin, Generika
Charakteristika	Tetrazyklisches Antidepressivum.
Menstruationszyklus und Fertilität	Mäßige Erhöhung des Prolaktinspiegels möglich, klinisch selten relevant.
Verhütung	Wirkungsabschwächung oraler Kontrazeptiva möglich [83].
Auswirkungen auf die vorgeburtliche Entwicklung	Bei rund 200 ausgewerteten Schwangerschaftsverläufen unter Mianserin bisher kein Verdacht auf teratogene Effekte ([101]), [127]).
Anpassungsstörungen nach der Geburt	Anpassungsstörungen postpartal möglich (zentralnervös, gastrointestinal, respiratorisch).
Empfohlene Maßnahmen während der Schwangerschaft	• Sonografische Feindiagnostik bei Exposition im 1. Trimenon. • „Organultraschall“ ca. 20. SSW. • Sorgfältige Schwangerschaftsüberwachung, auch hinsichtlich Frühgeburtsbestrebungen.
Stillzeit	Auf der Basis von 2 Mutter-Kind-Paaren relative Dosis einschließlich Metaboliten maximal 1,5 %, unzureichende Erfahrung.
Zusammenfassende Bewertung*	• Bei stabiler Einstellung Weiterführung in Schwangerschaft und Stillzeit akzeptabel. Bei Neueinstellung besser erprobte Antidepressiva bevorzugen. • Sorgfältige Schwangerschaftsüberwachung inkl. Ultraschallfeindiagnostik. • In den Tagen nach der Geburt auf Anpassungsstörungen beim Kind achten.

* Ersetzt nicht die Einzelfallprüfung bzw. individuelle Beratung, z. B. durch Embryotox

Tab. 11.46 Mirtazapin

Mirtazapin	
Präparate	Remergil, Generika
Charakteristika	Antidepressivum mit Noradrenalin- und selektiver Serotoninhemmung. Gute angstlösende, schlafanstoßende Wirkung. Wegen guter antiemetischer Wirkung auch bei Hyperemesis gravidarum einsetzbar, wenn andere Mittel wirkungslos sind.
Menstruationszyklus und Fertilität	Keine nennenswerten Auswirkungen bekannt.
Verhütung	Keine nennenswerten Auswirkungen bekannt.
Auswirkungen auf die vorgeburtliche Entwicklung	Rund 1 500 ausgewertete Schwangerschaften in verschiedenen Studien erbrachten bisher keine Hinweise auf Teratogenität (z. B. [73], [157]).
Anpassungsstörungen nach der Geburt	Anpassungsstörungen postpartal möglich (zentralnervös, gastrointestinal, respiratorisch).
Empfohlene Maßnahmen während der Schwangerschaft	• Sonografische Feindiagnostik bei Exposition im 1. Trimenon. • „Organultraschall“ ca. 20. SSW. • Sorgfältige Schwangerschaftsüberwachung, auch hinsichtlich Frühgeburtsbestrebungen.

Tab. 11.46 Fortsetzung

Mirtazapin	
Stillzeit	Auf Basis von über 10 Mutter-Kind-Paaren relative Dosis einschließlich des Metaboliten Desmethylmirtazapin 1,5 % bis maximal 6 %. M/P-Quotient etwa 1. Bei einem Kind Plasmakonzentration von einem Drittel der mütterlichen Werte. Keine Symptome bei den Kindern.
Zusammenfassende Bewertung*	• Einsatz in Schwangerschaft und Stillzeit akzeptabel. • Wenn ausgeprägtes Schwangerschaftserbrechen im Vordergrund steht und andere Mittel versagen, Einsatz von Mirtazapin auch ohne psychische Symptomatik (auf Off-Label-Einsatz hinweisen). • Sorgfältige Schwangerschaftsüberwachung inkl. Ultraschallfeindiagnostik. • In den Tagen nach der Geburt auf Anpassungsstörungen beim Kind achten.

* Ersetzt nicht die Einzelfallprüfung bzw. individuelle Beratung, z. B. durch Embryotox

Tab. 11.47 Moclobemid

Moclobemid	
Präparate	Aurorix, Generika
Charakteristika	Selektiver reversibler MAO-Hemmer (RIMA). In der Praxis eher seltener Einsatz.
Menstruationszyklus und Fertilität	Mäßige Erhöhung des Prolaktinspiegels möglich, klinisch selten relevant.
Verhütung	Keine Wechselwirkung mit oralen Kontrazeptiva bekannt.
Auswirkungen auf die vorgeburtliche Entwicklung	Erfahrung unzureichend. Bei rund 50 dokumentierten Schwangerschaftsverläufen bisher keine Hinweise auf Teratogenität (z. B. [127]). MAO-Hemmer können Hypertonus in Schwangerschaft verstärken und Plazentaperfusion mindern mit negativen Auswirkungen auf fetale Entwicklung. MAO-Hemmer können eine Tokolyse mit Betarezeptorenblockern aufheben und unter der Geburt mit Narkotika interagieren.
Anpassungsstörungen nach der Geburt	Anpassungsstörungen postpartal möglich (zentralnervös, gastrointestinal, respiratorisch).
Empfohlene Maßnahmen während der Schwangerschaft	• Sonografische Feindiagnostik bei Exposition im 1. Trimenon • „Organultraschall" ca. 20. SSW • Sorgfältige Schwangerschaftsüberwachung, auch hinsichtlich Frühgeburtsbestrebungen.
Stillzeit	Auf Basis von 18 Mutter-Kind-Paaren keine Hinweise auf Symptome; relative Dosis: 1–6 %, M/P-Quotient: 0,7.
Zusammenfassende Bewertung*	• Einsatz allenfalls bei ansonsten therapieresistenten Fällen bzw. bei Fortführung nach langjähriger stabiler Einstellung auf dieses Medikament. Ansonsten wegen der Gefahr der geburtshilflichen Komplikationen Umstellung in Erwägung ziehen. Bei Neueinstellung besser erprobte Antidepressiva, z. B. SSRI Sertralin oder Citalopram, bevorzugen. • Stillen bei Monotherapie und sorgfältiger Beobachtung des Kindes akzeptabel. • Sorgfältige Schwangerschaftsüberwachung inkl. Ultraschallfeindiagnostik. • Bei Gabe bis zur Geburt auf Anpassungsstörungen beim Kind achten.

* Ersetzt nicht die Einzelfallprüfung bzw. individuelle Beratung, z. B. durch Embryotox

Tab. 11.48 Nortriptylin

Nortriptylin	
Präparate	Nortrilen, Generika
Charakteristika	Trizyklisches Antidepressivum (TZA), gilt als eines der TZA der Wahl in der Schwangerschaft.
Menstruationszyklus und Fertilität	Mäßige Erhöhung des Prolaktinspiegels möglich, klinisch selten relevant.
Verhütung	Keine nennenswerten Auswirkungen bekannt.
Auswirkungen auf die vorgeburtliche Entwicklung	Bei den seit über 50 Jahren gebräuchlichen TZA mit mehreren Tausend ausgewerteten Schwangerschaftsverläufen (z. B. ([101]), [127]) bisher kein ernsthafter Verdacht auf teratogene Effekte, insbesondere nicht bei Nortriptylin.
Anpassungsstörungen nach der Geburt	Anpassungsstörungen postpartal möglich (zentralnervös, gastrointestinal, respiratorisch).
Empfohlene Maßnahmen während der Schwangerschaft	• Sonografische Feindiagnostik bei Exposition im 1. Trimenon. • „Organultraschall" ca. 20. SSW. • Sorgfältige Schwangerschaftsüberwachung, auch hinsichtlich Frühgeburtsbestrebungen.
Stillzeit	Auf Basis von rund 30 Mutter-Kind-Paaren maximale relative Dosis: 3 %; M/P-Quotient: 1. Bisher keine Auffälligkeiten.
Zusammenfassende Bewertung*	• Einsatz in Schwangerschaft und Stillzeit akzeptabel. • Sorgfältige Schwangerschaftsüberwachung inkl. Ultraschallfeindiagnostik. • In den Tagen nach der Geburt auf Anpassungsstörungen beim Kind achten.

* Ersetzt nicht die Einzelfallprüfung bzw. individuelle Beratung, z. B. durch Embryotox

Tab. 11.49 Olanzapin

Olanzapin	
Präparate	Zyprexa, ZypAdhera, Generika
Charakteristika	Atypisches Neuroleptikum mit guter antipsychotischer, sedierender und antimanischer Wirkung, vor allem in der Akutsituation.
Menstruationszyklus und Fertilität	Menstruationszyklus und Fertilität im Gegensatz zu den klassischen Neuroleptika kaum beeinträchtigt, weil Olanzapin Prolaktinspiegel nur in geringem Maße und nur vorübergehend erhöht [28].
Verhütung	Besonders beim Umsetzen von klassischen Neuroleptika verlässliche Kontrazeption, da durch geringeren Einfluss auf Prolaktinspiegel die Fertilität steigen kann. Bisher keine Wechselwirkung mit Kontrazeptiva bekannt.
Auswirkungen auf die vorgeburtliche Entwicklung	Fallserien und Studien mit über 400 Schwangerschaften [57] sowie über 600 Schwangerschaften aus Herstellerregister [19] ohne Hinweis auf Teratogenität bisher, obwohl einzelne Fehlbildungen und 4 Kinder mit Neuralrohrdefekten diskutiert wurden [5]. Metabolische Störungen mit übermäßiger Gewichtszunahme und Gestationsdiabetes vermehrt beobachtet.
Anpassungsstörungen nach der Geburt	Im Vergleich zu anderen Antipsychotika, Anteil des Olanzapin im Nabelschnurblut höher (72 %) und perinatale Komplikationen häufiger [112]. Einzelne Fallberichte zu Krampfanfällen in der Neonatalzeit, wenn die Mütter bis zur Geburt behandelt wurden [52]. Lange Halbwertszeit von etwa 30 Stunden und noch nicht voll entwickelte Exkretionsleistung beim Neugeborenen könnten derartige toxische Wirkungen begünstigen. Wenn möglich, in den Tagen vor der Geburt Dosis verringern. Anpassungsstörungen postpartal möglich (zentralnervös, gastrointestinal, respiratorisch).

Tab. 11.49 Fortsetzung

Olanzapin	
Empfohlene Maßnahmen während der Schwangerschaft	• Sonografische Feindiagnostik bei Exposition im 1. Trimenon. • „Organultraschall" ca. 20. SSW. • Sorgfältige Schwangerschaftsüberwachung, auch hinsichtlich Frühgeburtsbestrebungen. • Untersuchung hinsichtlich Gestationsdiabetes.
Stillzeit	Auf Basis von über 50 Mutter-Kind-Paaren relative Dosis von etwa 1 %, M/P-Quotient: 0,4. Serumkonzentration bei den Kindern meist unter der Nachweisgrenze, aber in einem Fall 11 ng/ml. Sedierung im Einzelfall möglich, meistens jedoch unauffällige Entwicklung.
Zusammenfassende Bewertung*	• Bei Neueinstellung besser verträgliche Neuroleptika vorziehen. Im Fall einer Gravidität bei gut eingestellter Patientin kein Therapiewechsel. Bei sehr akuter psychotischer Symptomatik ggf. Mittel der Wahl. • Stillen bei Monotherapie und guter Beobachtung des Kindes akzeptabel. • Sorgfältige Schwangerschaftsüberwachung inkl. Ultraschallfeindiagnostik und Ausschluss Gestationsdiabetes. • In den Tagen nach der Geburt auf Anpassungsstörungen beim Kind achten.

* Ersetzt nicht die Einzelfallprüfung bzw. individuelle Beratung, z. B. durch Embryotox

Tab. 11.50 Opipramol

Opipramol	
Präparate	Insidon, Generika
Charakteristika	Trizyklisches Antidepressivum, das auch in der allgemeinärztlichen Praxis häufig zur Angstlösung, Spannungsreduktion oder Schlafanstoß eingesetzt wird. Auch als Bedarfsmedikation einsetzbar.
Menstruationszyklus und Fertilität	Mäßige Erhöhung des Prolaktinspiegels möglich, klinisch selten relevant.
Verhütung	Keine nennenswerten Auswirkungen bekannt.
Auswirkungen auf die vorgeburtliche Entwicklung	Bei den seit über 50 Jahren gebräuchlichen trizyklischen Antidepressiva mit mehreren Tausend ausgewerteten Schwangerschaftsverläufen (z. B. [101]), [127]) bisher kein ernsthafter Verdacht auf teratogene Effekte, auch nicht bei Opipramol. Allerdings nur wenige dokumentierte Schwangerschaftsverläufe ausgewertet.
Anpassungsstörungen nach der Geburt	Anpassungsstörungen postpartal möglich (zentralnervös, gastrointestinal, respiratorisch).
Empfohlene Maßnahmen während der Schwangerschaft	• Sonografische Feindiagnostik bei Exposition im 1. Trimenon. • „Organultraschall" ca. 20. SSW. • Sorgfältige Schwangerschaftsüberwachung, auch hinsichtlich Frühgeburtsbestrebungen.
Stillzeit	Auf Basis von 10 Mutter-Kind-Paaren relative Dosis: 0,3 %; M/P-Quotient: 0,1.
Zusammenfassende Bewertung*	• Opipramol kann in Schwangerschaft und Stillzeit verordnet werden, wenn besser erprobte Antidepressiva nicht ausreichend wirken. • Sorgfältige Schwangerschaftsüberwachung inkl. Ultraschallfeindiagnostik. • In den Tagen nach der Geburt auf Anpassungsstörungen beim Kind achten.

* Ersetzt nicht die Einzelfallprüfung bzw. individuelle Beratung, z. B. durch Embryotox

Tab. 11.51 Paliperidon

Paliperidon	
Präparate	Xeplion (Paliperidonpalmitat)
Charakteristika	Neueres atypisches Neuroleptikum. Als orale Substanz nicht mehr verordnungsfähig, aber als Xeplion-Spritze sehr weit verbreitet, gerade bei jungen Schizophreniepatienten.
Menstruationszyklus und Fertilität	Prolaktinerhöhung kann Fertilität herabsetzen, dies ist aber kein kontrazeptiver Schutz! Zyklusstörungen sind möglich.
Verhütung	Keine nennenswerte Interaktion bekannt.
Auswirkungen auf die vorgeburtliche Entwicklung	Datenlage unzureichend. Als aktiver Metabolit des Risperidons ggf. analog zu bewerten. Im Tierversuch keine Teratogenität bekannt.
Anpassungsstörungen nach der Geburt	Anpassungsstörungen postpartal möglich (zentralnervös, gastrointestinal, respiratorisch), selten auch Krampfanfälle.
Empfohlene Maßnahmen während der Schwangerschaft	• Sonografische Feindiagnostik bei Exposition im 1. Trimenon. • „Organultraschall" ca. 20. SSW. • Sorgfältige Schwangerschaftsüberwachung, auch hinsichtlich Frühgeburtsbestrebungen.
Stillzeit	Unzureichende Datenlage.
Zusammenfassende Bewertung*	• Bei Neueinstellung besser erprobte Neuroleptika bevorzugen. Bei stabiler Einstellung keine Umstellung erforderlich. • Stillen bei Monotherapie und guter Beobachtung des Kindes akzeptabel. • Sorgfältige Schwangerschaftsüberwachung inkl. Ultraschallfeindiagnostik. • In den Tagen nach der Geburt auf Anpassungsstörungen beim Kind achten.

* Ersetzt nicht die Einzelfallprüfung bzw. individuelle Beratung, z. B. durch Embryotox

Tab. 11.52 Paroxetin

Paroxetin	
Präparate	Seroxat, Tagonis, Generika
Charakteristika	SSRI mit breitem Anwendungsbereich (Depressionen, Angst- und Zwangsstörungen, posttraumatische Belastungsstörung).
Menstruationszyklus und Fertilität	Keine nennenswerten Auswirkungen bekannt.
Verhütung	Keine nennenswerte Interaktion bekannt.
Auswirkungen auf die vorgeburtliche Entwicklung	Weit über 100 000 in verschiedenen Studien oder Fallserien ausgewertete Schwangerschaftsverläufe zu SSRI, vor allem zu Fluoxetin, Paroxetin, Citalopram und Sertralin, überwiegend keine Hinweise auf erhöhte Fehlbildungsraten. In einzelnen Studien schwache Assoziationen bestimmter Fehlbildungen, z. B. Herzseptumdefekte bei Paroxetin und Fluoxetin.
Anpassungsstörungen nach der Geburt	Anpassungsstörungen postpartal möglich (zentralnervös, gastrointestinal, respiratorisch), bei Paroxetin ggf. stärker ausgeprägt; sehr selten auch Krampfanfälle.
Empfohlene Maßnahmen während der Schwangerschaft	• Sonografische Feindiagnostik inkl. Echokardiografie bei Exposition im 1. Trimenon. • „Organultraschall" ca. 20. SSW. • Sorgfältige Schwangerschaftsüberwachung, auch hinsichtlich Frühgeburtsbestrebungen.
Stillzeit	Auf Basis von über 150 Mutter-Kind-Paaren relative Dosis rund 1 %, im Serum fast aller untersuchter Kinder kein Paroxetin, die Kinder blieben unauffällig.
Zusammenfassende Bewertung*	• Bei stabiler Einstellung auf Paroxetin kann dieses in Schwangerschaft und Stillzeit fortgesetzt werden. Bei Neueinstellung SSRI Sertralin oder Citalopram vorziehen. • Sorgfältige Schwangerschaftsüberwachung inkl. Ultraschallfeindiagnostik mit Echokardiografie nach Anwendung im 1. Trimenon. • In den Tagen nach der Geburt auf Anpassungsstörungen beim Kind achten.

* Ersetzt nicht die Einzelfallprüfung bzw. individuelle Beratung, z. B. durch Embryotox

Tab. 11.53 Perazin

Perazin	
Präparate	Taxilan, Generika
Charakteristika	Phenothiazin, mittelpotentes Neuroleptikum
Menstruationszyklus und Fertilität	Prolaktinerhöhung kann Fertilität herabsetzen, dies ist aber kein kontrazeptiver Schutz! Zyklusstörungen sind möglich.
Verhütung	Keine nennenswerte Interaktion bekannt.
Auswirkungen auf die vorgeburtliche Entwicklung	Bei den seit Jahrzehnten gebräuchlichen Phenothiazinen mit einigen Tausend ausgewerteten Schwangerschaftsverläufen bisher kein ernsthafter Verdacht auf teratogene Effekte, speziell zu Perazin Datenlage unzureichend.
Anpassungsstörungen nach der Geburt	Anpassungsstörungen postpartal möglich (zentralnervös, gastrointestinal, respiratorisch), auch extrapyramidalmotorische Störungen möglich.
Empfohlene Maßnahmen während der Schwangerschaft	• Sonografische Feindiagnostik bei Exposition im 1. Trimenon. • „Organultraschall" ca. 20. SSW. • Sorgfältige Schwangerschaftsüberwachung, auch hinsichtlich Frühgeburtsbestrebungen.
Stillzeit	Ein Fallbericht mit relativer Dosis von 1 %.
Zusammenfassende Bewertung*	• Bei Neueinstellung besser dokumentierte Neuroleptika bevorzugen. Bei stabiler Einstellung Fortführung der Medikation. • Stillen bei Monotherapie und guter Beobachtung des Kindes akzeptabel. • Sorgfältige Schwangerschaftsüberwachung inkl. Ultraschallfeindiagnostik. • In den Tagen nach der Geburt auf Anpassungsstörungen beim Kind achten.

* Ersetzt nicht die Einzelfallprüfung bzw. individuelle Beratung, z. B. durch Embryotox

Tab. 11.54 Perphenazin

Perphenazin	
Präparate	Decentan, Generika
Charakteristika	Phenothiazin, hochpotentes Neuroleptikum
Menstruationszyklus und Fertilität	Prolaktinerhöhung kann Fertilität herabsetzen, dies ist aber kein kontrazeptiver Schutz! Zyklusstörungen sind möglich.
Verhütung	Keine nennenswerte Interaktion bekannt.
Auswirkungen auf die vorgeburtliche Entwicklung	Bei den seit Jahrzehnten gebräuchlichen Phenothiazinen mit einigen Tausend ausgewerteten Schwangerschaftsverläufen bisher kein ernsthafter Verdacht auf teratogene Effekte, speziell zu Perphenazin etwa 100 Schwangerschaftsverläufe publiziert ohne Hinweis auf Teratogenität [126]. Im Tierversuch Gaumenspalten und andere Kieferanomalien bei Mäusen und Ratten unter sehr hohen Dosen.
Anpassungsstörungen nach der Geburt	Anpassungsstörungen postpartal möglich (zentralnervös, gastrointestinal, respiratorisch), auch extrapyramidalmotorische Störungen.
Empfohlene Maßnahmen während der Schwangerschaft	• Sonografische Feindiagnostik bei Exposition im 1. Trimenon • „Organultraschall" ca. 20. SSW • Sorgfältige Schwangerschaftsüberwachung, insbesondere hinsichtlich Frühgeburtsbestrebungen, Wachstumsretardierung
Stillzeit	Ein Fallbericht mit relativer Dosis von 0,1 %, Kind war unauffällig.
Zusammenfassende Bewertung*	• In der Schwangerschaft akzeptabel. • Stillen bei Monotherapie und guter Beobachtung des Kindes akzeptabel. • Sorgfältige Schwangerschaftsüberwachung inkl. Ultraschallfeindiagnostik. • In den Tagen nach der Geburt auf Anpassungsstörungen beim Kind achten.

* Ersetzt nicht die Einzelfallprüfung bzw. individuelle Beratung, z. B. durch Embryotox

Tab. 11.55 Phenobarbital

Phenobarbital	
Präparate	Luminal, Luminaletten, Generika
Charakteristika	Antikonvulsivum, Schlafmittel; in der psychiatrischen Behandlung verzichtbar.
Menstruationszyklus und Fertilität	Keine nennenswerten Auswirkungen bekannt.
Verhütung	Beeinträchtigung oraler Kontrazeptiva durch Zytochrom-P_{450}-Enzyminduktion möglich [132]. Gegebenenfalls kontrazeptive Wirkung verstärken mittels durchgehender Einnahme monophasischer, niedrig dosierter oraler Kontrazeptiva oder Intrauterinpessar (Spirale).
Auswirkungen auf die vorgeburtliche Entwicklung	Phenobarbital erhöht das Risiko großer Fehlbildungen auf 4 – 5 % [25], insbesondere Herzfehlbildungen häufiger. Auch Dysmorphien des Gesichts beobachtet. Kombinationen mit anderen Antiepileptika erhöhen Fehlbildungsrate weiter. Im Gegensatz zur antiepileptischen Anwendung Einzeldosen von Barbituraten in (nicht mehr empfohlenen) Schmerzmitteln oder im Rahmen einer Narkose wahrscheinlich nicht teratogen.
Anpassungsstörungen nach der Geburt	Anpassungsstörungen postpartal möglich (zentralnervös, gastrointestinal, respiratorisch). Neonatal Blutungsrisiko aufgrund Vitamin-K-antagonistischer Wirkung.
Empfohlene Maßnahmen während der Schwangerschaft	• Sonografische Feindiagnostik bei Exposition im 1. Trimenon. • „Organultraschall" ca. 20. SSW. • Sorgfältige Schwangerschaftsüberwachung, auch hinsichtlich Frühgeburtsbestrebungen.
Stillzeit	Auf Basis von über 160 Milchproben relative Dosis von 50 % und mehr, M/P-Quotienten etwa 0,5. Im Säuglingsplasma bis 50 % der mütterlichen Konzentration. Sedierung und dadurch bedingte Probleme beim Trinken wiederholt beschrieben.
Zusammenfassende Bewertung*	• Außerhalb der Epilepsiebehandlung kaum noch ein Indikationsbereich für die Schwangerschaft vorstellbar. Ist aus zwingendem Grund Phenobarbital erforderlich oder erfolgte eine Behandlung in der Frühschwangerschaft, ist ein Schwangerschaftsabbruch ohne Hinweis auf konkrete Schädigungen nicht indiziert. • Unter möglichst nur kurzfristiger Monotherapie Stillen bei guter Beobachtung akzeptabel. • Sorgfältige Schwangerschaftsüberwachung; bei längerfristiger Einnahme inkl. Ultraschallfeindiagnostik. • In den Tagen nach der Geburt auf Anpassungsstörungen beim Kind achten, auch protrahiert möglich. • Unmittelbar nach Geburt parenteral (i. m.) Vitamin K verabreichen.

* Ersetzt nicht die Einzelfallprüfung bzw. individuelle Beratung, z. B. durch Embryotox

Tab. 11.56 Pimozid

Pimozid	
Präparate	Orap
Charakteristika	Butyrophenon mit der Besonderheit, dass nur eine Gabe pro Tag erforderlich ist. In der klinischen Realität jedoch eher selten eingesetzt, u. a. da hohes kardiotoxisches Risiko.
Menstruationszyklus und Fertilität	Prolaktinerhöhung kann Fertilität herabsetzen, dies ist aber kein kontrazeptiver Schutz! Zyklusstörungen sind möglich.
Verhütung	Unzureichende Datenlage.
Auswirkungen auf die vorgeburtliche Entwicklung	Unzureichende Datenlage. Einige wenige Schwangerschaften ohne Hinweis auf Teratogenität, aber unzureichend für eine differenzierte Risikobewertung [51].
Anpassungsstörungen nach der Geburt	Anpassungsstörungen postpartal möglich (zentralnervös, gastrointestinal, respiratorisch), auch extrapyramidalmotorische Störungen.

Tab. 11.56 Fortsetzung

Pimozid	
Empfohlene Maßnahmen während der Schwangerschaft	• Sonografische Feindiagnostik bei Exposition im 1. Trimenon. • „Organultraschall" ca. 20. SSW. • Sorgfältige Schwangerschaftsüberwachung auch hinsichtlich Frühgeburtsbestrebungen.
Stillzeit	Unzureichende Datenlage.
Zusammenfassende Bewertung*	• Bei Neueinstellung besser erprobte Neuroleptika vorziehen. Bei stabiler Einstellung Fortführung möglich. • Stillen bei Monotherapie und guter Beobachtung des Kindes unter Vorbehalt akzeptabel. • Sorgfältige Schwangerschaftsüberwachung inkl. Ultraschallfeindiagnostik. • In den Tagen nach der Geburt auf Anpassungsstörungen beim Kind achten.

* Ersetzt nicht die Einzelfallprüfung bzw. individuelle Beratung, z. B. durch Embryotox

Tab. 11.57 Pipamperon

Pipamperon	
Präparate	Dipiperon, Generika
Charakteristika	Butyrophenon; niederpotentes Neuroleptikum mit sedierender Wirkung.
Menstruationszyklus und Fertilität	Prolaktinerhöhung kann Fertilität herabsetzen, dies ist aber kein kontrazeptiver Schutz! Zyklusstörungen sind möglich.
Verhütung	Keine nennenswerte Interaktion bekannt.
Auswirkungen auf die vorgeburtliche Entwicklung	Unzureichende Datenlage. Gehört zu Butyrophenonen, s. Haloperidol.
Anpassungsstörungen nach der Geburt	Anpassungsstörungen postpartal möglich (zentralnervös, gastrointestinal, respiratorisch), auch extrapyramidalmotorische Störungen.
Empfohlene Maßnahmen während der Schwangerschaft	• Sonografische Feindiagnostik bei Exposition im 1. Trimenon. • „Organultraschall" ca. 20. SSW. • Sorgfältige Schwangerschaftsüberwachung, auch hinsichtlich Frühgeburtsbestrebungen.
Stillzeit	Unzureichende Datenlage.
Zusammenfassende Bewertung*	• Bei Neueinstellung auf andere Substanzen mit sedierender Wirkung ausweichen (z. B. Promethazin). Bei stabiler Einstellung Fortführung möglich. • Stillen bei Monotherapie und guter Beobachtung des Kindes akzeptabel. • Sorgfältige Schwangerschaftsüberwachung inkl. Ultraschallfeindiagnostik. • In den Tagen nach der Geburt auf Anpassungsstörungen beim Kind achten.

* Ersetzt nicht die Einzelfallprüfung bzw. individuelle Beratung, z. B. durch Embryotox

Tab. 11.58 Pregabalin

Pregabalin	
Präparate	Lyrica, Generika
Charakteristika	Primär Antikonvulsivum und Mittel zur Schmerzbehandlung (Polyneuropathie). Zulassung zur Behandlung der generalisierten Angststörung.
Menstruationszyklus und Fertilität	Keine nennenswerten Auswirkungen bekannt.
Verhütung	Bisher keine Hinweise auf Interaktion mit hormonalen Kontrazeptiva.
Auswirkungen auf die vorgeburtliche Entwicklung	Unzureichende Erfahrungen beim Menschen. Bei Ratten und Kaninchen Skelettanomalien und Neuralrohrdefekte.

Tab. 11.58 Fortsetzung

Pregabalin	
Anpassungsstörungen nach der Geburt	Unzureichende Datenlage. Anpassungsstörungen postpartal möglich (zentralnervös, gastrointestinal, respiratorisch).
Empfohlene Maßnahmen während der Schwangerschaft	• Sonografische Feindiagnostik bei Exposition im 1. Trimenon. • „Organultraschall“ ca. 20. SSW. • Sorgfältige Schwangerschaftsüberwachung, auch hinsichtlich Frühgeburtsbestrebungen.
Stillzeit	Unzureichende Datenlage.
Zusammenfassende Bewertung*	• Bei Neueinstellung besser erprobte Mittel vorziehen. Bei erfolgter Behandlung in der Frühgravidität ist ein Schwangerschaftsabbruch ohne weiteren Hinweis auf Schädigung nicht indiziert. • Stillen bei Monotherapie und guter Beobachtung des Kindes akzeptabel. • Sorgfältige Schwangerschaftsüberwachung inkl. Ultraschallfeindiagnostik. • In den Tagen nach der Geburt auf Anpassungsstörungen beim Kind achten.

* Ersetzt nicht die Einzelfallprüfung bzw. individuelle Beratung, z. B. durch Embryotox

Tab. 11.59 Promethazin

Promethazin	
Präparate	Atosil, Closin, Proneurin, Prothazin, Generika
Charakteristika	Phenothiazin; niederpotentes Neuroleptikum mit sedierender Wirkung. Oft ergänzende Gabe zu hochpotenten Neuroleptika oder als „Bedarfsmedikation“ sowie Alternative zu Tranquilizern. Gegebenenfalls auch beim Einsatz gegen Übelkeit und Pruritus hilfreich.
Menstruationszyklus und Fertilität	Prolaktinerhöhung kann Fertilität herabsetzen, dies ist aber kein kontrazeptiver Schutz! Zyklusstörungen sind möglich.
Verhütung	Wirkungsabschwächung oraler Kontrazeptiva durch gesteigerten Metabolismus möglich [83].
Auswirkungen auf die vorgeburtliche Entwicklung	Bei den seit Jahrzehnten gebräuchlichen Phenothiazinen mit einigen Tausend ausgewerteten Schwangerschaftsverläufen bisher kein ernsthafter Verdacht auf teratogene Effekte, speziell zu Promethazin mehrere hundert Schwangerschaften ohne Hinweis auf Teratogenität (z. B. [8]). Selbst nach Überdosen in suizidaler Absicht im 1. Trimenon bei 11 Frauen keine Hinweise auf teratogene Schäden beobachtet [123].
Anpassungsstörungen nach der Geburt	Anpassungsstörungen postpartal möglich (zentralnervös, gastrointestinal, respiratorisch), auch extrapyramidalmotorische Störungen möglich.
Empfohlene Maßnahmen während der Schwangerschaft	• Sonografische Feindiagnostik bei Exposition im 1. Trimenon. • „Organultraschall“ ca. 20. SSW. • Sorgfältige Schwangerschaftsüberwachung, auch hinsichtlich Frühgeburtsbestrebungen.
Stillzeit	Keine Daten, aufgrund hoher Eiweißbindung geringer Übergang der Phenothiazine in die Milch anzunehmen.
Zusammenfassende Bewertung*	• Promethazin kann als niederpotentes Neuroleptikum der Wahl bei entsprechender Indikation in Schwangerschaft und Stillzeit verordnet werden, insbesondere bei zusätzlich vorhandener schwangerschaftsbedingter Übelkeit oder Pruritus. • Sorgfältige Schwangerschaftsüberwachung inkl. Ultraschallfeindiagnostik. • In den Tagen nach der Geburt auf Anpassungsstörungen beim Kind achten.

* Ersetzt nicht die Einzelfallprüfung bzw. individuelle Beratung, z. B. durch Embryotox

Tab. 11.60 Prothipendyl

Prothipendyl	
Präparate	Dominal
Charakteristika	Den Phenothiazinen strukturell verwandt. Einsatz bei Unruhe und Schlafstörungen.
Menstruationszyklus und Fertilität	Prolaktinerhöhung kann Fertilität herabsetzen, dies ist aber kein kontrazeptiver Schutz! Zyklusstörungen sind möglich.
Verhütung	Unzureichende Erfahrungen.
Auswirkungen auf die vorgeburtliche Entwicklung	Keine ausreichenden Erfahrungen.
Anpassungsstörungen nach der Geburt	Anpassungsstörungen postpartal möglich (zentralnervös, gastrointestinal, respiratorisch), auch extrapyramidalmotorische Störungen möglich.
Empfohlene Maßnahmen während der Schwangerschaft	• Sonografische Feindiagnostik bei Exposition im 1. Trimenon. • „Organultraschall“ ca. 20. SSW. • Sorgfältige Schwangerschaftsüberwachung, auch hinsichtlich Frühgeburtsbestrebungen.
Stillzeit	Keine ausreichenden Erfahrungen.
Zusammenfassende Bewertung*	• Bei Neueinstellung sind besser dokumentierte Neuroleptika oder zum Schlafanstoß Antidepressiva zu bevorzugen. Im Fall einer erfolgten Behandlung in der Frühgravidität sind weder ein Therapiewechsel noch ein Schwangerschaftsabbruch indiziert. • Stillen bei Monotherapie und guter Beobachtung des Kindes akzeptabel. • Sorgfältige Schwangerschaftsüberwachung inkl. Ultraschallfeindiagnostik. • In den Tagen nach der Geburt auf Anpassungsstörungen beim Kind achten.

* Ersetzt nicht die Einzelfallprüfung bzw. individuelle Beratung, z. B. durch Embryotox

Tab. 11.61 Quetiapin

Quetiapin	
Präparate	Seroquel, Generika
Charakteristika	Atypisches Neuroleptikum mit antipsychotischer und antimanischer Wirkung, Zulassung sowohl für manische als auch depressive Episoden der bipolaren Störung. Wegen des breiten Wirkspektrums auch bei komplexeren Störungsbildern (z. B. bipolare Störung sowohl in der Akuttherapie als auch der Rezidivprophylaxe) Chance auf Monotherapie in der Schwangerschaft. Gute Verträglichkeit. In der Regel Einsatz in retardierter Form, für Akutwirkung (Unruhe/ Schlafstörungen) in nicht retardierter Form.
Menstruationszyklus und Fertilität	Keine erheblichen Auswertungen bekannt.
Verhütung	Besonders beim Umsetzen von klassischen Neuroleptika verlässliche Kontrazeption erforderlich, da durch geringeren Einfluss auf Prolaktinspiegel Steigerung der Fertilität möglich. Bisher keine Wechselwirkung mit Kontrazeptiva bekannt.
Auswirkungen auf die vorgeburtliche Entwicklung	Fallserien und Studien mit über 400 Schwangerschaften [57] sowie über 150 Schwangerschaften aus Herstellerregister bisher ohne Hinweis auf Teratogenität.
Anpassungsstörungen nach der Geburt	Im Vergleich zu anderen Antipsychotika Anteil von Quetiapin im Nabelschnurblut geringer (24 %) und perinatale Komplikationen seltener. Allerdings ist Datenlage für definitive Beurteilung noch unzureichend. Anpassungsstörungen postpartal möglich (zentralnervös, gastrointestinal, respiratorisch), sehr selten auch Krampfanfälle.
Empfohlene Maßnahmen während der Schwangerschaft	• Sonografische Feindiagnostik bei Exposition im 1. Trimenon. • „Organultraschall“ ca. 20. SSW. • Sorgfältige Schwangerschaftsüberwachung, auch hinsichtlich Frühgeburtsbestrebungen.

Tab. 11.61 Fortsetzung

Quetiapin	
Stillzeit	Auf Basis von über 20 Mutter-Kind-Paaren relative Dosis: 0,1 %, Plasmakonzentrationen beim Kind < 1 % der mütterlichen Spiegel, in einem ebenfalls unauffälligen Kind jedoch 6 %.
Zusammenfassende Bewertung*	• Therapie der Wahl bei Neueinstellung in Schwangerschaft und Stillzeit (Psychosen aus dem schizophrenen Formenkreis, bipolare Störung). • Stillen bei Monotherapie und guter Beobachtung des Kindes akzeptabel. • Sorgfältige Schwangerschaftsüberwachung inkl. Ultraschallfeindiagnostik. • In den Tagen nach der Geburt auf Anpassungsstörungen beim Kind achten.

* Ersetzt nicht die Einzelfallprüfung bzw. individuelle Beratung, z. B. durch Embryotox

Tab. 11.62 Reboxetin

Reboxetin	
Präparate	Edronax, Solvex
Charakteristika	Selektiver Noradrenalin-Wiederaufnahmehemmer (SNRI); in der Schwangerschaft eher selten indiziert.
Menstruationszyklus und Fertilität	Unzureichende Datenlage.
Verhütung	Unzureichende Datenlage.
Auswirkungen auf die vorgeburtliche Entwicklung	Erfahrung unzureichend. Bei rund 40 dokumentierten Schwangerschaftsverläufen bisher keine Hinweise auf Teratogenität (z. B. [127]).
Anpassungsstörungen nach der Geburt	Anpassungsstörungen postpartal möglich (zentralnervös, gastrointestinal, respiratorisch).
Empfohlene Maßnahmen während der Schwangerschaft	• Sonografische Feindiagnostik bei Exposition im 1. Trimenon. • „Organultraschall" ca. 20. SSW. • Sorgfältige Schwangerschaftsüberwachung, auch hinsichtlich Frühgeburtsbestrebungen.
Stillzeit	Basierend auf 4 Mutter-Kind-Paaren relative Dosis maximal 2,7 %; M/P-Quotient: 0,06. Im Plasma der Kinder maximal 5 µg/l.
Zusammenfassende Bewertung*	• Bei Neueinstellung besser erprobte Antidepressiva bevorzugen. Jedoch kein Therapiewechsel bei stabil eingestellter Patientin. • Unter Monotherapie Stillen bei guter Beobachtung akzeptabel. • Sorgfältige Schwangerschaftsüberwachung inkl. Ultraschallfeindiagnostik • In den Tagen nach der Geburt auf Anpassungsstörungen beim Kind achten.

* Ersetzt nicht die Einzelfallprüfung bzw. individuelle Beratung, z. B. durch Embryotox

Tab. 11.63 Risperidon

Risperidon	
Präparate	Risperdal, Risperdal Consta (Depotmedikation), Generika
Charakteristika	Atypisches Neuroleptikum, wenig Sedierung, Einsatz am ehesten bei schizophrenen Psychosen. In höheren Dosen extrapyramidalmotorische Störungen möglich.
Menstruationszyklus und Fertilität	Leichte Prolaktinerhöhung könnte Fertilität herabsetzen, eventuell Zyklusstörungen.
Verhütung	Besonders beim Umsetzen von klassischen Neuroleptika verlässliche Kontrazeption, da durch geringeren Einfluss auf den Prolaktinspiegel die Fertilität steigen kann. Bisher keine Wechselwirkung mit Kontrazeptiva bekannt.
Auswirkungen auf die vorgeburtliche Entwicklung	Studien und Fallserien mit über 300 Schwangerschaften sowie Herstellerangaben zu etwa 300 Schwangerschaften bisher ohne Hinweise auf Teratogenität (z. B. [57]).

Tab. 11.63 Fortsetzung

Risperidon	
Anpassungsstörungen nach der Geburt	Anpassungsstörungen postpartal möglich (zentralnervös, gastrointestinal, respiratorisch), auch extrapyramidalmotorische Störungen.
Empfohlene Maßnahmen während der Schwangerschaft	• Sonografische Feindiagnostik bei Exposition im 1. Trimenon. • „Organultraschall“ ca. 20. SSW. • Sorgfältige Schwangerschaftsüberwachung, auch hinsichtlich Frühgeburtsbestrebungen.
Stillzeit	Auf Basis von rund 10 Mutter-Kind-Paaren relative Dosis: 2–6 % einschließlich des aktiven Metaboliten; M/P-Quotient: 0,42. Keine Symptome bisher beobachtet.
Zusammenfassende Bewertung*	• Für Neueinstellung in Schwangerschaft und Stillzeit geeignet. • Stillen bei Monotherapie und guter Beobachtung des Kindes akzeptabel. • Sorgfältige Schwangerschaftsüberwachung inkl. Ultraschallfeindiagnostik. • In den Tagen nach der Geburt auf Anpassungsstörungen beim Kind achten.

* Ersetzt nicht die Einzelfallprüfung bzw. individuelle Beratung, z. B. durch Embryotox

Tab. 11.64 Sertindol

Sertindol	
Präparate	Serdolect
Charakteristika	Atypisches Neuroleptikum, aufgrund des hohen kardiovaskulären Risikos Einsatz bei schizophrenen Psychosen nur als Second-Line-Medikament nach Versagen mindestens eines anderen atypischen Neuroleptikums
Menstruationszyklus und Fertilität	Unzureichende Datenlage, die Prolaktinspiegel sollen unverändert bleiben.
Verhütung	Unzureichende Datenlage.
Auswirkungen auf die vorgeburtliche Entwicklung	Unzureichende Datenlage.
Anpassungsstörungen nach der Geburt	Anpassungsstörungen postpartal möglich (zentralnervös, gastrointestinal, respiratorisch), sehr selten auch Krampfanfälle.
Empfohlene Maßnahmen während der Schwangerschaft	• Sonografische Feindiagnostik bei Exposition im 1. Trimenon. • „Organultraschall“ ca. 20. SSW. • Sorgfältige Schwangerschaftsüberwachung, auch hinsichtlich Frühgeburtsbestrebungen.
Stillzeit	Unzureichende Datenlage.
Zusammenfassende Bewertung*	• Bei Neueinstellung besser erprobte und besser verträglich Neuroleptika vorziehen. Bei stabiler Einstellung Fortführung möglich. • Stillen bei Monotherapie und guter Beobachtung des Kindes unter Vorbehalt akzeptabel. • Sorgfältige Schwangerschaftsüberwachung inkl. Ultraschallfeindiagnostik. • In den Tagen nach der Geburt auf Anpassungsstörungen beim Kind achten.

* Ersetzt nicht die Einzelfallprüfung bzw. individuelle Beratung, z. B. durch Embryotox

Tab. 11.65 Sertralin

Sertralin	
Präparate	Zoloft, Generika
Charakteristika	SSRI mit breitem Einsatzgebiet (Depression, Angst- und Zwangsstörungen, posttraumatische Belastungsstörung). Gut geeignet für Neueinstellung in der Schwangerschaft.
Menstruationszyklus und Fertilität	Keine nennenswerten Auswirkungen bekannt.

Tab. 11.65 Fortsetzung

Sertralin	
Verhütung	Keine nennenswerte Interaktion bekannt.
Auswirkungen auf die vorgeburtliche Entwicklung	Weit über 100 000 in verschiedenen Studien oder Fallserien ausgewertete Schwangerschaftsverläufe zu SSRI, vor allem zu Citalopram, Sertralin, Fluoxetin, Paroxetin, überwiegend keine Hinweise auf erhöhte Fehlbildungsraten. Speziell zu Sertralin mehrere Zehntausend dokumentierte Schwangerschaften.
Anpassungsstörungen nach der Geburt	Anpassungsstörungen postpartal möglich (zentralnervös, gastrointestinal, respiratorisch).
Empfohlene Maßnahmen während der Schwangerschaft	• Sonografische Feindiagnostik bei Exposition im 1. Trimenon. • „Organultraschall" ca. 20. SSW. • Sorgfältige Schwangerschaftsüberwachung, auch hinsichtlich Frühgeburtsbestrebungen.
Stillzeit	Auf Basis von weit über 100 Mutter-Kind-Paaren relative Dosis knapp 2 %. Im Serum einiger Kinder Spuren von Sertralin, bei einem Kind unerklärlicherweise 50 % der mütterlichen Serumkonzentration. Keine Auffälligkeiten bei den gestillten Kindern.
Zusammenfassende Bewertung*	• SSRI der Wahl (neben Citalopram) in der Schwangerschaft und Stillzeit. • Sorgfältige Schwangerschaftsüberwachung inkl. Ultraschallfeindiagnostik. • In den Tagen nach der Geburt auf Anpassungsstörungen beim Kind achten.

* Ersetzt nicht die Einzelfallprüfung bzw. individuelle Beratung, z. B. durch Embryotox

Tab. 11.66 Sulpirid

Sulpirid	
Präparate	Arminol, Dogmatil, Meresa, neogama, Generika
Charakteristika	Benzamid; niedrigpotentes Neuroleptikum; in hohen Dosierungen auch antipsychotisch. In niedriger Dosierung antidepressiv wirksam; Einsatz auch zur Sedierung, bei Angst- und Unruhezuständen sowie Schwindelzuständen und Übelkeit. In sehr hohen Dosierungen extrapyramidalmotorische Störungen möglich.
Menstruationszyklus und Fertilität	Ausgeprägte Prolaktinerhöhung kann Fertilität herabsetzen, dies ist aber kein kontrazeptiver Schutz! Zyklusstörungen sind möglich.
Verhütung	Keine nennenswerte Interaktion bekannt.
Auswirkungen auf die vorgeburtliche Entwicklung	Unzureichende Datenlage beim Menschen. Im Tierversuch keine Teratogenität.
Anpassungsstörungen nach der Geburt	Anpassungsstörungen postpartal möglich (zentralnervös, gastrointestinal, respiratorisch), extrapyramidalmotorische Störungen möglich.
Empfohlene Maßnahmen während der Schwangerschaft	• Sonografische Feindiagnostik bei Exposition im 1. Trimenon. • „Organultraschall" ca. 20. SSW. • Sorgfältige Schwangerschaftsüberwachung, auch hinsichtlich Frühgeburtsbestrebungen.
Stillzeit	Relative Dosis: 8,7–17,7 %. Keine Symptome bei 38 Kindern, deren Mütter Sulpirid zur Anregung der Milchproduktion nahmen.
Zusammenfassende Bewertung*	• Bei Neueinstellung bewährte Antidepressiva oder eventuell Neuroleptika einsetzen. Bei erfolgter Behandlung in der Frühgravidität ggf. Umstellung, vor allem bei Einsatz als Antidepressivum. • Stillen bei Monotherapie und guter Beobachtung des Kindes akzeptabel. • Sorgfältige Schwangerschaftsüberwachung inkl. Ultraschallfeindiagnostik. • In den Tagen nach der Geburt auf Anpassungsstörungen beim Kind achten.

* Ersetzt nicht die Einzelfallprüfung bzw. individuelle Beratung, z. B. durch Embryotox

Tab. 11.67 Thioridazin

Thioridazin	
Präparate	Generika
Charakteristika	Phenothiazin; mittelpotentes Neuroleptikum; in niedriger Dosierung auch zur Sedierung eingesetzt.
Menstruationszyklus und Fertilität	Prolaktinerhöhung kann Fertilität herabsetzen, dies ist aber kein kontrazeptiver Schutz! Zyklusstörungen sind möglich.
Verhütung	Keine nennenswerte Interaktion bekannt.
Auswirkungen auf die vorgeburtliche Entwicklung	Bei den seit Jahrzehnten gebräuchlichen Phenothiazinen mit einigen Tausend ausgewerteten Schwangerschaftsverläufen bisher kein ernsthafter Verdacht auf teratogene Effekte*, speziell zu Thioridazin über 50 Schwangerschaften, ohne Hinweis auf Teratogenität [126]. Im Tierversuch Gaumenspalten bei Mäusen, keine Teratogenität bei Ratten und Kaninchen.
Anpassungsstörungen nach der Geburt	Anpassungsstörungen postpartal möglich (zentralnervös, gastrointestinal, respiratorisch), extrapyramidalmotorische Störungen möglich.
Empfohlene Maßnahmen während der Schwangerschaft	• Sonografische Feindiagnostik bei Exposition im 1. Trimenon. • „Organultraschall“ ca. 20. SSW. • Sorgfältige Schwangerschaftsüberwachung, auch hinsichtlich Frühgeburtsbestrebungen.
Stillzeit	Keine Daten, aufgrund hoher Eiweißbindung geringer Übergang der Phenothiazine in die Milch anzunehmen.
Zusammenfassende Bewertung*	• Bei Neueinstellung in der Schwangerschaft auf andere Substanzen ausweichen. • Stillen bei Monotherapie und guter Beobachtung des Kindes akzeptabel. • Sorgfältige Schwangerschaftsüberwachung inkl. Ultraschallfeindiagnostik. • In den Tagen nach der Geburt auf Anpassungsstörungen beim Kind achten.

* Ersetzt nicht die Einzelfallprüfung bzw. individuelle Beratung, z. B. durch Embryotox

Tab. 11.68 Topiramat

Topiramat	
Präparate	TOPAMAX
Charakteristika	Antikonvulsivum. Einsatz auch in der Migräneprophylaxe. Off-Label-Einsatz vereinzelt bei verschiedenen psychischen Störungen (z. B. Impulskontrollstörungen, Borderline-Störung, Alkoholabhängigkeit). Führt häufig zu Appetitlosigkeit. Einsatz bei psychisch erkrankten Schwangeren aufgrund Teratogenitätsverdacht meiden.
Menstruationszyklus und Fertilität	Keine erheblichen Auswirkungen bekannt.
Verhütung	Beeinträchtigung oraler Kontrazeptiva durch Zytochrom-P_{450}-Enzyminduktion, zumal bei Dosen über 200 mg/Tag möglich [132]. Gegebenenfalls kontrazeptive Wirkung verstärken mittels durchgehender Einnahme monophasischer, niedrig dosierter oraler Kontrazeptiva oder Intrauterinpessar (Spirale).
Auswirkungen auf die vorgeburtliche Entwicklung	Auf Basis von etwa 2 000 Schwangerschaften aus Fallserien, Studien und Herstellerregistern lässt sich Teratogenität unter Monotherapie nicht ausschließen, z. B. bezüglich Mundspaltbildungen. Im Tierversuch kraniofaziale- und Extremitätendefekte bekannt.
Anpassungsstörungen nach der Geburt	Anpassungsstörungen postpartal möglich (zentralnervös, gastrointestinal, respiratorisch).
Empfohlene Maßnahmen während der Schwangerschaft	• Sonografische Feindiagnostik bei Exposition im 1. Trimenon. • „Organultraschall“ ca. 20. SSW. • Sorgfältige Schwangerschaftsüberwachung, auch hinsichtlich Frühgeburtsbestrebungen.

Tab. 11.68 Fortsetzung

Topiramat	
Stillzeit	Auf Basis von knapp 10 Mutter-Kind-Paaren relative Dosis bis 20 %, M/P-Quotient bis 0,9. Plasmakonzentration 10–20 % der mütterlichen Werte. Bis auf ein Kind mit wässrigem Stuhl bisher keine Hinweise auf Unverträglichkeiten.
Zusammenfassende Bewertung*	• Keine Neueinstellung bei geplanter oder eingetretener Schwangerschaft. Im Fall einer erfolgten Behandlung in der Frühgravidität ist ein Schwangerschaftsabbruch nicht indiziert. • Stillen bei Monotherapie und guter Beobachtung des Kindes akzeptabel. • Sorgfältige Schwangerschaftsüberwachung inkl. Ultraschallfeindiagnostik. • In den Tagen nach der Geburt auf Anpassungsstörungen beim Kind achten.

* Ersetzt nicht die Einzelfallprüfung bzw. individuelle Beratung, z. B. durch Embryotox

Tab. 11.69 Tranylcypromin

Tranylcypromin	
Präparate	Jatrosom, Generika
Charakteristika	Nicht selektiver, irreversibler MAO-Hemmer. Nur noch selten Einsatz bei ansonsten therapieresistenten Fällen.
Menstruationszyklus und Fertilität	Mäßige Erhöhung des Prolaktinspiegels möglich, klinisch selten relevant.
Verhütung	Keine nennenswerten Auswirkungen bekannt.
Auswirkungen auf die vorgeburtliche Entwicklung	Formal unzureichend dokumentierte Erfahrung. Bericht über zwei Kinder mit Anomalien und Plazentainfarkten [75]. MAO-Hemmer können Hypertonus in der Schwangerschaft verstärken und Plazentaperfusion mindern mit negativen Auswirkungen auf fetale Entwicklung. MAO-Hemmer können eine Tokolyse mit Betarezeptorenblockern aufheben und unter der Geburt mit Narkotika interagieren.
Anpassungsstörungen nach der Geburt	Anpassungsstörungen postpartal möglich (zentralnervös, gastrointestinal, respiratorisch).
Empfohlene Maßnahmen während der Schwangerschaft	• Sonografische Feindiagnostik bei Exposition im 1. Trimenon. • „Organultraschall" ca. 20. SSW. • Sorgfältige Schwangerschaftsüberwachung, auch hinsichtlich Frühgeburtsbestrebungen.
Stillzeit	Unzureichende Datenlage.
Zusammenfassende Bewertung*	• Wegen der möglichen Nebenwirkungen keine Neueinstellung auf Tranylcypromin in der Schwangerschaft. Auch bei stabiler Einstellung wegen der Gefahr geburtshilflicher Komplikationen Umsetzen in Erwägung ziehen, z. B. auf besser erprobte Antidepressiva, wie etwa Sertralin oder Citalopram aus der Gruppe der SSRI. • Stillen wegen der nicht einzuschätzenden Auswirkungen auf das Kind nicht zu empfehlen. • Sorgfältige Schwangerschaftsüberwachung inkl. Ultraschallfeindiagnostik • Bei Gabe bis zur Geburt auf Anpassungsstörungen beim Kind achten.

* Ersetzt nicht die Einzelfallprüfung bzw. individuelle Beratung, z. B. durch Embryotox

Tab. 11.70 Trazodon

Trazodon	
Präparate	Thombran, Generika
Charakteristika	Antidepressivum, besitzt sedative Eigenschaften und unterscheidet sich von den anderen Antidepressivagruppen. Es wird auch als Hypnotikum verschrieben.
Menstruationszyklus und Fertilität	Unzureichende Datenlage.

Tab. 11.70 Fortsetzung

Trazodon	
Verhütung	Unzureichende Datenlage.
Auswirkungen auf die vorgeburtliche Entwicklung	Hat sich bei etwa 70 publizierten Schwangerschaftsverläufen – meist im 1. Trimenon – bisher nicht als teratogen erwiesen.
Anpassungsstörungen nach der Geburt	Anpassungsstörungen postpartal möglich (zentralnervös, gastrointestinal, respiratorisch).
Empfohlene Maßnahmen während der Schwangerschaft	• Sonografische Feindiagnostik bei Exposition im 1. Trimenon. • „Organultraschall" ca. 20. SSW. • Sorgfältige Schwangerschaftsüberwachung, auch hinsichtlich Frühgeburtsbestrebungen
Stillzeit	Basierend auf Einzelfallbericht beträgt relative Dosis < 1 %, M/P-Quotient ca. 0,1. Ein gestilltes Kind wurde als unauffällig beschrieben.
Zusammenfassende Bewertung*	• Bei Neueinstellung in der Schwangerschaft und Stillzeit besser erprobte Medikamente bevorzugen. • Stillen unter Monotherapie bei guter Beobachtung akzeptabel. • Sorgfältige Schwangerschaftsüberwachung inkl. Ultraschallfeindiagnostik. • In den Tagen nach der Geburt auf Anpassungsstörungen beim Kind achten.

* Ersetzt nicht die Einzelfallprüfung bzw. individuelle Beratung, z. B. durch Embryotox

Tab. 11.71 Trimipramin

Trimipramin	
Präparate	Stangyl, Herphonal, Trimineurin, Generika
Charakteristika	Trizyklisches Antidepressivum mit guter schlafanstoßender Wirkung.
Menstruationszyklus und Fertilität	Mäßige Erhöhung des Prolaktinspiegels möglich, klinisch selten relevant.
Verhütung	Keine nennenswerten Auswirkungen bekannt.
Auswirkungen auf die vorgeburtliche Entwicklung	Bei den seit über 50 Jahren gebräuchlichen trizyklischen Antidepressiva mit mehreren Tausend ausgewerteten Schwangerschaftsverläufen (z. B. [101], [127]) bisher kein ernsthafter Verdacht auf teratogene Effekte, auch nicht speziell bei Trimipramin.
Anpassungsstörungen nach der Geburt	Anpassungsstörungen postpartal möglich (zentralnervös, gastrointestinal, respiratorisch).
Empfohlene Maßnahmen während der Schwangerschaft	• Sonografische Feindiagnostik bei Exposition im 1. Trimenon. • „Organultraschall" ca. 20. SSW. • Sorgfältige Schwangerschaftsüberwachung, auch hinsichtlich Frühgeburtsbestrebungen.
Stillzeit	Unzureichende Datenlage, wahrscheinlich analog zu anderen Trizyklika zu beurteilen.
Zusammenfassende Bewertung*	• Bei Neueinstellung wegen Depression in Schwangerschaft und Stillzeit besser dokumentierte Trizyklika (wie etwa Amitriptylin) verordnen. Bei stabiler Einstellung jedoch keine Umstellung erforderlich. In niedriger Dosierung zum Schlafanstoß geeignet. • Sorgfältige Schwangerschaftsüberwachung inkl. Ultraschallfeindiagnostik • In den Tagen nach der Geburt auf Anpassungsstörungen beim Kind achten.

* Ersetzt nicht die Einzelfallprüfung bzw. individuelle Beratung, z. B. durch Embryotox

Tab. 11.72 Valproinsäure (Valproat)

Valproinsäure (Valproat)	
Präparate	Convulex, Ergenyl, Leptilan, Orfiril, Generika
Charakteristikum	Primär Antikonvulsivum, später auch zur Phasenprophylaxe bei bipolaren Störungen und Behandlung der akuten Manie zugelassen. Wegen erwiesener Teratogenität nicht im gebärfähigen Alter anwenden; falls dringend erforderlich, verlässliche nicht hormonelle Kontrazeption.
Menstruationszyklus und Fertilität	Valproinsäure verstärkt möglicherweise Zyklusunregelmäßigkeiten und wird im Zusammenhang mit dem polyzystischen Ovarialsyndrom (PCO) diskutiert, das mit einer herabgesetzten Fertilität und erhöhtem Testosteronspiegel einhergeht [67].
Verhütung	Keine nennenswerte Beeinträchtigung oraler Kontrazeptiva durch Enzyminduktion bekannt. Wegen der Gefahr der Teratogenität bei ungeplanter Schwangerschaft verlässliche Kontrazeption (sichere nicht hormonelle Methode, z. B. Spirale)
Auswirkungen auf die vorgeburtliche Entwicklung	Valproat ist erwiesenermaßen das stärkste Teratogen unter den Antiepileptika, unter Monotherapie 3fach erhöhte Rate großer Fehlbildungen (6–10 % und mehr). Kombinationen mit anderen Antiepileptika können weit über 10 % Fehlbildungsrate bedingen! Neuralrohrdefekte (Spina bifida) unter Monotherapie bei 1–2 % der Exponierten, d. h. 12- bis 20-mal häufiger als spontan. Außerdem Herz- und Extremitätenfehlbildungen, Dysmorphien des Gesichts. Mentale Entwicklungsretardierung, IQ-Defizite, ggf. auch autismusartige Symptomatik häufiger. Hinweise auf Dosisabhängigkeit teratogener Effekte, besonders über 1 000 mg/Tag. Auch im Tierversuch teratogen.
Anpassungsstörungen nach der Geburt	Anpassungsstörungen postpartal möglich (zentralnervös, gastrointestinal, respiratorisch). Blutungsneigung durch gestörte Thrombozytenfunktion und Fibrinogenmangel diskutiert.
Empfohlene Maßnahmen während der Schwangerschaft	• Bei absolut unvermeidbarer Therapie Valproat auf 3–4 Einzeldosen verteilen, Retardpräparate, möglichst Monotherapie. Tagesdosis unter 1 000 mg/Tag und Serumkonzentrationen unter 70 µg/ml. • Folsäureprophylaxe mit 0,8 mg/Tag ab Planung der Schwangerschaft bis 10. Woche. • Sonografische Feindiagnostik bei Exposition im 1. Trimenon. • „Organultraschall" ca. 20. SSW. • Sorgfältige Schwangerschaftsüberwachung, auch hinsichtlich Frühgeburtsbestrebungen.
Stillzeit	Auf Basis von etwa 50 Mutter-Kind-Paaren relative Dosis: 1–7 %, M/P-Quotient: 0,05. Plasmakonzentrationen: 0,9–2,3 % der mütterlichen Werte; nach bisherigen Erfahrungen gut vertragen.
Zusammenfassende Bewertung*	• Keine Valproinsäure im reproduktionsfähigen Alter, falls Schwangerschaft geplant bzw. falls keine sichere nicht hormonelle Kontrazeption. Ausnahme: sonst therapierefraktäre Epilepsien. • Bei psychiatrischen Erkrankungen vor und nötigenfalls auch während der Schwangerschaft Umstellung, z. B. auf Atypikum. • Bei erfolgter Behandlung in der Frühschwangerschaft Schwangerschaftsabbruch ohne weitere Pränataldiagnostik und Hinweis auf Schädigung des Kindes nicht indiziert. • Stillen bei Monotherapie und guter Beobachtung des Kindes akzeptabel. • Sorgfältige Schwangerschaftsüberwachung inkl. Ultraschallfeindiagnostik. Folsäureprophylaxe. • In den Tagen nach der Geburt auf Anpassungsstörungen beim Kind achten.

* Ersetzt nicht die Einzelfallprüfung bzw. individuelle Beratung, z. B. durch Embryotox

Tab. 11.73 Venlafaxin

Venlafaxin	
Präparate	Trevilor retard, Generika
Charakteristika	Serotonin-Noradrenalin-Wiederaufnahmehemmer (SNRI) mit guter Wirkung bei Depressionen und Angststörungen. Oft ausgeprägte anfängliche Nebenwirkungen (bei langsamer Aufdosierung geringer) sowie mit den NW vergleichbare Absetzphänomene
Menstruationszyklus und Fertilität	Keine nennenswerten Auswirkungen bekannt.
Verhütung	Keine nennenswerte Interaktion bekannt.
Auswirkungen auf die vorgeburtliche Entwicklung	Bei über 2 000 ausgewerteten Schwangerschaftsverläufen in verschiedenen Studien bisher kein Hinweis auf teratogene Effekte (z. B. [9]).
Anpassungsstörungen nach der Geburt	Anpassungsstörungen postpartal möglich (zentralnervös, gastrointestinal, respiratorisch). Sehr vereinzelt Krampfanfälle, gefolgt von normaler Entwicklung
Empfohlene Maßnahmen während der Schwangerschaft	• Sonografische Feindiagnostik bei Exposition im 1. Trimenon. • „Organultraschall" ca. 20. SSW. • Sorgfältige Schwangerschaftsüberwachung, auch hinsichtlich Frühgeburtsbestrebungen.
Stillzeit	• Auf Basis von rund 20 Mutter-Kind-Paaren beträgt relative Dosis 6–9 % einschließlich Hauptmetaboliten Desmethylvenlafaxin; M/P-Quotient: 4. Im Serum der Kinder 10 %, in einem Einzelfall nahezu 60 % der mütterlichen Werte; keines der Kinder zeigte Symptome. • Auf Basis von 10 Mutter-Kind-Paaren unter Desvenlafaxin beträgt relative Dosis 7 %, Plasmakonzentrationen der unauffälligen Kinder 5 % der mütterlichen Werte.
Zusammenfassende Bewertung*	• Bei Neueinstellung die am besten erprobten SSRI Sertralin oder Citalopram in Betracht ziehen, nicht zuletzt wegen des günstigeren Nebenwirkungsprofils. Bei stabiler Einstellung jedoch kein Umsetzen. • Unter Monotherapie Stillen bei guter Beobachtung akzeptabel. • Sorgfältige Schwangerschaftsüberwachung inkl. Ultraschallfeindiagnostik • In den Tagen nach der Geburt auf Anpassungsstörungen beim Kind achten.

* Ersetzt nicht die Einzelfallprüfung bzw. individuelle Beratung, z. B. durch Embryotox

Tab. 11.74 Vortioxetin

Vortioxetin	
Präparate	Brintellix
Charakteristika	Soll als ein sogenannter Serotoninmodulator und -stimulator ein neues Therapieprinzip verkörpern. Klinische Vorteile gegenüber etablierten Mitteln wie den SSRI sind bisher nicht erwiesen. Einsatz bei Alkoholentzugssyndrom.
Menstruationszyklus und Fertilität	Unzureichende Datenlage.
Verhütung	Unzureichende Datenlage.
Auswirkungen auf die vorgeburtliche Entwicklung	Unzureichende Datenlage.
Anpassungsstörungen nach der Geburt	Anpassungsstörungen postpartal möglich (zentralnervös, gastrointestinal, respiratorisch).
Empfohlene Maßnahmen während der Schwangerschaft	• Sonografische Feindiagnostik bei Exposition im 1. Trimenon. • „Organultraschall" ca. 20. SSW. • Sorgfältige Schwangerschaftsüberwachung, auch hinsichtlich Frühgeburtsbestrebungen.
Stillzeit	Unzureichende Datenlage.

Tab. 11.74 Fortsetzung

Vortioxetin	
Zusammenfassende Bewertung*	• Bei Neueinstellung in der Schwangerschaft und Stillzeit unbedingt besser erprobte Medikamente bevorzugen. Bei erfolgter Behandlung in der Frühschwangerschaft ist ein Schwangerschaftsabbruch ohne Hinweis auf konkrete Schädigungen nicht indiziert. • Sorgfältige Schwangerschaftsüberwachung inkl. Ultraschallfeindiagnostik. • In den Tagen nach der Geburt auf Anpassungsstörungen beim Kind achten.

* Ersetzt nicht die Einzelfallprüfung bzw. individuelle Beratung, z. B. durch Embryotox

Tab. 11.75 Zaleplon

Zaleplon	
Präparate	Sonata
Charakteristika	Kurz wirksames Hypnotikum (Benzodiazepinagonist, geringeres Suchtpotenzial als Benzodiazepine). Bei Schlafstörungen besser erprobte medikamentöse Alternativen bevorzugen (z. B. Antidepressiva, Promethazin, Zolpidem).
Menstruationszyklus und Fertilität	Unzureichende Datenlage.
Verhütung	Unzureichende Datenlage.
Auswirkungen auf die vorgeburtliche Entwicklung	Keine Hinweise auf Teratogenität bei 32 exponierten Schwangeren. Datenlage noch unzureichend für differenzierte Beurteilung. Im Tierversuch nicht teratogen.
Anpassungsstörungen nach der Geburt	Unzureichende Datenlage. Anpassungsstörungen postpartal möglich (zentralnervös, gastrointestinal, respiratorisch).
Empfohlene Maßnahmen während der Schwangerschaft	• Sonografische Feindiagnostik bei Exposition im 1. Trimenon. • „Organultraschall“ ca. 20. SSW. • Sorgfältige Schwangerschaftsüberwachung, auch hinsichtlich Frühgeburtsbestrebungen.
Stillzeit	Unzureichende Datenlage, relative Dosis < 0,1 %.
Zusammenfassende Bewertung*	• Wegen unzureichender Datenlage beim Menschen in Schwangerschaft und Stillzeit besser erprobte schlafanstoßende Substanzen bevorzugen und nicht medikamentöse Strategien ausnutzen (z. B. Schlafhygiene, Entspannungstraining). • Unter Monotherapie bei guter Beobachtung des Kindes Stillen akzeptabel. • Sorgfältige Schwangerschaftsüberwachung; bei längerfristiger Einnahme inkl. Ultraschallfeindiagnostik. • In den Tagen nach der Geburt auf Anpassungsstörungen beim Kind achten.

* Ersetzt nicht die Einzelfallprüfung bzw. individuelle Beratung, z. B. durch Embryotox

Tab. 11.76 Ziprasidon

Ziprasidon	
Präparate	Zeldox
Charakteristika	Atypisches Neuroleptikum, Einsatz bei schizophrenen Psychosen und manischen bzw. gemischten Episoden bei bipolarer Störung.
Menstruationszyklus und Fertilität	Keine erheblichen Auswertungen bekannt.
Verhütung	Besonders beim Umsetzen von klassischen Neuroleptika verlässliche Kontrazeption, da durch geringeren Einfluss auf Prolaktinspiegel die Fertilität steigen kann. Bisher keine Wechselwirkung mit Kontrazeptiva bekannt.

Tab. 11.76 Fortsetzung

Ziprasidon	
Auswirkungen auf die vorgeburtliche Entwicklung	Bisher keine Hinweise auf Teratogenität bei etwa 50 Schwangerschaften [57]. Erfahrungen aber noch unzureichend für differenzierte Risikobewertung. Im Tierversuch teilweise teratogen (Herzfehlbildungen bei Kaninchen).
Anpassungsstörungen nach der Geburt	Unzureichende Datenlage. Wie bei anderen Atypika Anpassungsstörungen postpartal möglich (zentralnervös, gastrointestinal, respiratorisch), sehr selten auch Krampfanfälle.
Empfohlene Maßnahmen während der Schwangerschaft	• Sonografische Feindiagnostik bei Exposition im 1. Trimenon. • „Organultraschall" ca. 20. SSW. • Sorgfältige Schwangerschaftsüberwachung, auch hinsichtlich Frühgeburtsbestrebungen.
Stillzeit	Auf Basis von 2 Mutter-Kind-Paaren relative Dosis < 0,1 %, keine Symptome.
Zusammenfassende Bewertung*	• Bei Neueinstellung besser erprobte Neuroleptika bevorzugen. Fortführung im Fall einer stabilen Einstellung möglich. • Stillen bei Monotherapie und guter Beobachtung des Kindes akzeptabel. • Sorgfältige Schwangerschaftsüberwachung inkl. Ultraschallfeindiagnostik. • In den Tagen nach der Geburt auf Anpassungsstörungen beim Kind achten.

* Ersetzt nicht die Einzelfallprüfung bzw. individuelle Beratung, z. B. durch Embryotox

Tab. 11.77 Zolpidem

Zolpidem	
Präparate	Bikalm, Stilnox, Generika
Charakteristika	Hypnotikum (Benzodiazepinagonist, geringeres Suchtpotenzial als Benzodiazepine).
Menstruationszyklus und Fertilität	Unzureichende Datenlage.
Verhütung	Unzureichende Datenlage.
Auswirkungen auf die vorgeburtliche Entwicklung	Auf Basis von über 1 000 exponierten Schwangerschaften kein Hinweis auf teratogene Effekte. Keine Teratogenität im Tierversuch.
Anpassungsstörungen nach der Geburt	Unzureichende Datenlage, beim Neugeborenen einer Mutter mit Zolpidemabusus 41 ng/ml im Nabelschnurblut gemessen, jedoch keine Symptome [6]. Anpassungsstörungen postpartal möglich (zentralnervös, gastrointestinal, respiratorisch).
Empfohlene Maßnahmen während der Schwangerschaft	• Sonografische Feindiagnostik bei Exposition im 1. Trimenon. • „Organultraschall" ca. 20. SSW. • Sorgfältige Schwangerschaftsüberwachung, auch hinsichtlich Frühgeburtsbestrebungen.
Stillzeit	Untersuchungen an 5 Frauen ergaben relative Dosis von etwa 1 %, Milch-Plasma-Quotient: 0,13.
Zusammenfassende Bewertung*	• Zur punktuellen und vorübergehenden Einschlafhilfe akzeptabel. Bei längerer Notwendigkeit einer Schlafmedikation Alternativen bedenken (z. B. schlafanstoßende Antidepressiva oder Promethazin) und nicht medikamentöse Strategien ausnutzen (z. B. Schlafhygiene, Entspannungstraining). • Unter Monotherapie Stillen bei guter Beobachtung des Kindes akzeptabel. • Sorgfältige Schwangerschaftsüberwachung Ultraschallfeindiagnostik. • In den Tagen nach der Geburt auf Anpassungsstörungen beim Kind achten.

* Ersetzt nicht die Einzelfallprüfung bzw. individuelle Beratung, z. B. durch Embryotox

Tab. 11.78 Zopiclon

Zopiclon	
Präparate	Ximovan, Generika
Charakteristika	Hypnotikum (Benzodiazepinagonist, geringeres Suchtpotenzial als Benzodiazepine).
Menstruationszyklus und Fertilität	Unzureichende Datenlage.
Verhütung	Unzureichende Datenlage.
Auswirkungen auf die vorgeburtliche Entwicklung	Auf Basis von über 1 500 exponierten Schwangerschaften kein Hinweis auf teratogene Effekte. Keine Teratogenität im Tierversuch.
Anpassungsstörungen nach der Geburt	Unzureichende Datenlage. Anpassungsstörungen postpartal möglich (zentralnervös, gastrointestinal, respiratorisch).
Empfohlene Maßnahmen während der Schwangerschaft	• Sonografische Feindiagnostik bei Exposition im 1. Trimenon. • „Organultraschall" ca. 20. SSW. • Sorgfältige Schwangerschaftsüberwachung, auch hinsichtlich Frühgeburtsbestrebungen.
Stillzeit	Basierend auf 15 Müttern relative Dosis von maximal 4 % (zum Teil nach Einzeldosis).
Zusammenfassende Bewertung*	• Zur punktuellen und vorübergehenden Einschlafhilfe akzeptabel. Bei längerer Notwendigkeit einer Schlafmedikation Alternativen bedenken (z. B. schlafanstoßende Antidepressiva oder Promethazin) und nicht medikamentöse Methoden ausnutzen (z. B. Schlafhygiene, Entspannungstraining). • Unter Monotherapie Stillen bei guter Beobachtung des Kindes akzeptabel. • Sorgfältige Schwangerschaftsüberwachung inkl. Ultraschallfeindiagnostik. • In den Tagen nach der Geburt auf Anpassungsstörungen beim Kind achten.

* Ersetzt nicht die Einzelfallprüfung bzw. individuelle Beratung, z. B. durch Embryotox

Tab. 11.79 Zuclopenthixol

Zuclopenthixol	
Präparate	Ciatyl, Ciatyl-Z, Ciatyl-Z Acuphase, Clopixol
Charakteristika	Thioxanthen, eingesetzt in der Akutbehandlung psychotischer Zustände bzw. Erregungszustände. Auch als Depotmedikation.
Menstruationszyklus und Fertilität	Prolaktinerhöhung kann Fertilität herabsetzen, dies ist aber kein kontrazeptiver Schutz! Zyklusstörungen sind möglich.
Verhütung	Unzureichende Datenlage.
Auswirkungen auf die vorgeburtliche Entwicklung	Etwa 75 Schwangerschaften ohne Hinweis auf Teratogenität [126].
Anpassungsstörungen nach der Geburt	Anpassungsstörungen postpartal möglich (zentralnervös, gastrointestinal, respiratorisch), auch extrapyramidalmotorische Störungen möglich.
Empfohlene Maßnahmen während der Schwangerschaft	• Sonografische Feindiagnostik bei Exposition im 1. Trimenon. • „Organultraschall" ca. 20. SSW. • Sorgfältige Schwangerschaftsüberwachung, auch hinsichtlich Frühgeburtsbestrebungen.
Stillzeit	Basierend auf 8 Mutter-Kind-Paaren relative Dosis < 1 %, keine klinischen Auffälligkeiten.
Zusammenfassende Bewertung*	• In Schwangerschaft und Stillzeit akzeptabel. • Sorgfältige Schwangerschaftsüberwachung inkl. Ultraschallfeindiagnostik. • In den Tagen nach der Geburt auf Anpassungsstörungen beim Kind achten.

* Ersetzt nicht die Einzelfallprüfung bzw. individuelle Beratung, z. B. durch Embryotox

12 Literatur

[1] **Alwan** S, Reefhuis J, Rasmussen SA et al. National Birth Defects Prevention Study. Use of selective serotonin-reuptake inhibitors in pregnancy and the risk of birth defects. N Engl J Med 2007; 356: 2684–2692

[2] **[Anonymous].** Agomelatine: a review of adverse effects. Prescrire Int 2013; 22 (136): 70–71

[3] **Arbeitsgemeinschaft der Wissenschaftlichen Medizinischen Fachgesellschaften** (AWMF), Ärztliche Zentralstelle Qualitätssicherung (ÄZQ). Das Leitlinien-Manual von AWMF und ÄZQ. Entwicklung und Implementierung von Leitlinien in der Medizin. Z Arztl Fortbild Qualitatssich 2001; 95 (Suppl I): 4–84

[4] **Arbeitsgemeinschaft der Wissenschaftlichen Medizinischen Fachgesellschaften** (AWMF), Ärztliches Zentrum für Qualität in der Medizin (ÄZQ). Von Absolute Risikoreduktion bis Zuverlässigkeit von Leitlinien. Leitlinien-Glossar. Begrifflichkeiten und Kommentare zum Programm für Nationale VersorgungsLeitlinien. Berlin: ÄZQ; 2007

[5] **Arora** M, Praharaj SK. Meningocele and ankyloblepharon following in utero exposure to olanzapine. Eur Psychiatry 2006; 21 (5): 345–346

[6] **Askew** JP. Zolpidem addiction in a pregnant woman with a history of second-trimester bleeding. Pharmacotherapy 2007; 27: 306–308

[7] **Bandelow** B, Wiltink J, Alpers G et al. Hrsg. Deutsche S3-Leitlinie Behandlung von Angststörungen. http://www.awmf.org/leitlinien.html 15.04.2014

[8] **Bartfai** Z, Kocsis J, Puho EH et al. A population-based case-control teratologic study of promethazine use during pregnancy. Reprod Toxicol 2008; 25: 276–285

[9] **Bellantuono** C, Vargas M, Mandarelli G et al. The safety of serotonin-noradrenaline reuptake inhibitors (SNRIs) in pregnancy and breastfeeding: a comprehensive review. Hum Psychopharmacol 2015, DOI: 10.1002/hup.2473 [Epub ahead of print]

[10] **Bergant** A, Nguyen T, Heim K et al. Deutschsprachige Fassung und Validierung der „Edinburgh postnatal depression scale". Dtsch Med Wochenschr 1998; 123: 35–40

[11] **Blais** MA, Becker AE, Burwell RA. Pregnancy: outcome and impact on symptomatiology in a cohort of eating-disordered women. Int J Eat Disord. 2000: 27(2): 140–149

[12] **Bloch** M, Rotenberg N, Koren D et al. Risk factors associated with the development of postpartum mood disorders. J Affect Disord 2005; 88: 9–18

[13] **Boksa** P. Animal models of obstetric complications in relation to schizophrenia. Brain Res Brain Res Rev 2004; 45: 1–17

[14] **Boog** G. Obstetrical complications and subsequent schizophrenia in adolescent and young adult offsprings: is there a relationship? Eur J Obstet Gynecol Reprod Biol 2004; 114: 130–136

[15] **Borisch** C, Kayser A, Weber-Schoendorfer C et al. Severe neutropenia in a newborn after clozapine therapy during pregnancy. Reprod Toxicol 2012; 34: 158

[16] **Brockington** I. Postpartum psychiatric disorders. Lancet 2004; 363: 303–310

[17] **Bromiker** R, Kaplan M. Apparent intrauterine fetal withdrawal from clomipramine hydrochloride. JAMA 1994; 272: 1722– 1723

[18] **Brown** AS, van Os J, Driessens C et al. Further evidence of relation between prenatal famine and major affective disorder. Am J Psychiatry 2000; 157: 190–195

[19] **Brunner** E, Falk DM, Jones M et al. Olanzapine in pregnancy and breastfeeding: a review of data from global safety surveillance. BMC Pharmacol Toxicol 2013; 14: 38

[20] **Buka** SL, Tsuang MT, Torrey EF et al. Maternal infections and subsequent psychosis among offspring. Arch Gen Psychiatry 2001; 58: 1032–1037

[21] **Bulik** CM, Sullivan PF, Fear JF, Pickering A et al. Fertility and reproduction in women with anorexia nervosa: a controlled study. J Clin Psychiatry. 1999; 60 (2): 130–135

[22] **Bundesärztekammer** (BÄK), Kassenärztliche Bundesvereinigung (KBV), Beurteilungskriterien für Leitlinien in der medizinischen Versorgung – Beschlüsse der Vorstände der Bundesärztekammer und Kassenärztlicher Bundesvereinigung, Juni 1997. Dtsch Arztebl 1997; 94: A-2154–2155

[23] **Bundy** H, Stahl D, MacCabe JH. A systematic review and meta-analysis oft the fertility of patients with schizophrenia and their unaffected relatives. Acta Psychiatr Scand 2011; 123 (2): 98–106

[24] **Cannon** TD, Rosso IM, Hollister JM et al. A prospective cohort study of genetic and perinatal influences in the etiology of schizophrenia. Schizophr Bull 2000; 26: 351–366

[25] **Chambers** C, Schaefer C. Epilepsy and antiepileptic medications in: Schaefer C, Peters P, Miller RK (eds.): Drugs during pregnancy and lactation. Treatment options and risk assessment. Academic Press/Elsevier New York 2015, p.251-291

[26] **Cohen** LS, Altshuler LL, Harlow BL et al. Relapse of major depression during pregnancy in women who maintain or discontinue antidepressant treatment. JAMA 2006; 295: 499–507

[27] **Colvin** L, Slack-Smith L, Stanley FJ et al. Dispensing patterns and pregnancy outcomes for women dispensed selective serotonin reuptake inhibitors in pregnancy. Birth Defects Res A Clin Mol Teratol 2011; 91 (3): 142–152

[28] **Crawford** AM, Beasley jr. CM, Tollefson GD. The acute and long-term effect of olanzapine compared with placebo and haloperidol on serum prolactin concentrations. Schizophr Res 1997; 26: 41–54

[29] **Cressman** AM, Natekar A, Kim E et al. Cocaine abuse during pregnancy. J Obstet Gynaecol Can 2014; 36 (7): 628–631

[30] **Dalton** SO, Mellemkjaer L, Thomassen L et al. Risk for cancer in a cohort of patients hospitalized for schizophrenia in Denmark, 1969–1993. Schizophr Res 2005; 75: 315–324

[31] **Davis** RL, Rubanowice D, McPhillips H et al.; HMO Research Network Center for Education, Research in Therapeutics. Risks of congenital malformations and perinatal events among infants exposed to antidepressant medications during pregnancy. Pharmacoepidemiol Drug Saf 2007; 16 (10): 1086–1094

[32] **Dennis** CL, Dowswell T. Psychosocial and psychological interventions for preventing postpartum depression. Cochrane Database Syst Rev 2013; 28 (2): Cochrane Database Syst Rev. 2013 Feb 28;2:CD001 134

[33] **Deutsche Gesellschaft** für Bipolare Störungen (DGBS) und Deutsche Gesellschaft für Psychiatrie, Psychotherapie und Nervenheilkunde (DGPPN) Hrsg. S3-Leitlinie zur Diagnostik und Therapie Bipolarer Störungen. Langversion 1.8. Stand: Mai 2012, letzte Anpassung Januar 2014. http://www.leitlinie-bipolar.de

[34] **Deutsche Gesellschaft** für Psychiatrie, Psychotherapie und Nervenheilkunde (DGPPN) Hrsg. S3-Behandlungsleitlinie Schizophrenie. Berlin: Springer; 2006

[35] **Deutsche Gesellschaft** für Suchtforschung und Suchttherapie (DG-Sucht), Deutsche Gesellschaft für Psychiatrie und Psychotherapie, Psychosomatik und Nervenheilkunde (DGPPN). Arbeitsgemeinschaft der Wissenschaftlichen Medizinischen Fachgesellschaften (AWMF) Hrsg. S3-Leitlinie "Screening, Diagnose und Behandlung alkoholbezogener Störungen" AWMF-Registernr.: 076-001. Stand: 22.04.2015

[36] **Deutsche Gesellschaft** für Suchtforschung und Suchttherapie e.V. (DG-Sucht), Deutsche Gesellschaft für Psychiatrie und Psychotherapie, Psychosomatik und Nervenheilkunde e.V. (DGPPN). S3-Leitlinie Screening, Diagnostik und Behandlung des schädlichen und abhängigen Tabakkonsums (AWMF-Registernr.: 076-006) Stand: 09.02.2015

[37] **Deutsche Gesellschaft** für Psychiatrie und Psychotherapie, Psychosomatik und Nervenheilkunde (DGPPN) Hrsg. S3-Leitlinie Zwangsstörungen. AWMF-Registernr.: 038/017 Stand: 14.05.2013

[38] **Di Florio** A, Forty L, Gordon-Smith K et al. Perinatal episodes across the mood disorder spectrum. JAMA Psychiatry 2013; 70:168–175

[39] **Diav-Citrin** O, Shechtman S, Ornoy S et al. The safety of haloperidol and penfluridol in pregnancy: a multicenter, prospective, controlled study. J Clin Psychiatry 2005; 66: 317–322

[40] **Doyle** K, Heron J, Berrisford G et al. The management of bipolar disorder in the perinatal period and risk factors for postpartum relapse. Eur Psychiatry 2012; 27: 563–569

[41] **Einarson** A Choi J, Einarson TR, et al.: Incidence of major malformations in infants following antidepressant exposure in pregnancy: results of a large prospective cohort study. Can J Psychiatry 2009; 54(4): 242–246.

[42] **Ekeus** C, Lindberg L, Lindblad F et al. Birth outcomes and pregnancy complications in women with a history of anorexia nervosa. BJOG. 2001; 113 (8): 925-929

[43] **Ellfolk** M, Malm H. Risks associated with in utero and lactation exposure to selective serotonin reuptake inhibitors (SSRIs). Reprod Toxicol 2010; 30 (2): 249–260

[44] **Ennis** AN, Damkier P. Pregnancy exposure to olanzapine, quetiapine, risperidone, aripiprazole and risk of congenital malformations. A systemic review. Basic Clin Pharmacol Toxicol 2014, DOI: 10.1111/bcpt.12372

[45] **Ericson** A, Källén B, Wiholm BE. Delivery outcome after the use of antidepressants in early pregnancy. Eur J Clin Pharmacol 1999; 55: 503–508

[46] **Forsyth** JK, Ellman LM, Tanskanen A et al. Genetic risk for schizophrenia, obstetric complications, and adoslescent school outcome: evidence for gene-environment interaction.Schizophr Bull 2013; 39: 1067–1076

[47] **Franko** DL, Blais MA, Becker AE et al. Pregnancy complications and neonatal outcomes in women with eating disorders. Am J Psychiatry. 2001;158 (9):1461-1466

[48] **Frassetto** F, Martel FT, Barjhoux CE et al. Goiter in a newborn exposed to lithium in utero. Ann Pharmacother 2002; 36: 1745–1748

[49] **Freeman** MP, Smith KW, Freeman SA et al. The impact of reproductive events on the course of bipolar disorder in women. J Clin Psychiatry 2002; 63: 284–287

[50] **Gale** CR, Martyn CN. Birth weight and later risk of depression in a national birth cohort. Br J Psychiatry 2004; 184: 28–33

[51] **Gentile** S. Antipsychotic therapy during early and late pregnancy. A systematic review. Schizophr Bull 2010; 36: 518–544

[52] **Goldstein** DJ, Corbin LA, Fung MC. Olanzapine-exposed pregnancies and lactation: early experience. J Clin Psychopharmacol 2000; 20: 399–403

[53] **Grigoriadis** S, VonderPorten EH, Mamisashvili L. Antidepressant exposure during pregnancy and congenital malformations: is there an association? A systematic review and meta-analysis of the best evidence. J Clin Psychiatry 2013; 74: e293–308

[54] **Grigoriadis** S, Vonderporten EH, Mamisashvili L et al. Prenatal exposure to antidepressants and persistent pulmonary hypertension of the newborn: systematic review and meta-analysis. Br Med J 2014; 358: f6932

[55] **Grof** P, Robbins W, Berghoefer A et al. Protective effect of pregnancy in women with lithium-responsive bipolar disorder. J Affect Disord 2000; 61: 31–39

[56] **Grush** LR, Nierenberg A, Keefe B et al. St. John's wort during pregnancy. JAMA 1998; 280: 1566

[57] **Habermann** F, Fritzsche J, Fuhlbrück F et al. Atypical antipsychotic drugs and pregnancy outcome: a prospective cohort study. J Clin Psychopharmacol 2013; 33: 453–462

[58] **Harlow** BL, Vitonis AF, Sparen P et al. Incidence of hospitalization for postpartum psychotic and bipolar episodes in women with and without prior prepregnancy or prenatal psychiatric hospitalizations. Arch Gen Psychiatry. 2007 Jan;64(1):42-48.

[59] **Harrington** RA, Lee LC, Crum RM et al. Prenatal SSRI use and offspring with autism spectrum disorder or developmental delay. Pediatrics 2014; 133 (5): e1241–1248

[60] **Hoog** SL, Cheng Y, Elpers J et al. Duloxetine and pregnancy outcomes: safety surveillance findings. Int J Med Sci 2013; 10: 413–419

[61] **Howard** LM, Kumar C, Leese M et al. The general fertility rate in women with psychotic disorders. Am J Psychiatry 2002; 159: 991–997

[62] **Howard** LM, Goss C, Leese M et al. Medical outcome of pregnancy in women with psychotic disorders and their infants in the first year after birth. Br J Psychiatry 2003; 182: 63–67

[63] **Howard** LM. Fertility and pregnancy in women with psychotic disorders. Eur J Obstet Gynecol Reprod Biol 2005; 119: 3–10

[64] **Hutchinson** G, Bhugra D, Mallett R et al. Fertility and marital rates in first-onset schizophrenia. Soc Psychiatry Psychiatr Epidemiol 1999; 34: 617–621

[65] **Hviid** A, Melbye M, Pasternak B. Use of selective serotonin reuptake inhibitors during pregnancy and risk of autism. N Engl J Med 2013; 369: 2406–2415

[66] **Iqbal** MM, Rahman A, Husain Z et al. Clozapine: a clinical review of adverse effects and management. Ann Clin Psychiatry 2003; 15 (1): 33–48

[67] **Isojärvi** JIT, Laatikainen TJ, Pakarinen AJ et al. Polycystic ovaries and hyperandrogenism in women taking valproate for epilepsy. N Engl J Med 1993; 329: 1383–1388

[68] **Isojärvi** JIT, Rättya J, Myllylä VV. Valproate, lamotrigine, and insulin-mediated risks in women with epilepsy. Ann Neurol 1998; 43: 446–451

[69] **Jones** I, Chandra PS, Dazzan P et al. Bipolar disorder, affective psychosis, and schizophrenia in pregnancy and the post-partum period. Lancet. 2014 Nov 15;384 (9956):1789-1799

[70] **Judd** F, Komiti A, Sheehan P et al. Adverse obstetric and neonatal outcomes in women with severe mental illness: to what extent can they be prevented? Schizophr Res 2014; 157: 305–309

[71] **Kaaja** E, Kaaja R, Hiilesmaa V. Major malformations in offspring of women with epilepsy. Neurology 2003; 60: 575–579

[72] **Källén** B. Neonate characteristics after maternal use of antidepressants in late pregnancy. Arch Pediatr Adolesc Med 2004; 158: 312–316

[73] **Källén** B, Borg N, Reis M. The use of central nervous system active drugs during pregnancy. Pharmaceuticals 2013; 6 (10): 1221–1286

[74] **Kendell** RE, Chalmers JC, Platz C. Epidemiology of puerperal psychoses. 1987; May;150:662-73. Erratum in: Br J Psychiatry 1987 Jul;151:135.

[75] **Kennedy** DS, Evans N, Wang I et al. Fetal abnormalities associated with high-dose tranylcypromine in two consecutive pregnancies. Teratology 2000; 61: 441

[76] **Kentenich** H, Brähler E, Kowalcek I et al. Leitlinie psychosomatisch orientierte Diagnostik und Therapie bei Fertilitätsstörungen. Gießen Psychosozial-Verlag; 2014

[77] **Kirsch** I, Deacon BJ, Huedo-Medina TB et al. Initial severity and antidepressant benefits: a meta-analysis of data submitted to the Food and Drug Administration. PLoS Med 2008; 5 (2): e45

[78] **Klieger-Grossmann** C, Weitzner B, Panchaud A et al. Pregnancy outcomes following use of escitalopram: a prospective comparative cohort study. J Clin Pharmacol 2012; 52: 766–770

[79] **Koenig** JI, Kirkpatrick B, Lee P. Glucocorticoid hormones and early brain development in schizophrenia. Neuropsychopharmacology 2002; 27: 309–318

[80] **Koenig** JI, Elmer GI, Shepard PD et al. Prenatal exposure to a repeated variable stress paradigm elicits behavioral and neuroendocrinological changes in the adult offspring: potential relevance to schizophrenia. Behav Brain Res 2005; 156: 251–261

[81] **Kooij** SJ, Bejerot S, Blackwell A et al. European consensus statement on diagnosis and treatment of adult ADHD: The European Network Adult ADHD. BMC Psychiatry. 2010 Sep 3; 10:67

[82] **Kornum** JB, Nielsen RB, Pedersen L et al. Use of selective serotonin-reuptake inhibitors during early pregnancy and risk of congenital malformations: updated analysis. Clin Epidemiol 2010; 2: 29–36

[83] **Kuhl** H. Einfluss von Psychopharmaka auf Reproduktion und Kontrazeption. In: Kuhl H, Hrg. Sexualhormone und Psyche. Stuttgart: Thieme; 2002: 48–56

[84] **Kunugi** H, Nanko S, Murray RM. Obstetric complications and schizophrenia: prenatal underdevelopment and subsequent neurodevelopmental impairment. Br J Psychiatry 2001; Heft-Nr. Apr (Suppl. 40): s25–29

[85] **Laursen** TM, Munk-Olsen T. Reproductive patterns in psychotic patients. Schizophr Res 2010; 121: 234–240

[86] **Leitlinien für Interventionen in der Drogenbehandlung**, Models of good practice in drug treatment in Europe (Moretreat), Hrsg. Hamburg: Zentrum für Interdisziplinäre Suchtforschung (ZIS) und Zentrum für psychosoziale Medizin, Universitätskrankenhaus Eppendorf; 2008

[87] **Leucht** S, Corves C, Arbter D, et al. Second-generation versus first-generation antipsychotic drugs for schizophrenia: a meta-analysis. Lancet 2009; 373 (9657): 31–41

[88] **Levav** I, Kohn R, Barchana M et al. The risk for cancer among patients with schizoaffective disorders. J Affect Disord 2009; 114: 316–320

[89] **Llewellyn** A, Stowe ZN, Strader JR. The use of lithium and management of women with bipolar disorder during pregnancy and lactation. J Clin Psychiatry 1998; 59 (Suppl. 6): 57–64

[90] **Loebstein** R, Lalkin A, Koren G. Pharmacokinetic changes during pregnancy and their clinical relevance. Clin Pharmacokinet 1997; 33: 328–343

[91] **Louik** C, Lin AE, Werler MM et al. First-trimester use of selective serotonin-reuptake inhibitors and the risk of birth defects. N Engl J Med 2007; 356: 2675–2683

[92] **Maayan-Metzger** A, Kuint J, Lubetsky A et al. Maternal selective serotonin reuptake inhibitor intake does not seem to affect neonatal platelet function tests. Acta Haematol 2006; 115: 157–161

[93] **Maina** G, Rosso G, Aguglia A et al. Recurrence rates of bipolar disorder during the postpartum period: a study on 276 medication-free Italian women. Arch Womens Ment Health 2014; 17: 367–372

[94] **Malm** H, Artama M, Gissler M et al. Selective serotonin reuptake inhibitors and risk for major congenital anomalies. Obstet Gynecol 2011; 118: 111–120

[95] **Malzacher** A, Engler H, Drack G et al. Lethargy in a newborn: lithium toxicity or lab error? J Perinat Med 2003; 31: 340–342

[96] **Manber** R, Schnyer RN, Lyell D et al. Acupuncture for depression during pregnancy: a randomized controlled trial. Obstet Gynecol 2010; 115 (3): 511–520

[97] **Mansour** H, Kandil K, Wood J et al. Reduced fertility and fecundity among patients with bipolar I disorder and schizophrenia in Egypt. Psychiatry Investig 2011; 8: 214–220

[98] **Marneros** A, Deister A, Rohde A. Affektive, schizoaffektive und schizophrene Psychosen. Eine vergleichende Langzeitstudie. Berlin, Heidelberg, New York: Springer; 1991

[99] **Matevosyan** NR. Pregnancy and postpartum specifics in women with schizophrenia: a meta-study. Arch Gynecol Obstet 2011; 283: 141–147

[100] **Mazzeo** SE, Slof-Op't Landt MC, Jones I et al. Associations among postpartum depression, eating disorders, and perfectionism in a population-based sample of adult women. Int J Eat Disord. 2006; 39 (3): 202-211

[101] **McElhatton** PR, Garbis HM, Eléfant E et al. The outcome of pregnancy in 689 women exposed to therapeutic doses of antidepressants. A collaborative study of the European Network of Teratology Information Services (ENTIS). Reprod Toxicol 1996; 10: 285 -294

[102] **McGrath** JJ, Hearle J, Jenner L et al. The fertility and fecundity of patients with psychoses. Acta Psychiatr Scand 1999; 99: 441–446

[103] **McKenna** K, Einarson A, Levinson A et al. Significant changes in antipsychotic drug use during pregnancy. Vet Human Toxicol 2004; 46: 44–46

[104] **McKenna** K, Koren G, Tetelbaum M et al. Pregnancy outcome of women using atypical antipsychotic drugs: a prospective comparative study. J Clin Psychiatry 2005; 66: 444–449

[105] **Mhanna** MJ, Bennett JB, Izatt SD. Potential fluoxetine chloride (Prozac) toxicity in a newborn. Pediatrics 1997; 100: 158–159

[106] **Micali** N, Simonoff E, Treasure J. Risk of major adverse perinatal outcomes in women with eating disorders. Br J Psychiatry. 2007; 190: 255-259

[107] **Miller** L J. Sexuality, reproduction, and family planning in women with schizophrenia. Schizophr Bull 1997; 23: 623–635

[108] **Morgan** JF, Lacey JH, Chung E. Risk of postnatal depression, miscarriage, and preterm birth in bulimia nervosa: retrospective controlled study. Psychosom Med. 2006; 68 (3):487-492

[109] **Moses-Kolko** EL, Bogen D, Perel J et al. Neonatal signs after late in utero exposure to serotonin reuptake inhibitors. JAMA 2005; 293: 2372–2383

[110] **Müller-Oerlinghausen** B. Antidepressiva sind nur bei sehr schwerer Depression Plazebo eindeutig überlegen. Arzneiverordnung in der Praxis 2011; 39 (3): 60–62

[111] **Munk-Olsen** T, Laursen TM, Mendelson T et al. Risks and predictors of readmission for a mental disorder during the postpartum period. Arch Gen Psychiatry 2009; 66: 189–195

[112] **Newport** DJ, Calamaras MR, DeVane CL et al. Atypical antipsychotic administration during late pregnancy: placental passage and obstetrical outcomes. Am J Psychiatry 2007; 164 (8): 1214–1220

[113] **Nguyen** TN, Faulkner D, Frayne JS et al. Obstetric and neonatal outcomes of pregnant women with severe mental illness at a specialist antenatal clinic. Med J Aust 2013; 199: S 26–29

[114] **Nilsson** E, Lichtenstein P, Cnattingius S et al. Women with schizophrenia: pregnancy outcome and infant death among their offspring. Schizophr Res 2002; 58: 221–229

[115] **Nulman** I, Rovet J, Stewart DE et al. Neurodevelopment of children exposed in utero to antidepressant drugs: N Engl J Med 1997; 336: 258–262

[116] **Nulman** I, Rovet J, Stewart DE et al. Child development following exposure to tricyclic antidepressants or fluoxetin throughout fetal life: a prospective study. Am J Psychiatry 2002; 159: 1889–1995

[117] **Oberlander** TF, Eckstein Grunau R, Fitzgerald C et al. Pain reactivity in 2-month-old infants after prenatal and postnatal selective serotonin reuptake inhibitor medication exposure. Pediatrics 2005; 115: 411–425

[118] **Oberlander** TF, Papsdorf M, Brain UM et al. Prenatal effects of selective serotonin reuptake inhibitor antidepressants, serotonin transporter promoter genotype (SLC6A4), and maternal mood on child behavior at 3 years of age. Arch Pediatr Adolesc Med 2010; 164: 444–451

[119] **Ohman** I, Luef G, Tomson T. Effects of pregnancy and contraception on lamotrigine disposition: new insights through analysis of lamotrigine metabolites. Seizure 2008; 17 (2): 199–202

[120] **Pearson** KH, Nonacs RM, Viguera AC et al. Birth outcomes following prenatal exposure to antidepressants. J Clin Psychiatry 2007; 68 (8): 1284–1289

[121] **Pedersen** LH, Henriksen TB, Olsen J. Fetal exposure to antidepressants and normal milestone development at 6 and 19 months of age. Pediatrics 2010; 125(3): e600–608.

[122] **Pennell** PB, Peng L, Newport DJ et al. Lamotrigine in pregnancy: clearance, therapeutic drug monitoring, and seizure frequency. Neurology 2008; 70 (22 Pt 2): 2130–2136

[123] **Petik** D, Acs N, Bánhidy F et al. A study of the potential teratogenic effect of large doses of promethazine used for a suicide attempt by 32 pregnant women. Toxicol Ind Health 2008; 24 (1–2): 87–96

[124] **Preti** A, Cardascia L, Zen T et al. Risk for obstetric complications and schizophrenia. Psychiatry Res 2000; 96: 127–139

[125] **Rahman** T, Clevenger CV, Kaklamani V et al. Antipsychotic treatment in breast cancer patients. Am J Psychiatry 2014; 6: 616–621

[126] **Reis** M, Källén B. Maternal use of antipsychotics in early pregnancy and delivery outcome. J Clin Psychopharmacol 2008; 28 (3): 279–288

[127] **Reis** M, Källén B. Delivery outcome after maternal use of antidepressant drugs in pregnancy: an update using Swedish data. Psychol Med 2010; 40 (10): 1723–1733

[128] **Rocco** PL, Orbitello B, Perini L et al. Effects of pregnancy on eating attitudes and disorders: a prospective study. J Psychosom Res. 2005; 59(3): 175-179

[129] **Rote-Hand-Brief** des Bundesinstitut für Arzneimittel und Medizinprodukte (BfArM) zu Valproat, Dezember 2014, http://www.bfarm.de

[130] **S 3-Leitlinie**/Nationale Versorgungsleitlinie Unipolare Depression (2015) DGPPN, BÄK, KBV, AWMF, AkdÄ, BPtK, BApK, DAGSHG, DEGAM, DGPM, DGPs, DGRW (Hrsg) für die Leitliniengruppe Unipolare Depression*. S 3-Leitlinie/ Nationale VersorgungsLeitlinie Unipolare Depression - Langfassung, 2. Auflage, Konsultationsfassung, Stand: 20. Juli 2015. http://www.depression.versorgungsleitlinien.de

[131] **Sabers** A, Bucholdt JM, Uldall P et al. Lamotrigine plasma levels reduced by oral contraceptives. Epilepsy Res 2001; 47: 151–154

[132] **Sabers** A. Pharmacokinetic interactions between contraceptives and antiepileptic drugs. Seizure 2008; 17 (2): 141–144

[133] **Salkeld** E, Ferris LE, Juurlink DN. The risk of postpartum hemorrhage with selective serotonin reuptake inhibitors and other antidepressants. J Clin Psychopharmacol 2008; 28 (2): 230–234

[134] **Santucci** AK, Singer LT, Wisniewski SR et al. Impact of prenatal exposure to serotonin reuptake inhibitors or maternal major depressive disorder on infant developmental outcomes. J Clin Psychiatry. 2014; 75(19): 1088–1095

[135] **Schaefer** C, Spielmann H, Vetter K et al. Arzneimittel in Schwangerschaft und Stillzeit. 8. Aufl. München: Elsevier/ Urban & Fischer; 2012

[136] **Schaefer** C, Peters P, Miller RK. Drugs during pregnancy and lactation. Treatment options and risk assessment. New York: Academic Press/Elsevier; 2015

[137] **Schimmell** MS, Katz EZ, Shaag Y et al. Toxic neonatal effects following maternal clomipramin therapy. J Toxicol Clin Toxicol 1991; 29: 479–484

[138] **Schmidt** L, Gastpar M, Falkai P et al., Hrsg. Behandlungsleitlinie substanzbezogener Störungen in der evidenzbasierten Suchtmedizin. Köln: Dt. Ärzte Verlag; 2006

[139] **Schott** G, Dünnweber C, Mühlbauer B et al. Besteht ein Einfluss pharmazeutischer Unternehmen auf Leitlinien? Deutsches Ärzteblatt 2013; 110 (35–36): 575–583

[140] **Sharma** V, Pope CJ. Pregnancy and bipolar disorder: a systematic review. J Clin Psychiatry 2012; 73: 1447–1455

[141] **Siedentopf** JP, Nagel M, Eßer M et al. Erfahrungen mit der Buprenorphineinstellung und anschließenden Dosisreduktion im Vergleich zu L-Methadon bei schwangeren Opiatabhängigen. GebFra 2004; 64: 711–718

[142] **Simon** GE, Cunningham ML, Davis RL. Outcomes of prenatal antidepressant exposure. Am J Psychiatry 2002; 159: 2055- 2061

[143] **Sit** D, Luther J, Dills JLJ et al. Abnormal screening for gestational diabetes, maternal mood disorder, and preterm birth. Bipolar Dis 2013; DOI: 10.1111/bdi.12 129

[144] **Sørensen** MJ, Grønborg TK, Christensen J et al. Antidepressant exposure in pregnancy and risk of autism spectrum disorders Clin Epidemiol 2013; 5: 449–459

[145] **Suvisaari** JM, Taxell-Lassas V, Pankakoski M et al. Obstetric complications as risk factors for schizophrenia spectrum psychoses in offspring of mothers with psychotic disorder. Schizophr Bull 2013; 39: 1056–1066

[146] **Tomson** T, Palm R, Källén K et al. Pharmacokinetics of levetiracetam during pregnancy, delivery, in the neonatal period, and lactation. Epilepsia 2007; 48 (6): 1111–1116

[147] **Tondo** L, Lepri B, Baldessarini RJ. Reproduction among 1975 Sardinian women and men diagnosed with major mood disorders. Acta Psychiatr Scand 2011; 123 (4): 283–289

[148] **Tyrer** P, Kendall T. The spurious advance of antipsychotic drug therapy. Lancet 2009; 373 (9 657): 4–5

[149] **Verdoux** H, Sutter AL. Perinatal risk factors for schizophrenia: diagnostic specificity and relationships with maternal psychopathology. Am J Med Genet 2002; 114: 898–905

[150] **Vigod** SN, Kurdyak PA, Dennis CL et al. Maternal and newborn outcomes among women with schizophrenia: a retrospective population-based cohort study. Br J Obstet Gynaecol 2014; 121: 566–574

[151] **Viguera** AC, Whitfield T, Baldessarini RJ et al. Risk of recurrence in women with bipolar disorder during pregnancy: prospective study of mood stabilizer discontinuation. Am J Psychiatry 2007; 164: 1817–1824

[152] **Viguera** AC, Tondo L, Koukopoulos AE et al. Episodes of mood disorders in 2.252 pregnancies and postpartum periods. Am J Psychiatry 2011; 168: 1179–1185

[153] **Walder** DJ, Faraone SV, Glatt SJ et al. Genetic liability, prenatal health, stress and family environment: risk factors in the Harvard Adolescent Family High Risk for schizophrenia study. Schizophr Res 2014; 157: 142–148

[154] **Wang** PS, Walker AM, Tsuang MT et al. Dopamine antagonists and the development of breast cancer. Arch Gen Psychiatry 2002; 59: 1147–1154

[155] **Warburton** W, Hertzman C, Oberlander TF. A register study of the impact of stopping third trimester selective serotonin reuptake inhibitor exposure on neonatal health. Acta Psychiatr Scand. 2010; 121(6): 471-479

[156] **Weinstock** M. Alterations induced by gestational stress in brain morphology and behaviour of the offspring. Prog Neurobiol 2001; 65: 427–451

[157] **Winterfeld** U, Klinger G, Panchaud A et al. Pregnancy outcome following maternal exposure to mirtazapine: a multicenter, prospective study. J Clin Psychopharmacol 2015 [Epub ahead of print]

[158] Wir brauchen mehr Versorgungsforschung zur Umsetzung von Leitlinien. 5 Fragen an Corinna Schaefer, ÄZQ. Dtsch Ärzteblatt 2015

[159] **Wirz-Justice** A, Bader A, Frisch U et al. A randomized, double-blind, placebo-controlled study of light therapy for antepartum depression. J Clin Psychiatry. 2011 Jul;72(7):986-993.

[160] **Wisner** KL, Bogen DL, Sit D et al. Does fetal exposure to SSRIs or maternal depression impact infant growth? Am J Psychiatry 2013; 170 (5): 485–493

[161] **Yogev** Y, Ben-Haroush A, Kaplan B. Maternal clozapine treatment and decreased fetal heart rate variability. Int J Gynaecol Obstet 2002; 79: 259–260

[162] **Yue** Q-Y et al. Safety of St. John's wort. Lancet 2000; 355: 576–577

[163] **Zegers** B, Andriessen P. Maternal lithium therapy and neonatal morbidity. Eur J Pediatr 2003; 162: 348–349

[164] **Zimbron** J, Stahl D, Hutchinson G et al. Pre-morbid fertility in psychosis: findings from the AESOP first episode study. Schizophr Res 2014; 156: 168–173

Sachverzeichnis

R

S

T

U

V